Mit dem Geist den Körper heilen

Titel der Originalausgabe:
Miraculous Health
Copyright © 2008 by Rick Levy and Lou Aronica
Beyond Words Publishing 2008

Rick Levy, Lou Aronica:	Übersetzung: Susann Willmore
Mit dem Geist den Körper heilen	Lektorat: Hendrik Bönisch
© Lüchow in J. Kamphausen Verlag &	Umschlaggestaltung: Dietlind Ehlers
Distribution GmbH, Bielefeld 2011	(Motiv: Thaut Images - Fotolia.com)
Projektleitung: Marianne Nentwig	Layout und Satz: Wilfried Klei
info@j-kamphausen.de	Druck & Verarbeitung:
www.weltinnenraum.de	Westermann Druck Zwickau

1. Auflage 2011

Bibliografische Information der Deutschen Nationalbibliothek
Die Deutsche Nationalbibliothek verzeichnet diese
Publikation in der Deutschen Nationalbibliografie;
detaillierte bibliografische Daten sind im Internet
über **http://dnb.d-nb.de** abrufbar.

ISBN 978-3-89901-324-5

Dieses Buch wurde auf 100% Altpapier gedruckt und ist alterungsbeständig.
Weitere Informationen hierzu finden Sie unter www.weltinnenraum.de

Alle Rechte der Verbreitung, auch durch Funk, Fernsehen und
sonstige Kommunikationsmittel, fotomechanische oder vertonte Wiedergabe
sowie des auszugsweisen Nachdrucks vorbehalten.

Dr. Rick Levy
mit Lou Aronica

Mit dem Geist den Körper heilen

Erwecken
Sie Ihre
grenzenlosen
inneren
Kräfte

Lüchow

Für
Paramahansa Yogananda

Einführung 9

    Vorwort zu 1: Ein kurzer Einblick in die Kraft des Geistes   13
    Kapitel   1: Die Geschichte hinter der Geschichte   17

Teil eins: Fähigkeiten entwickeln

    Vorwort zu 2: Ihre Gedanken steuern Ihre innere Energie   34
    Kapitel   2: Die Energie fühlen   36

    Vorwort zu 3: Ein hypnotischer Urlaub   57
    Kapitel   3: Hypnose   60

    Vorwort zu 4: Ein Stresskiller, der sofort hilft   79
    Kapitel   4: Meditation   81

Teil zwei: Selbstanalyse

    Kapitel   5: Bewusste Einschätzung   102

    Kapitel   6: Hypnotische Selbsteinschätzung   116

Teil drei: Behandlung

    Kapitel   7: Wie es Ihnen gleich ein wenig besser geht   134

    Kapitel   8: Hypnotisches Vorgespräch   144

    Kapitel   9: Direkte Suggestion und heilende Visualisierungen in der Hypnose   160

    Kapitel 10: Hypnotische Regression   175

    Kapitel 11: Energieheilung   191

    Kapitel 12: Die Gangschaltungsübung   201

Teil vier: Ergänzende Methoden

    Kapitel 13: Kognitive Neuprogrammierung   214

    Kapitel 14: Kathartische und expressive Techniken   226

Teil fünf: Bereiten Sie sich auf den Rest Ihres Lebens vor

    Kapitel 15: Was ist Ihr nächstes Ziel?   242

Bonuskapitel: Die Dinge in einem neuen Licht sehen   255

    Begriffsverzeichnis   269

EINFÜHRUNG

„Jeder bedeutende Fortschritt in der Wissenschaft entstammt einer neuen Kühnheit von Vorstellungskraft."

- John Dewey

Das Gebiet der Körper-Geist-Wissenschaft, dem Teil der Medizin, der sich mit der Fähigkeit des Geistes beschäftigt, die körperliche Gesundheit zu beeinflussen, ist keineswegs neu – er ist über 4.000 Jahre alt –, aber die größten Fortschritte wurden in den letzten 20 Jahren gemacht, und es war mein ganz besonderes Privileg sowie meine Bestimmung, ein Wegbereiter dieser wichtigen Grenzgebiete der Medizin zu sein. Den Geist einzusetzen, um den Körper zu heilen, ist nicht nur eine faszinierende Idee – es ist knallharte Wissenschaft. Die Körper-Geist-Wissenschaft ermöglicht es, zahllose Formen menschlichen Leids zu lindern. In nicht allzu ferner Zukunft (wenn die besten Methoden auf breiter Ebene verfügbar sind) wird man sie überall praktizieren.

Ich nehme an, dass ich wie kaum ein Zweiter geeignet war, die Grenzen der Körper-Geist-Medizin zu erweitern. Als junger Klinischer Psychologe war ich ein typischer, nüchterner Wissenschaftler, dessen einziges Ziel es war, die Lage der Menschheit zu verbessern – ein familiäres Erbe, das ich von meinem Vater übernommen hatte, der ein weltberühmter Biochemiker und Gehirnforscher am National Institute of Health war. Nachdem ich meinen Doktortitel in Klinischer Psychologie erworben hatte, nahm ich eine Reihe traditioneller Führungspositionen ein, einschließlich der Präsidentschaft des Psychologischen Seminars an zwei staatlichen Universitäten, einer Stelle als Assistenzprofessor für Psychologie an der Frostburg University und als festangestellter Psychologe im St. Elisabeth Hospital in Washington D. C. Dazwischen war ich einer der Anführer der

„National Hospital Privileges"-Bewegung, der es gelang, Krankenhausvergünstigungen für Psychologen zu erringen, und sorgte dafür, dass Patienten in normalen Krankenhäusern psychologische Beratung bekamen. Außerdem führte ich die ersten zertifizierten Qualitätsstandards für Psychologen in Krankenhäusern ein. Damals war ich ziemlich konservativ – ich trug immer Anzüge und Krawatten – und schwor auf streng wissenschaftliche Methoden.

Soweit ich mich erinnern kann, war ich schon immer vom Potenzial des Menschen fasziniert, genau wie vom Wesen der Gedanken und der Kraft des menschlichen Geistes. Als Kind war ich sehr begabt in Mathematik, Chemie und Physik, was in mir eine lebenslange Liebe für die exakten Wissenschaften ausgelöst hat. Auf dem College begann ich mit einem umfassenden Studium der Philosophie und der Weltreligionen und war nach meinem Abschluss im Herzen längst ein religiöser Mystiker geworden. In meiner Privatpraxis, die ich 1976 eröffnete, fing ich dann damit an, die Objektivität der Wissenschaft mit der freien Vision eines Menschen zu verbinden, der an die Grenzenlosigkeit menschlicher Integrität und Leistung glaubt. Meine Herangehensweise an die Psychologie schloss nicht nur die Anwendung strenger wissenschaftlicher psychologischer Techniken und klinischer Methoden mit ein, sondern legte auch großen Wert auf das Verständnis des Geistes durch die Erforschung der Philosophie, der Quantenphysik, der Neurobiologie, der Chemie, der Religion, der Soziologie und der Anthroposophie.

Durch diese einzigartige Synergie verschiedener Wissenschaften wurde meine Praxis zu einem lebendigen Labor des wundersamen menschlichen Potenzials. Es gelang mir, immer neue Körper-Geist-Methoden zu entwickeln und zu verfeinern, die erstaunliche Ergebnisse auf jeder Ebene des Wohlbefindens lieferten. Menschen mit massiven emotionalen und mentalen Problemen wurden viel schneller gesund, als man es früher für möglich gehalten hatte, und ihre körperlichen Probleme verschwanden im Verlauf dieses Prozesses ebenfalls – eine Frau mit einer schweren Depression wurde von ihrer Migräne geheilt; ein Mann mit einer Angststörung wurde von der Crohn'schen Krankheit kuriert. Während die Liste der medizinischen Durchbrüche ständig weiterwuchs, wurde die Beweislast zu erdrückend, als dass man sie hätte leugnen können: Es gab eine offensichtliche, tiefe Verbindung zwischen geistiger und körperlicher Gesundheit, und die von mir entwickelten Körper-Geist-Methoden hatten einen dramatischen Einfluss auf beide.

Die Nachricht meines Erfolgs fing an, sich zu verbreiten, und auch ich machte mich auf die Reise. Ich stellte meine Körper-Geist-Methoden auf fünf Kontinenten Menschen jeder Kultur, jeder Klasse und jeden Alters vor, von der internationalen Machtelite bis hin zu den Eingeborenenstämmen des Amazonasgebiets und Afrikas. Diese weitreichende Erfahrung zeigte, dass die Methoden universell bei allen Menschen funktionieren und dass jeder sie anwenden kann. In zahllosen Fällen, während ich mit Tausenden Menschen aus allen Schichten der Gesellschaft arbeitete, die unter allen möglichen Krankheiten litten, wandte ich das Wissen und die Methoden an, die ich Ihnen in diesem Buch vorstellen möchte. Das Ergebnis war verblüffend – die meisten meiner Patienten wurden sehr schnell gesund und fühlten sich manchmal direkt nach einer einzigen Sitzung spürbar besser – ein Effekt, der anhielt.

Am Ende der 1980er-Jahre wurde mir klar, wie Menschen von diesen Methoden profitieren konnten, und ich erkannte ihre beeindruckende Wirkung auf die Steigerung des menschlichen Wohlbefindens weltweit. Ich war entschlossen, sie an die Öffentlichkeit zu bringen, selbst auf Kosten meines Rufs als Psychologe. (In jenen Jahren wurde der klinische Einsatz von Meditation, Hypnose und Biofeldenergie noch als Randerscheinung bezeichnet.) Damals machte ich immer den Witz, dass ich ein „Anzugträger mit Batikkrawatte" wäre. Doch wie sich herausstellte, war ich einfach nur der Zeit voraus. Im Jahr 2000 trat ich als Experte der Kommission des Weißen Hauses für Ergänzende und Alternative Medizin auf. Die wachsenden Beweise für die Effektivität ganzheitlicher Medizin hatten es schließlich bis hinein in die etablierte Medizin geschafft.

In über drei Dekaden klinischer Arbeit habe ich gezeigt, dass die Kraft des menschlichen Geistes unendlich ist, dass jeder Mensch außergewöhnliche Größe besitzt und dass das Leben aus einer Reihe von Lektionen besteht, die uns zur direkten Erfahrung dieser beiden Realitäten führen sollen.

Natürlich sind das hohe Ansprüche, aber die Methoden sprechen für sich. Ihre Kraft kann nicht geleugnet werden. Probieren Sie sie aus und Sie werden es sehen. Ich bitte Sie nicht darum, mir zu vertrauen; ich bitte Sie darum, Ihrer eigenen Erfahrung zu vertrauen, und ich fordere Sie dazu heraus, so wagemutig zu sein, sich die grenzenlose Natur Ihrer eigenen Macht und Größe vorzustellen.

Dr. Rick Levy

Vorwort zu 1

Ein kurzer Einblick in die Kraft des Geistes

Wenn Ihnen dieses Buch in die Hände gefallen ist, hat es möglicherweise etwas damit zu tun, dass Sie krank sind. Es tut mir leid, dass es Ihnen nicht gut geht, aber wir werden sofort damit beginnen, Ihr Wohlbefinden spürbar zu steigern. Ich habe während meiner gesamten Karriere Menschen dabei geholfen, kraftvolle Ebenen von Gesundheit und Ganzheit zu erreichen. Mögen es nun kleinere, größere oder gar lebensbedrohliche Beweggründe sein, die Sie dazu veranlasst haben, dieses Buch auszuwählen – jetzt sollten Sie die Ärmel hochkrempeln und sich mit mir auf das Abenteuer der Selbstheilung einlassen. Zusammen werden wir Ihre Gesundheit und Ihr Leben verändern.

Aber zuerst werden wir mit etwas Kleinem beginnen. Denken Sie an etwas, das Sie in diesem Moment körperlich stört. Bewerten Sie Ihren Grad an Schmerz, Unwohlsein oder Störung auf einer Skala von eins bis zehn, wobei zehn der schlimmste Schmerz ist, den Sie sich vorstellen können („Schlimmer kann es gar nicht werden."), und eins gar keinen Schmerz bedeutet („Ich fühle mich wunderbar.") Jetzt dimmen Sie das Licht, stellen das Telefon aus und lassen sich im Sessel nieder. Schließen Sie die Augen und entspannen Sie sich. Ich werde eine einfache Übung mit Ihnen machen, die Ihnen zeigen wird, dass Ihr Geist in der Lage ist, immensen Einfluss auf Ihre Gesundheit und Ihr Wohlbefinden auszuüben.

Beginnen Sie damit, Ihren Atem, der kommt und geht, zu untersuchen. Kontrollieren Sie ihn nicht; verfolgen Sie einfach nur ein paar Atemzüge lang, wie er herein- und wieder hinausströmt. Lenken Sie Ihre gesamte Aufmerksamkeit auf Ihren Atem und achten Sie darauf, dass keine anderen Gedanken Sie ablenken. Als Nächstes fangen Sie damit an, stumm von zehn bis eins rückwärts zu zählen. Zählen Sie langsam und machen Sie zwischen jeder Zahl eine kleine Pause von circa drei Sekunden. Jetzt sind Sie bereit. Stellen Sie sich die folgende Szene vor:

> *Sie gehen wegen eines gesundheitlichen Problems zum Arzt. Er kommt ins Sprechzimmer und sagt: „Mensch, Sie haben vielleicht Glück! Bei dieser Sache haben wir gerade einen Riesendurchbruch erzielt – es gibt jetzt eine völlig neue Behandlungsmethode dafür. Die Ergebnisse sind phänomenal! Sie hätten sich keinen besseren Zeitpunkt aussuchen können, um vorbeizukommen. Sie sind ein echter Glückspilz!" Der Arzt erklärt Ihnen dann, worin dieser große Durchbruch besteht. Vielleicht handelt es sich dabei um ein neues Wundermedikament, um eine neue Therapieform, ein neues Nahrungsergänzungsmittel oder eine Naturheilmethode. Suchen Sie sich das heraus, was Ihnen am meisten zusagt. Der Arzt erzählt Ihnen noch mehr über dieses Medikament und sagt dann: „Befolgen Sie diesen Behandlungsplan und Sie werden sich bald sehr viel besser fühlen."*

> *Sie verlassen die Arztpraxis in hoffnungsvoller Stimmung und fühlen sich schon viel vitaler. Dann stürzen Sie sich geradezu auf dieses neue Heilverfahren. Stellen Sie sich vor, dass Sie das neue Medikament oder das neue Nahrungsergänzungsmittel nehmen oder dass Sie diese Therapieform erhalten. Ein wenig Zeit ist vergangen, und plötzlich fällt Ihnen auf: „Hey, mir geht's besser. Dieser Arzt weiß anscheinend, worüber er spricht. Ich hatte echt Glück, dass ich damals zu ihm gegangen bin. Das funktioniert ja wirklich!"*

> *Und jetzt stellen Sie sich vor, dass Sie die Behandlung fortführen. Am Ende fühlen Sie sich so gut, dass Sie ein Ausmaß an Freude verspüren, wie Sie es seit Jahren nicht mehr gekannt*

haben. Sie beurteilen Ihr Leben wieder viel optimistischer. Sie denken: „Mir geht es so viel besser. Ich kann es kaum glauben."

Stellen Sie sich vor, dass ein paar Wochen ins Land gehen und Sie sich dazu entschließen, den Arzt erneut aufzusuchen, um zu hören, was er sagt. Sie vereinbaren einen Termin und der Arzt untersucht Sie. Er lächelt Sie an, legt Ihnen die Hand auf die Schulter und sagt: „Herzlichen Glückwunsch! Sie sind auf dem besten Weg, komplett gesund zu werden – und das auch noch mit Lichtgeschwindigkeit. Ihr Genesungsprozess könnte nicht besser verlaufen. Ich freue mich sehr für Sie!"

Das sind natürlich unglaublich tolle Neuigkeiten für Sie und Sie fühlen sich fantastisch. Sie sind glücklich, es geht Ihnen gut und Sie sind zufrieden. Fast kommt es Ihnen so vor, als würden Sie noch einmal einen Neustart im Leben machen.

Öffnen Sie jetzt die Augen und denken Sie darüber nach, wie Sie sich fühlen. Wie würden Sie jetzt Ihren Schmerz, Ihr Unbehagen oder Ihre Störung bewerten? Ich gehe jede Wette mit Ihnen ein, dass ihr Zustand sich verbessert hat. Wenn es vorher eine Sieben war, ist es jetzt vielleicht eine Vier oder sogar eine Drei.

Sie haben gerade einen winzigen Bruchteil von dem erlebt, was Sie im Laufe dieses Buchs erfahren werden. Diese einfache Übung habe ich nur entwickelt, um Ihnen zu demonstrieren, dass Sie einen unmittelbaren Einfluss auf Ihre körperliche Gesundheit nehmen können, wenn Sie Ihren Geist als Ihren besten Verbündeten einsetzen. Selbst wenn die Verbesserung, die Sie im Moment spüren, nicht andauern sollte, haben Sie einen kurzen Einblick in eine bemerkenswerte neue Welt erhalten – eine Welt, in der Ihr Geist Ihnen die Möglichkeit zu nachhaltiger Gesundheit bietet. In dieser Welt lebe ich nun seit fast 40 Jahren und kann es gar nicht erwarten, sie mit Ihnen zu teilen.

Sie tragen bereits alles in sich, was Sie brauchen, um ihr körperliches Wohlbefinden dauerhaft zu steigern und sich großartig zu fühlen. Alles, was Sie brauchen, ist jemand, der Sie auf diesem Weg anleitet. Ich freue mich darüber, Ihnen meine freiwilligen Dienste als dieser Führer anbieten zu dürfen.

Nehmen Sie meine Hand und halten Sie sich fest. Ich kann Ihnen außergewöhnliche Dinge zeigen.

KAPITEL 1

Die Geschichte hinter der Geschichte

Wenn ich Sie darum bitten würde, mir jetzt in diesem Moment Ihre Lebensgeschichte zu erzählen, was würden Sie sagen? Höchstwahrscheinlich würden Sie mir Einzelheiten darüber erzählen, wo Sie geboren sind, wie Sie aufgewachsen sind, über das Haus, in das Sie mit zwölf Jahren gezogen sind, was Sie beruflich machen und so weiter. Vielleicht würden Sie mir auch von Ihrer ersten Liebe oder Ihrem ersten Liebeskummer erzählen.

Aber würden Sie mir etwas über die zentralen Ereignisse erzählen können, die Sie zu dem gemacht haben, der Sie jetzt sind? Wahrscheinlich nicht, denn aller Voraussicht nach sind Sie sich dieser Dinge gar nicht bewusst. Das geht den meisten Menschen so. Ein gutes Beispiel dafür ist eine meiner Patientinnen aus dem Jahre 1997.

Erin, eine erfolgreiche Ärztin, kam zu mir aus St. Paul eingeflogen. Sie hatte sehr spät im Leben geheiratet und wollte jetzt mit 39 noch ein Kind. In den vergangenen 18 Monaten hatte sie drei Fehlgeburten erlitten – eine davon in einem sehr späten Stadium – und wirkte verständlicherweise extrem mitgenommen. Ihr größtes medizinisches Problem bestand darin, dass sie einen invertierten Uterus hatte, ein angeborenes Leiden. Mehrere Gynäkologen hatten ihr gesagt, dass es für sie deswegen fast unmöglich sein würde, ein Kind zu bekommen.

Bei unserem ersten Treffen bat ich sie, mir mehr über sich zu erzählen. Erins Eltern waren sehr prominent gewesen, aber ihre Mutter kam auf tragische Weise ums Leben, als Erin elf Jahre alt war. Dieses Ereignis stürzte die ganze Familie in Verzweiflung. Alles geriet aus den Fugen und zwang schließlich auch Erin in finanzielle Not. In den darauf folgenden Jahren kämpfte sie gegen eine Depression und ein starkes Rückenleiden an, während sie gleichzeitig alles tat, um im Leben erfolgreich zu sein. Sie schaffte zwei Uniabschlüsse, ging regelmäßig zum Therapeuten, betrieb philosophische und religiöse Studien und reiste um die ganze Welt. Jetzt war sie an einem wichtigen Wendepunkt angekommen. Sie wollte unbedingt ein Kind haben und ihre eigene, gesunde, liebevolle Familie gründen. Aus ihrer Perspektive war dies das wichtigste Ziel in ihrem Leben.

Das war ihre Geschichte.

Ihre *Geschichte hinter der Geschichte* sah ganz anders aus.

Als Erin mit mir sprach, wusste ich, dass sich noch mehr hinter diesen Eckdaten ihres Lebens verbarg. *Jeder* hat eine tiefere Geschichte, die über die bloßen Ereignisse in seinem Leben hinausgeht. Diese tiefere Geschichte hat einen unglaublichen Einfluss auf uns – einen Einfluss, der sehr viel intensiver ist als das, was wir normalerweise mit unseren Lebensgeschichten verbinden. Trotzdem wissen die meisten von uns nichts über diese tiefere Geschichte, denn wir begreifen nicht, wie wir an sie herankommen können – weil wir nicht einmal wissen, dass sie existiert.

Um an Erins *Geschichte hinter der Geschichte* heranzukommen, führte ich sie in einen hypnotischen Zustand und bat sie, zu der Stelle in ihrem Geist vorzudringen, wo sie das Wissen finden würde, das sie brauchte, um gesund zu werden. Sie ging zum Todestag ihrer Mutter und erlebte diese Momente so, als wäre sie wieder dort. Sie sagte mir, wer dort bei ihr war, was die Leute sagten und was sie fühlte.

Plötzlich hielt sie die Luft an und sagte: „Schwangerschaft führt zum Tod." Ich bat sie, mir das näher zu erklären, und sie erzählte mir, dass ihre Mutter bei ihrem Tod im siebten Monat schwanger war. Da Erin damals mit elf Jahren sehr leicht beeinflussbar gewesen war, verknüpfte sie diese beiden Ereignisse in ihrem Geist miteinander. Sie verband Schwangerschaft mit Tod und speicherte diesen verzerrten „Glaubenssatz" von diesem Tag an in ihrem Unterbewusstsein ab. Jetzt gab diese Verzerrung ihren Fehlgeburten Energie, denn der unterbewusste Geist erledigt die wichtige Aufgabe, für unser körperliches Überleben zu sorgen.

Sobald Erin diese mentale Verzerrung unter Hypnose entdeckte, ließ sie sie schnell los (wir werden später noch erfahren, wie das geschieht) und unterbrach damit die Verbindung zwischen den beiden Konzepten. An diesem Punkt konnte ihr die unglückliche Verbindung, die sie zwischen Schwangerschaft und Tod geschaffen hatte, nicht mehr schaden. Sie hatte den Teil ihrer Geschichte gefunden, der sie davon abhielt, ein Kind zur Welt zu bringen – und sie hatte ihn zurückgewiesen.

Nach drei Monaten rief sie mich an, um mir zu sagen, dass sie schwanger war. Trotz ihres invertierten Uterus gebar sie einen Sohn und gründete die Familie, die sie sich so sehr gewünscht hatte. Indem sie das tat, änderte sie ihre Geschichte.

Die unentwirrbare Verbindung zwischen Körper und Geist

Da Sie dieses Buch lesen, gehören Sie wahrscheinlich zur großen Gruppe der Menschen mit gesundheitlichen Problemen, die herausgefunden haben, dass die traditionelle Medizin ihnen nicht die gewünschte Lebensqualität liefert. Aufgrund meiner langen Berufserfahrung kommen viele, denen es so geht, zu mir, um sich helfen zu lassen – oft nachdem ihnen ihre Ärzte gesagt haben, dass chronische Schmerzen, Depressionen, Angstzustände, Störungen, Behinderungen oder sogar das Schreckgespenst des Todes unvermeidlich sind.

Die meisten von ihnen kommen verständlicherweise in einem Zustand der Verzweiflung zu mir. Sie glauben, dass ihre Krankheit der Grund für diese Verzweiflung ist. Das ist normalerweise die Ausgangssituation, wenn ich sie erstmals in die Körper-Geist-

Wissenschaft einweihe. „Falls Sie das glauben", sage ich, „haben Sie das Pferd von hinten aufgezäumt." Die meisten Menschen, die sich körperlich krank fühlen, gerieten in diesen Zustand und verharrten auch in ihm, weil sie – ob sie es nun wissen oder nicht – von Anfang an nicht mit ihrem Leben zufrieden waren. Sie lebten Geschichten, die sie auf eine Art und Weise, die sie kaum verstehen konnten, tief unglücklich gemacht haben.

Vielleicht glauben Sie das ja nicht. Möglicherweise erwähnen Sie jetzt Ihre Familiengeschichte, in der Diabetes vorkommt oder ein angeborener Herzfehler oder ein bei einem Autounfall gebrochener Rücken oder der Zerfall, den 20 Jahre Rauchen angerichtet haben. „Das sind die Gründe dafür, dass ich krank bin", sagen Sie, „und nicht irgendein nebulöses Konzept einer Geschichte, die ich auslebe." Wenn Sie das glauben, kann ich Sie nur bitten, dranzubleiben, denn ich werde Ihnen beweisen, dass Sie die Dinge nicht so klar sehen, wie Sie glauben. All die vorher erwähnten Themen sind vielleicht von Bedeutung für den Auslöser Ihres Leidens, aber sie sind nicht die einzigen Gründe für Ihre Krankheit.

Was aber noch viel wichtiger ist: Sie sind nicht der Schlüssel zur Heilung. Der Schlüssel tritt als einfache, aber sehr mächtige Offenbarung in Erscheinung, die ich in diesem Buch noch oft wiederholen werde: Krankheit im Körper beginnt mit Un-Wohlsein im Geist. Jeder gesundheitliche Aspekt korrespondiert auf direkte Weise mit einem gewissen Grad an Verzerrung in Ihrem Geist. Um die verborgene Kraft des Geistes für Heilungszwecke freisetzen zu können, müssen Sie diese Verzerrung ausfindig machen. Sie müssen an die *Geschichte hinter der Geschichte* herankommen.

Jeder von uns erlebt eine einzigartige, spannende Reise, ein Abenteuer der Selbstfindung und Selbsterkenntnis. Die Geschichten sind völlig unterschiedlich, sie führen uns durch die Extreme von Armut und Reichtum, Triumph und Verzweiflung, Liebe und Einsamkeit, Stärke und Schwäche, Krankheit und Gesundheit, Gnade und Schande. Jeder lernt andere Lektionen im Leben. Trotzdem enthält die Geschichte eines jeden die Chance auf wahre Größe. Gewillt, die eigene Geschichte zutiefst und ehrlich zu leben, ist das Potenzial eines jeden Menschen wahrlich unbegrenzt.

Jenseits Ihrer Geschichte zu leben – wenn Sie die Lektionen, die das Leben Sie zu lehren versucht, nicht lernen oder Ihre Erfahrungen falsch verstehen oder unterdrücken –, ist die eigentliche Ursache für Schmerz und Leid. Damit will ich nicht behaupten, dass Sie Ihre Lebenslektionen absichtlich ignorieren. Wir Menschen tendieren dazu, jede Erfahrung zu unterdrücken, die wir schmerzhaft, beängstigend, schwierig, schambesetzt oder auf andere Weise herausfordernd finden, damit wir weiterleben können. Das geschieht völlig unbewusst, weil wir dies tun müssen, um unsere Stabilität und unseren Vorwärtsdrang beibehalten zu können – wir gehen zur Schule, haben Jobs, Kinder und andere Verpflichtungen, die unsere Aufmerksamkeit benötigen. Also opfern wir dafür unsere persönlichen Bedürfnisse. Leider bleiben starke Gefühle, Gedanken und Wünsche, die wir unterdrücken oder auf diese Weise „zur Seite schieben", im Unterbewussten stecken, wo sie unser psychisches, körperliches und spirituelles Wohlbefinden sabotieren.

Die gute Neuigkeit besteht darin, dass Sie, wenn es Ihnen gelingt, Ihre Geschichte zu identifizieren und sie authentisch zu leben, erstaunliche geistige Kräfte entfesseln und beste Gesundheit, Frieden und Freude erlangen können. Dabei ist es völlig egal, wie alt Sie sind, welche gesellschaftliche Stellung Sie innehaben, welcher Rasse, welcher Kultur oder welchem Geschlecht Sie angehören oder wie viel Leid Sie ertragen mussten.

Es ist wirklich so einfach.

Allerdings ist es nicht ganz so simpel, an Ihre *Geschichte hinter der Geschichte* heranzukommen. Weil der menschliche Geist eine komplexe Maschine ist, brauchen Sie dafür ein paar Werkzeuge. In diesem Buch werde ich Ihnen diese Werkzeuge zur Verfügung stellen. Sie werden Ihnen dabei helfen, mit Bereichen Ihres Geistes in Berührung zu kommen, zu denen Sie in der Vergangenheit wenig oder gar keinen Zugang hatten. Mit ihrer Hilfe werden Sie in der Lage sein, die Themen, die lange vergrabenen Erinnerungen und die nicht anerkannten Lektionen zu verstehen, die Sie von anderen gelernt haben und die einen großen Einfluss auf Ihr Leben gehabt haben. Sie werden Ihnen dabei helfen, das Leben, das Sie bisher geführt haben, in einem völlig neuen Licht zu sehen und zu entscheiden, welche Bereiche Sie bestehen lassen und welche Sie verändern wollen.

Kurz gesagt, diese Werkzeuge werden alles zum Besseren wenden.

Die meisten Menschen sind sich nur ihrer bewussten Gedanken, Glaubenssätze und Haltungen gewahr, aber das Bewusstsein macht nur den kleinsten und schwächsten Teil des Lebens aus. Der unbewusste Geist ist wesentlich größer und kraftvoller, und ein Großteil Ihrer Geschichte wird von dort aus gelebt. Eine Faustregel, die wir im Bereich der klinischen Hypnose benutzen, besagt, dass der unbewusste Geist zwei bis zweieinhalb Mal so groß und kraftvoll ist wie der bewusste Geist.

Darüber hinaus gibt es auch noch die Weite des überbewussten Geists – das, was für gewöhnlich „Seele" oder „Spirit" genannt wird (darüber werden wir später noch ausführlich sprechen). Jeder Mensch besitzt diesen überbewussten Geist, der grenzenlose Macht besitzt. Ein Teil Ihrer Geschichte wird dort in Form Ihres höchsten Strebens ausgelebt, Ihre Suche nach Sinn, Ihre Sehnsucht nach dem Heiligen und Ihr Wissen darüber, dass das Leben unglaublich reich und vielfältig ist. In einer kürzlich erfolgten Gallup-Umfrage gaben 82 % der Befragten an, dass sie an Gott glauben, und weitere 13 % bekannten sich zum Glauben an eine höhere Macht. Wenn Sie *die Geschichte hinter Ihrer Geschichte* erkennen, werden Ihnen Dinge enthüllt, von denen Sie glauben werden – vorausgesetzt, Sie sind religiös –, dass sie von Gott kommen. Falls Sie ein wissenschaftlicher Humanist sind, werden Sie denken, dass diese Enthüllungen aus einem Bereich kommen, der tief in Ihnen selbst liegt. Aber man braucht gar keinen besonderen Standpunkt, um meine Methoden erfolgreich anwenden zu können. Wir alle, unabhängig davon, welchem Glauben wir angehören, sind in der Lage, die gewaltige Heilkraft anzuzapfen, die im Überbewusstsein enthalten ist.

Für jeden von uns stellen die Ressourcen im Unterbewusstsein und Überbewusstsein einen riesigen Speicher mentaler Energie dar, die die Fähigkeit besitzt, Körper und Geist zu heilen, sich den Herausforderungen des Alltags zu stellen und ein außergewöhnliches

Leben voller Freude und Erfüllung zu gewährleisten. Wie Tausenden meiner Patienten werde ich auch Ihnen zeigen, wie Sie sich das Wissen und die Kraft nutzbar machen können, die in Ihrem Geist verborgen sind. Das wird Sie in die Lage versetzen, ein Leben voller Fülle zu führen. Ich gehe jede Wette mit Ihnen ein, dass Sie es immer tiefer erforschen werden wollen, sobald Sie erst einmal eine Kostprobe davon erhalten haben.

Woran glauben Sie?

„Sie sind das, was Sie glauben." Die meisten Menschen würden dieser Aussage zustimmen. Was wir glauben, definiert, wie wir uns sehen, welche Beziehung wir zu unserem Körper haben, wie wir uns auf andere und die Welt beziehen und – letztendlich auch – wie wir uns fühlen. Aber wissen Sie wirklich, was Sie auf einer tiefen, unterbewussten Ebene glauben? Die meisten Menschen – mit der seltenen Ausnahme derer, die eine Disziplin ausgeübt haben, um sich selbst zu erkennen – kennen ihre eigenen, echten Glaubenssätze überhaupt nicht.

Dafür gibt es zwei Gründe. Der erste besteht darin, dass Sie den größten Teil Ihrer Erfahrung (Erinnerung) und Ihrer Gedanken (Überzeugungen) in Ihrem Unterbewusstsein abgespeichert haben (oft schon vor langer Zeit, als Sie noch ein Kind waren) und dass Sie mit normalen Mitteln nicht an sie herankommen. Denken Sie nur an Erin, die schockiert war, als sie herausfand, dass sie geglaubt hatte, Schwangerschaft würde zum Tod führen. Das war ihr überhaupt nicht bewusst, aber diese unbewusste Überzeugung führte zu ihren wiederholten Fehlgeburten.

Der zweite Grund ist der, dass das, was wir glauben, eine genaue Widerspiegelung der Realität sein kann, aber nicht sein muss. Was wir glauben, ist einfach nur ein Produkt unserer Erfahrung und Erziehung, unserer konditionierten Denkgewohnheiten, unseres allgemeinen Bewusstseinsniveaus und der Funktionsweise unseres Gehirns – dies alles ist total subjektiv. Eines der ersten Dinge, die ich bei meinen Patienten mit ernsten gesundheitlichen Problemen tue, besteht darin, das, was ihnen lieb und wert ist, in Frage zu stellen. Zuerst helfe ich ihnen dabei, ihr Glaubenssystem zu dekonstruieren und es dann neu zu konstruieren. Das ist ein notwendiger erster Schritt, um über die eigene beschränkte Sicht der Wirklichkeit hinauszugehen. Sie werden in diesem Buch lernen, das auch für sich selbst zu tun. Es erfordert zwar ein bisschen Mühe, liegt aber durchaus innerhalb Ihrer Möglichkeiten.

Alle glauben, sie lebten in der „realen Welt", aber das stimmt nur selten. Im Verlauf dieses Buchs werden Sie erkennen, dass Sie in einer Box leben, deren Maße durch Ihr Gehirn und Ihre geistige Konditionierung bestimmt werden, und Sie werden die Werkzeuge entdecken, um sich selbst von den Beschränkungen dieser Box zu befreien.

Vor etwa fünf Jahren saß ich in einem wunderschön restaurierten kleinen Theater in Greensboro, North Carolina, und sah meiner Tochter dabei zu, wie sie die Hauptrolle der Maria in *West Side Story* spielte. Es war der wahr gewordene Traum eines Vaters. Sie spielte wunderbar, und man hatte den Eindruck, dass sie wirklich dort in Spanish Harlem war und auf der Feuerleiter im zweiten Stock eines Mietshauses stand. Während der Pause sah ich mir dann jedoch die Bühne an – es war natürlich nur eine Kulisse, ein Bild auf einer Wand mit einer Dicke von ca. 20 Zentimetern. Aus dieser Perspektive war klar, dass die gesamte Bühne nur eine Illusion war. Aber als ich dann im zweiten Akt wieder auf meinem Platz saß, verzauberten mich das Drama und die Musik erneut. Ich hätte schwören können, dass alles ganz real war.

Die „reale Welt" ist auch so eine Illusion. Schauen Sie sich doch einmal um, was Sie in dem Raum, in dem Sie sitzen, „sehen" können. Und jetzt denken Sie darüber nach, wie eine andere Spezies dasselbe wahrnehmen würde. Eine Fliege sieht zum Beispiel Dutzende Bilder ihrer unmittelbaren Umgebung gleichzeitig. Fledermäuse benutzen beim Fliegen Radar, ein völlig anderes System als unseres. Ein Hund sieht zwar keine Farben, dafür kann er aber Dinge riechen, hören und fühlen, die Menschen nicht wahrnehmen können. Als ein Teil ihrer Überlebensstrategie erschafft sich jede Spezies ihre eigene

Welt sinnlicher Eindrücke aus den Energien, die sie umgeben. Wessen Weltsicht ist nun präziser? Während der Tsunamikatastrophe in Südostasien im Dezember 2004 berichteten die Nachrichtenagenturen über ein fesselndes Phänomen: In Sumatra flohen sowohl die wilden wie auch die zahmen Tiere Stunden vor der Riesenwelle in die Berge. Durch ihre Fähigkeit, sich auf elektromagnetische Schwingungen einstellen zu können, wussten sie von der bevorstehenden Zerstörung. Hätten die menschlichen Bewohner von Sumatra nur auch diese Fähigkeit besessen!

Natürlich können Menschen sich ebenfalls auf elektromagnetische Energien einschwingen, und wir haben auch die geistige Kraft, sie bis zu einem gewissen Grad zu beherrschen. Diese Fähigkeit werden Sie brauchen, um sich zu heilen, und das werde ich Ihnen in diesem Buch beibringen.

Die Welt, in der Sie leben, ist eine Widerspiegelung der Landkarte Ihrer Verhaltensneurologie – Ihrer Gedanken und Überzeugungen, die durch elektromagnetische Energie stimuliert werden. Weder erleben Sie eine objektive Realität (obwohl Sie das glauben), noch interpretieren Sie sie objektiv. Wie der Hintergrund im Theaterstück meiner Tochter ist das, was Sie sehen, nur eine Kulisse.

Wie deutlich nehmen Sie die Kulisse Ihrer eigenen Lebensgeschichte wahr? Vielleicht nicht so deutlich, wie Sie denken. Berücksichtigen Sie doch einfach nur mal den Mechanismus, anhand dessen wir ein Objekt „sehen" – ein neues Auto zum Beispiel. Eine Lichtwelle von diesem Auto trifft auf eine Rezeptor-Nervenzelle in Ihrem Gehirn. Zur selben Zeit fließt elektrische Energie von Ihrem Gehirn aus an diese Nervenzelle. Die beiden Energieströme treffen sich und ein elektrisches Signal wird zum Gehirn geschickt. Dann muss der Geist das Signal, das ihm vom Gehirn geschickt wurde, erkennen oder interpretieren. Dies ist der Punkt, an dem Ihre Gedanken, Ihre Überzeugungen und Ihr allgemeines Bewusstseinsniveau auf den Plan treten.

Bei jedem Schritt dieses Prozesses gibt es Raum für schwerwiegende Fehler. Wenn zu wenig Energie in Ihren Nerven gespeichert wird, wie es zum Beispiel bei einer neurologischen Krankheit der Fall wäre, werden Sie tatsächlich nicht korrekt „sehen", weil ein zu geringer elektrischer Stromfluss das Gehirn erreicht. Vielleicht ist aber auch das, was Sie erblicken, das erste „Auto", das Sie je gesehen haben. In diesem Fall werden Sie immer noch nicht objektiv „sehen", weil Ihre Gedanken und Überzeugungen Ihnen kein Modell für die Interpretation des Signals liefern.

Auf dieses Phänomen bin ich 1998 gestoßen, als ich mit den Shuar gearbeitet habe, einem Stamm von Kopfjägern im Amazonasgebiet von Ekuador. Die meisten von ihnen hatten noch nie einen Weißen oder irgendeine Form moderner Technologie gesehen. Eine befreundete Kollegin auf dieser Expedition hatte schon vor Jahren das Dorf der Shuar verlassen, um in die „große Stadt" zu gehen und sich dort ausbilden zu lassen. Sie beschrieb mir, was sie erlebte, als sie das erste Mal vor einer Tür stand. Da die Grashütten der Shuar keine Türen haben, stand sie lange Zeit davor, drückte dagegen und wurde immer frustrierter. Sie „sah" den Türknopf nicht, weil es in Ihrem Geist keine Basis für das gab, was sie wahrnahm.

Bevor Sie jetzt sagen: „Na ja, das sind primitive Völker ... *ich bin mir der Dinge in meiner Umgebung bewusst*", denken Sie besser noch einmal darüber nach. Das Gehirn empfängt jede Minute über elf Millionen sinnliche Eindrücke, die meisten Menschen nehmen davon jedoch kaum zwei Prozent wahr. Jeder von uns lebt in einer Box, die er oder sie selbst geschaffen hat. In der Tat scheint diese Box sehr klein zu sein, aber ich kann Ihnen dabei helfen, Ihre eigene enorm zu vergrößern. Tatsächlich kann ich Ihnen beibringen, wie Sie der Begrenztheit Ihrer Box völlig entkommen können.

Die Notwendigkeit, Ihre Konstruktion von dem, was Sie für „real" halten, neu zu bewerten

Der Grund dafür, warum Sie lernen sollten, Ihre Ideen in Bezug auf das, was „real" ist, zu dekonstruieren (wie Sie es mit den Werkzeugen in diesem Buch tun können), besteht darin, dass die Boxen, die wir erschaffen und in denen wir leben, Gefängnisse werden können, die unsere körperliche Gesundheit und unser Wohlbefinden bedrohen können. Genau wie die Welt, von der Sie dachten, sie sei real, nur eine von Ihnen selbst geschaffene Box ist, ist das „Sie", das Sie im Moment erleben, ebenfalls keine Widerspiegelung der Realität. Und es ist auch nicht beständig. Wir Menschen bestehen ebenfalls aus Energie: von den Elektronen, Neutronen und Protonen, die die Bausteine der Zellstruktur unseres Körpers bilden, bis hin zu den elektrischen Impulsen, die unseren Herzschlag bestimmen und unsere Sinne steuern. Wir sind nicht nur biologische Wesen, die aus Chemikalien und chemischen Prozessen zusammengesetzt sind, wir sind auch biophysische Wesen, die aus Energie bestehen.

Auf dieselbe Weise existieren menschliche Gedanken und Gefühle als subtile Energie. Ein Elektroenzephalogramm (EEG) misst die Gehirnaktivität eines Patienten in Form von Energiewellen, deren Amplitude und Frequenz mit verschiedenen Bewusstseinszuständen korrelieren (zum Beispiel schlafend oder wachend, aufgeregt oder ruhig, rationalisierend oder fantasierend). Diese Erläuterung führt mich zum wichtigsten Grundsatz der Körper-Geist-Medizin: Menschliche Gedanken und Gefühle werden augenblicklich in biophysische Veränderung umgesetzt (in diesem Fall in veränderte Gehirnmuster). Nach einer neuerlichen Untersuchung der American Psychological Association (APA) glauben 80 % der Amerikaner, dass man körperlich nicht gesund sein kann, wenn man geistig nicht gesund ist. Damit haben sie völlig Recht. Jede körperliche Krankheit, selbst solche, die durch Unfall ausgelöst wurden, wurzelt im Geist. Wie ich bereits früher schon sagte, beginnt jede Krankheit im Körper mit einem Gefühl des Un-Wohlseins.

Wenn daher Ihr Körper kränkelt, werden Sie eine damit verbundene Erkrankung oder Störung in Ihrem Denken finden können (das meiste davon passiert auf den unbewussten und überbewussten Ebenen des Geistes). Für körperlich kranke Menschen ist es daher von ungeheurer Wichtigkeit, dass sie als Mittel zur Heilung Zugang zu allen Ebenen (bewusst, unterbewusst und überbewusst) ihrer Gedanken haben. In den folgenden Kapiteln werde ich Ihnen nahebringen, wie Sie die Energien in Ihrem Körper fühlen und tiefe Bewusstseinsebenen dafür nutzen können, um Zugang zu Ihren Gedanken zu finden, damit Sie diese Energien steuern können. Dann werden Sie in der Lage sein, Ihr Körpergewebe zu verändern und sich selbst zu heilen.

Die Macht dieser Techniken (Energiearbeit kombiniert mit einem gesteigerten Zugang zur Kraft Ihres unbewussten und überbewussten Geists – die Technik, die Sie in diesem Buch lernen werden) grenzt oft an Wunder. Das habe ich bei einem meiner Patienten namens John gesehen, den ich 1996 auf einer Konferenz für alternative Medizin in Fredericksburg getroffen habe. Er war damals 51 Jahre alt und hatte den größten Teil seines Lebens an Jugenddiabetes (Typ-1-Diabetes) gelitten. Als ich ihn kennenlernte, war er fast blind. Die Sehkraft auf dem einen Auge betrug 40 %, auf dem anderen lediglich 15 %. Ich behandelte Johns Augen mit Energiearbeit, führte ihn in einen hypnotischen Zustand (einen Zustand erhöhter innerer Aufmerksamkeit, die jemandem vollen Zugang zu den Inhalten seines Geistes verschafft) und bat ihn, mir zu sagen, was er in seinem Leben nicht sehen wollte.

Genauso gut hätte John sagen können „Was meinen Sie damit, was ich nicht sehen will? Ich habe schließlich Diabetes!" Stattdessen sprach er sehr bewegend über die Tatsache, dass er keine lebenden Verwandten mehr hätte und deshalb schon lange fürchtete, mittel- und obdachlos zu enden. Diesen Glaubenssatz erforschte er gründlich und erkannte schließlich, dass er die Mittel besaß, diese schreckliche Zukunft zu verhindern. Trotz der vielen Todesfälle in seiner Familie hatte er genug Geld zum Leben, und es gab Menschen, die sich um ihn kümmerten. Als ihm das klar wurde, ließ er diese verzerrten Überzeugungen auf natürliche Weise los, und auf beiden Augen verbesserte sich seine Sehkraft deutlich. Eine Woche später zeigte sich bei einer Untersuchung, dass das Auge, das vorher nur zu 15 % funktioniert hatte, eine Sehkraft von bis zu 80 % erreichte, während das Auge, das vorher bei 40 % gelegen hatte, jetzt zu 85 % funktionierte.

John hatte Jugenddiabetes und begann, sein Augenlicht zu verlieren. Das ist seine Geschichte. Aber der Hauptgrund für die Verschlechterung seiner Sehkraft bestand darin, dass er in seinem Leben viele Tragödien erlebt hatte und zu dem Punkt gelangt war, wo er einfach keine weiteren mehr sehen wollte. Er hatte die verzerrte Überzeugung entwickelt, dass das Leben eine Serie von Schicksalsschlägen war und dass die Zukunft nur noch mehr Leid für ihn bereithalten würde. Seine *Geschichte hinter der Geschichte* war, dass er unbewusst nicht „sehen" wollte, wie er einsam und verlassen sein würde. Deshalb schaltete sein Geist sein Sehvermögen systematisch aus. Als er diese verzerrten Überzeugungen losließ – und die Entscheidung traf, seine Geschichte zu verändern –, war er frei, sich die Welt um ihn herum wieder anzuschauen. Die Hilfsmittel in diesem Buch werden Sie in die Lage versetzen, etwas ähnlich Dramatisches zu tun – wenn Sie es wollen.

Immer wieder habe ich in meiner über 30-jährigen medizinischen Praxis gesehen, dass sich unglaubliche Heilungsprozesse vollziehen, wenn wir zur *Geschichte hinter unserer Geschichte* gelangen. John hätte seine Blindheit seinem Jugenddiabetes zuschreiben können. Erin hätte annehmen können, dass ihre körperlichen Probleme das Ende ihres Traums von einem eigenen Kind bedeuteten. Beide waren jedoch gewillt, ihr Leiden über die körperlichen Symptome hinaus zu ergründen und ihr Denken auf verzerrte Überzeugungen hin zu untersuchen. Sie wollten diese Überzeugungen loslassen und ihre Geschichten so umschreiben, dass sich ihre Gesundheit drastisch verbesserte – was ihnen gleichzeitig ein reicheres und glücklicheres Leben bescherte.

Und jetzt sind Sie dran. Wenn Sie in der Lage sind, Zugang zu Ihrer *Geschichte hinter der Geschichte* zu finden, werden Sie erstaunt sein, wie viel besser Sie sich sowohl körperlich als auch emotional fühlen. Sie werden sich vom verborgenen Schmerz und der Täuschung befreien, die Ihren Körper sabotiert. Sie werden die Teile Ihrer Geschichte zurückweisen, die Sie belasten. Sie werden die edelsten Teile Ihrer Geschichte zelebrieren – Teile, von denen Sie möglicherweise noch gar nicht erkannt haben, dass sie zu Ihnen gehören – und sich entscheiden, aus dem Rest Ihrer Geschichte etwas zu machen, das zu zelebrieren sich ebenfalls lohnt. Wenn Sie wirklich wollen, können Sie die Hilfsmittel in diesem Buch dazu benutzen, das Maximum an menschlicher Entwicklung zu erreichen. Diese Werkzeuge können Ihnen den Weg zu wahrer Größe weisen.

Sie wissen überhaupt nicht, wie kraftvoll und mächtig Sie sind. Das trifft sogar dann zu, wenn Sie bereits glauben, mächtig zu sein. Denken Sie einmal an jemanden, der alle Hindernisse überwunden und unglaubliche Stärke und Charakter bewiesen hat. Lance Armstrong, der siebenmalige Gewinner der Tour de France, hat den Hodenkrebs besiegt, der ihn eigentlich das Leben hätte kosten müssen, und gründete danach eine globale Bewegung für Krebserkennung und -erforschung. So kraftvoll können Sie sein!

Welchen Unterschied gibt es zwischen Ihnen und Lance Armstrong? Überhaupt keinen! Außer dass er weiß, wie leistungsfähig er sein kann, und Sie es wahrscheinlich nicht wissen. Genau wie Lance Armstrong können Sie jedes Ziel erreichen, an dem Ihr Herz hängt.

Menschen wie Lance Armstrong weigern sich, die beiden großen Lügen zu glauben, die unsere Kultur durchdringen und Menschen von ihrer Selbstverwirklichung abhalten. Die erste Lüge lautet: „Hey, es ist nicht möglich, seine Träume zu verwirklichen und ein tolles Leben zu haben." Die zweite ist: „Oh ja, das kann schon klappen – bei Leuten wie Lance Armstrong, aber nicht bei mir. Ich bin einfach nicht gut genug." Ich kann Ihnen auf der Grundlage meiner 30-jährigen klinischen Arbeit mit Menschen aus jeder Gesellschaftsschicht versichern, dass nichts weiter von der Wahrheit entfernt sein könnte. Es wird mit Sicherheit anstrengend sein – denn etwas so Wunderbares lässt sich ohne Anstrengung auch gar nicht erreichen –, aber wenn Sie sich wirklich bemühen, den Einsatz der Werkzeuge in diesem Buch zu erlernen, wird die Belohnung für Sie fantastisch sein. Sie werden Ihre *Geschichte hinter der Geschichte* entdecken, werden sich in der grenzenlosen Macht Ihres Geistes sonnen, sich besser fühlen, als Sie das seit Jahren getan haben und die Freude genießen, die das Geburtsrecht jedes menschlichen Wesens ist.

Das alles wartet auf Sie.

Bevor Sie weiterlesen

Ich habe meine Methoden immer als „Integrative Medizin" beschrieben, was bedeutet, dass man sie idealerweise mit dem herkömmlichen Gesundheitswesen (medizinische Versorgung durch einen Arzt, einen Heilpraktiker, einen Psychiater oder Psychologen) verbinden sollte. Bitte gehen Sie mit gebührender Vernunft und Intelligenz an die Sache ran. Nutzen Sie die herkömmlichen medizinischen Heilverfahren, um Ihre gesundheitlichen Bedürfnisse zu befriedigen, und verwenden Sie die hier vorgestellten Methoden, um Ihre Gesundheit und Ihr Wohlbefinden zu steigern. Wenn Sie keinen Zugang zu einer angemessenen Gesundheitsfürsorge haben, sollten Sie die Methoden in diesem Buch unbedingt zur Heilung nutzen. Die Techniken haben sehr viel Kraft, in manchen Fällen sind sie sogar so stark, dass die Behandlung mit ihnen ausreicht. Trotzdem wurden sie nicht dafür geschaffen, die konventionelle Medizin zu ersetzen, und sie sollten auch nicht als Ersatz für den gesunden Menschenverstand dienen. Handeln Sie überlegt. Benutzen Sie *alle* Hilfsmittel, die Ihnen zur Verfügung stehen, und Sie werden gesund.

Teil eins

Fähigkeiten entwickeln

Vorwort zu 2

Ihre Gedanken steuern Ihre innere Energie

Diese einfache Übung wird Sie in Berührung damit bringen, wie Ihr Geist die Energie in Ihrem Körper beeinflussen kann. Beobachten Sie als Erstes, wie sich Ihre beiden Hände anfühlen. Vielleicht kribbelt es ja in Ihren Fingerspitzen und die Mitte Ihrer Handfläche fühlt sich warm an. Wahrscheinlich fühlen sich beide Hände ähnlich an. Bereiten Sie sich jetzt auf die gleiche Art und Weise auf diese Übung vor wie zu Beginn von Kapitel 1 – entspannen und konzentrieren Sie sich. Stellen Sie das Telefon leise, lehnen Sie sich zurück, schließen Sie die Augen und entspannen Sie sich. Achten Sie darauf, wie Sie ein- und ausatmen. Erzwingen Sie den Atem nicht und messen Sie ihn auch nicht, verfolgen Sie einfach nur ein paar Atemzüge lang, wie er ganz von allein ein- und wieder ausströmt und konzentrieren Sie sich ausschließlich auf diesen Fluss. Als Nächstes fangen Sie an, leise von zehn bis eins zurückzuzählen. Zählen Sie langsam und warten Sie etwa drei Sekunden bis zur nächsten Zahl. Jetzt sind Sie bereit, zu beginnen. Nehmen Sie sich vier bis fünf Minuten Zeit, um sich Folgendes vorzustellen:

> *Sie tauchen Ihre linke Hand in einen Eimer mit eiskaltem Wasser – und ich meine wirklich eiskalt. Stellen Sie sich einen Eimer mit kaltem Wasser vor, in den jemand immer neue Eiswürfel wirft. Es ist unerträglich kalt. Nach ein paar Minuten merken Sie, dass Ihre Finger ganz taub sind, und dann wird das Gefühl noch intensiver. Es beginnt bei den Fingerspitzen,*

fließt weiter durch die Knöchel, in die Handfläche und dann durch Ihre Handballen. Jetzt wird Ihre ganze Hand unglaublich kalt. Sie fangen an zu zittern, während die Kälte durch Ihren Arm und in Ihren Körper fließt. Sie denken: „Ich muss meine Hand aus diesem Eiswasser ziehen."

Als Nächstes lenken Sie Ihre Aufmerksamkeit auf Ihre rechte Hand. Stellen Sie sich vor, dass Sie Ihre rechte Hand in einen Eimer mit extrem heißen Wasser tauchen. Während Sie Ihre Hand in den Eimer stecken, denken Sie sofort: „Ich weiß nicht, ob ich das noch lange aushalten kann!" Und das Wasser wird immer heißer. Stellen Sie sich vor, dass das Wasser schon am Anfang unglaublich heiß ist und dass jemand in kurzen Abständen aus einem Kessel kochendes Wasser in den Eimer nachgießt. Das Wasser ist jetzt so heiß, dass Sie das Gefühl haben, es würde Ihre Hand verbrennen. Aber Ihre Hand steckt noch immer in diesem Eimer. Die Hitze ist fast unerträglich. Sie spüren, wie sie Ihre Finger hinaufkriecht und wieder in Ihre Handfläche zurückfließt. Ihre Handfläche beginnt anzuschwellen. Sie haben das Gefühl, als würden Ihre Hand und Ihre Finger kochen. Sie spüren den Schweiß auf Ihrer Stirn. Schließlich halten Sie es nicht mehr aus. Sie müssen Ihre Hand aus dem heißen Wasser ziehen und Sie reißen sie mit einem Ruck heraus.

Hören Sie nun auf, sich dies vorzustellen. Öffnen Sie Ihre Augen und achten Sie darauf, wie andersartig das Gefühl in Ihren Händen ist. Jede Hand fühlt sich unterschiedlich an, stimmt's? Diese Veränderung resultiert ausschließlich aus der Fähigkeit Ihres Geistes, die energetischen Empfindungen in Ihren Händen zu erzeugen. Ihre Gedanken steuern die Energie in Ihrem Körper – mit diesem Thema werden wir uns im nächsten Kapitel beschäftigen.

Bald werden Sie mit den energetischen Empfindungen in Ihrem Körper in Berührung kommen und – was noch wichtiger ist – Sie werden in der Lage sein, sie dazu zu benutzen, Ihre Gesundheit und die Gesundheit der Menschen in Ihrem Umfeld zu verbessern.

KAPITEL 2

Die Energie fühlen

Bevor Sie lernen, die unglaubliche Kraft in Ihnen zu nutzen, um sich selbst und andere zu heilen, müssen Sie den Gebrauch einer Reihe von grundlegenden Hilfsmitteln erlernen. Jedes dieser Werkzeuge wird Ihnen auf der Stelle ein wenig Heilkraft vermitteln. Indem Sie mit der Zeit immer besser mit jeder einzelnen Technik umgehen und sie dann gemeinsam einsetzen, wird ihr Wert exponentiell wachsen. Wenn Sie heute damit anfangen und sie dann täglich anwenden, sollten Sie innerhalb weniger Wochen tiefgreifende Veränderungen verspüren.

Es gibt zwei Schlüssel, um am meisten vom ersten Teil dieses Buchs zu profitieren. Der erste ist Geduld. Sehr wahrscheinlich haben Sie dieses Buch gekauft, weil es Ihnen oder jemandem, der Ihnen wichtig ist, nicht gut geht. Vielleicht leiden Sie oder jemand, den Sie lieben, sogar unter großen Schmerzen. Ich weiß, es ist verführerisch, die Resultate forcieren zu wollen – durch den Prozess zu hetzen und Sachen zu überspringen, um das Ganze ein wenig zu pushen, so wie Sie es vielleicht mit einem neuen Computer oder DVD-Player machen würden. Versuchen Sie, dieser Versuchung zu widerstehen. Wie bereits im letzten Kapitel erwähnt, werden Sie sich dazu verpflichten müssen, einige Zeit und Mühe in den Prozess zu investieren, um die Wunder zu erleben, die möglich sind. Wenn Sie versuchen, zu viel zu überspringen, werden Sie nicht die nötige

Power erzeugen. Tut mir leid, aber anders geht es nicht. Ich kann Ihnen nur versprechen, dass Ihre Geduld belohnt wird, wenn Sie sich wirklich Mühe geben.

Sie werden die Techniken aus diesen Anfangskapiteln einige Tage üben müssen, bevor Sie in der Lage sind, zum restlichen Buch überzugehen. Die Zeit, die Sie jetzt mit dem Erwerb dieser Fähigkeiten verbringen, wird einen großen Unterschied in Bezug auf das Ausmaß Ihrer Heilkraft machen. Ein bisschen Geduld und Hingabe wird Ihnen Ihr ganzes Leben lang außergewöhnliche Erträge bescheren.

Der zweite Schlüssel heißt Aufgeschlossenheit. Der wissenschaftliche Geist ist nicht hermetisch abgeriegelt. Ich sage meinen Patienten immer: „Hey, Sie müssen mir nicht von vornherein glauben, aber seien Sie ein guter Wissenschaftler und ein guter empirischer Beobachter – probieren Sie die Methoden aus, beobachten Sie, was geschieht und entwickeln Sie sich auf der Basis Ihrer eigenen Erfahrung." Während Sie sich durch die einzelnen Stadien dieses Buchs hindurcharbeiten, sollten Sie aufgeschlossen bleiben und auf das achten, was passiert. Wenn irgendetwas in Ihren Augen zunächst keinen Sinn ergibt oder nicht mit Ihren bestehenden Überzeugungen übereinstimmt, ist das durchaus positiv. Es bedeutet, dass Ihre Weltanschauung flexibler wird und Ihnen unendlich viele neue Möglichkeiten eröffnet.

Ich bitte Sie nicht, mir zu vertrauen – ich bitte Sie, sich selbst zu vertrauen.

Wir sind alle Energie

1998 habe ich eine Konferenz für alternative Medizin in Washington D. C. moderiert. Nach meinem Seminar darüber, wie man bioelektromagnetische (BioEm) Energiefelder zur Heilung körperlicher Probleme einsetzen kann, bat ich einige Freiwillige aus dem Publikum auf die Bühne. Eine Frau kam herauf, die auf eine Gehhilfe angewiesen war. In ihrer Jugend war sie Tänzerin gewesen und ihre Knie waren inzwischen völlig verschlissen. Auch eine Knieoperation hatte nicht viel genutzt. Etwa 15 Minuten lang setzte ich Techniken der Biofeldtherapie ein (mehr darüber auf den nächsten Seiten) und verpasste ihren geschädigten Knien starke Dosen heilender Energie.

Was als Nächstes passierte, schien wie aus einem alten Film zu sein. Die Frau stand auf, sie strahlte übers ganze Gesicht – und dann fing sie an zu tanzen, direkt auf der Bühne, voller Ekstase über ihre wiedergefundene Gesundheit. Unter donnerndem Applaus verließ sie schließlich den Zuschauerraum ohne ihre Krücke.

Fünf Jahre später saß ich bei einer anderen Konferenz in der ersten Reihe und wartete darauf, als Sprecher an die Reihe zu kommen. Dieselbe Frau setzte sich plötzlich auf den Stuhl neben mir. „Bestimmt erinnern Sie sich nicht mehr an mich, oder?", sagte sie lächelnd. Beschämt musste ich zugeben, dass ich sie zwar erkannt hatte, mich aber nicht mehr an ihren Namen erinnern konnte – ein Berufsrisiko, wenn man so wie ich vielen Menschen nur flüchtig begegnet. Sie stellte sich noch einmal vor und sagte mir dann, dass sie sich für diese Konferenz eingetragen habe, weil sie wusste, dass ich dort sprechen würde, und weil sie mir danken wollte. Sie erzählte mir, dass sie – nachdem ich ihre Knie geheilt hatte – eine dreimonatige Tour durch Europa unternommen hatte und danach noch drei Wochen in Australien gewesen war. Seit sie ihre Beine wieder voll benutzen könne, sei ihr Leben ein einziges großes Abenteuer geworden. Heute fühle sie sich immer noch so agil wie in jenem Moment, als sie die Bühne verlassen habe.

Das alles ist möglich, wenn Sie lernen, die BioEm-Energie zu spüren und sie zu Heilzwecken einzusetzen. Sie können diese Energie auch bei sich selbst anwenden, wenn Sie sich die Zeit nehmen, die folgenden Techniken zu erlernen und zu praktizieren.

Wie die Welt, in der wir leben, setzen wir uns aus atomaren und subatomaren Partikeln, aus Raum und aus elektromagnetischen Energiefeldern zusammen. Sie selbst bestehen aus Energie. Die Gedanken steuern diese Energie und als Ergebnis davon steuern sie auch die Struktur und die Arbeitsweise Ihres Körpers, Ihre Beziehungen zu anderen und Ihr generelles Wohlbefinden.

Die Energie, die durch den Körper fließt, erschafft BioEm-Energiefelder in und um den Körper herum. Die Zusammensetzung, die Größe, das Gleichgewicht und die Bewegung dieser Felder entsprechen verschiedenen Stadien körperlicher, geistiger und spiritueller Gesundheit, und in diesem Buch werden Sie lernen, diese Informationen zu deuten.

Es ist in der westlichen Wissenschaft seit langem bewiesen, dass der Körper aus BioEm-Energie besteht und dass man diese Energie zur Heilung verwenden kann. Das erste belegte BioEm-Feld, das von Willem Einthoven vor 100 Jahren entdeckt wurde, befand sich im Herzbereich. Seine Forschungsergebnisse gipfelten schließlich im Elektrokardiogramm, für das er 1924 den Nobelpreis erhielt. Ein Vierteljahrhundert später maß Hans Berger die elektrischen Felder des Gehirns, was zur Disziplin der Elektroenzephalografie führte. Heute benutzt die moderne Medizin Energie, um beschädigte Nerven neu zu strukturieren, um Aneurysmen zu reparieren, Krebszellen zu zerstören und um vernarbtes Knochengewebe aufzulösen. Die Funktionelle Elektrostimulation (FES) ist zum Beispiel eine Technik, die niedrige elektrische Ströme nutzt, um die Nerven in den Armen und Beinen von Menschen zu reaktivieren, welche infolge von Verletzungen der Wirbelsäule, des Kopfes oder eines Schlaganfalls gelähmt sind.

Biofeldtherapie – die Disziplin, die einfache *mentalistische* Mittel benutzt, um BioEm-Energien zu beeinflussen – ist viel stärker und vielseitiger als konventionelle Energiemedizin. Sie kann sogar als alleiniges Heilverfahren eingesetzt werden. Wie bei dem bereits in diesem Kapitel beschriebenen Fall hatte ich zahllose Erlebnisse, bei denen allein durch den Einsatz von Biofeldtherapie Menschen unmittelbar und vollständig geheilt wurden.

Biofeldtherapie kann Beschwerden sehr schnell lindern. In vielen Fällen kann sie den Schmerz auch völlig eliminieren. Wiederholte Anwendungen von Biofeldtherapie können Entzündungen vermindern und Probleme heilen, gegen die die traditionelle Medizin machtlos ist. Sie kann sogar hartnäckigste lebensbedrohliche Leiden heilen. Denken Sie einmal darüber nach, was das für Sie bedeutet. Wenn Sie ein bisschen Mühe investieren, um die Technik zu erlernen, werden Sie die wunderbare Fähigkeit besitzen, Ihren und den Gesundheitszustand Ihrer Freunde erheblich zu verbessern. Wenn Sie oder jemand, den Sie lieben, in irgendeiner Weise unter physischen

Schmerzen leidet, können Sie ihn mit Hilfe Ihres Geistes heilen. Mit meinen Methoden werden Sie körperliche Krankheiten sogar noch vor der Entstehung irgendwelcher Symptome wahrnehmen können – denn wie jeder Arzt weiß: je früher der Eingriff, desto besser die Heilungschancen. So wirksam sind diese Methoden. Ich werde Ihnen alle Hilfsmittel an die Hand geben, die Sie brauchen, aber zuerst möchte ich Ihnen ein bisschen mehr Hintergrundwissen liefern.

Gedanken als Energie

Gedanken existieren als subtile elektromagnetische Energie. Im Gegensatz zu veralteten psychologischen Theorien, die davon ausgingen, dass Ihre Gedanken sich nur in Ihrem Kopf bewegen, hat die Wissenschaft schon lange bewiesen, dass Gedanken Ihren Körper durchdringen und in Form von elektromagnetischen Energiewellen in die Welt ausstrahlen. Wenn diese Wellen in Kontakt mit einem anderen Energiefeld kommen (ob dies nun das Feld rund um Ihr Herz, das Feld eines anderen Menschen oder das Feld ist, welches an einen Platz oder an eine bestimmte Umgebung gebunden ist), haben sie entscheidenden Einfluss auf das, was passiert. Einfacher ausgedrückt, was Sie denken, bestimmt Ihre Gesundheit, Ihre Zukunft und Ihre Fähigkeit, das Wohlbefinden von anderen zu beeinflussen.

Dr. Masaru Emoto, der Autor von *Die Botschaft des Wassers* und anderer Bücher zu diesem Thema, hat daher schlüssig aufgezeigt, dass der menschliche Geist die subatomare Struktur von Wasserkristallen verändern kann. Unterschiedliche Gedanken, wie „Hass" oder „Liebe", erzeugen Veränderungen in Wasserkristallen, die durch ein Mikroskop sichtbar werden. In einem Gruppenexperiment, das 1993 in Washington D. C. durchgeführt wurde, arbeiteten die Forscher mit dem D. C. Metropolitan Police Department zusammen mit dem Ziel, die Gewaltkriminalität zu senken. 4.000 Menschen erklärten sich damit einverstanden, über das Problem zu meditieren – das bedeutet, 4.000 BioEm-Felder fokussieren ihre mentale Energie auf einen größeren Komplex von Energien, der mit kriminellen Tendenzen, Bereichen sozialer Unterdrückung etc. zu tun hat. Das Ergebnis: Die

Kriminalitätsrate in Washington D. C. ging in den nächsten Tagen um unglaubliche 25 Prozent zurück.

In den folgenden Kapiteln werde ich Ihnen zeigen, wie Sie unterschiedliche Denkweisen dazu einsetzen können, BioEm-Energien zu steuern, um Ihr Wohlbefinden und das der Menschen, die Sie lieben, zu steigern. Im Moment ist es für Sie nur wichtig, zu erkennen, dass das, was Sie denken, dazu beitragen wird, Ihre Erfahrung zu gestalten. Wenn Sie die Übungen am Ende dieses Kapitels durcharbeiten, werden Sie sich erlauben, in großen Rahmen zu denken. Erkennen Sie, dass Ihr Geist eine ungeheure Macht hat. Nutzen Sie diese Macht. Öffnen Sie sich für das unglaubliche Potenzial, das in Ihnen existiert. Sie werden über das Ergebnis erstaunt sein.

Stärken Sie die Körperintelligenz

Die östliche Medizin hat schon lange verstanden, was wir erst im letzten Jahrzehnt der Geist-Körper-Medizin wiederentdeckt haben: Ihr Körper hat eine ihm innewohnende Intelligenz; er „weiß", wie er sich selbst heilen und erhalten kann. Das ist die Grundlage jeder östlichen Medizin. Wenn Sie sich geschnitten haben, weiß Ihr Körper, wie er diesen Schnitt heilen soll. Warum heilen dann manche Wunden schneller als andere? Eine Schramme am Knie braucht in einem Fall vielleicht ein paar Tage, um zu heilen, und im anderen Fall ein paar Wochen. Der Grund dafür ist das unterschiedliche Energieniveau im Körper. Wenn Ihr Körper zum Beispiel durch Stress oder Schlafmangel erschöpft ist, dauert die Heilung länger. Biofeldtherapie lädt Ihren Körper auf und gestattet ihm, in größerem Umfang das zu tun, was seine natürliche Intelligenz auch tun würde.

Jeder kann lernen, Biofeldtherapie anzuwenden. Wenn Sie sich dazu verpflichten, die Techniken in diesem Buch zu praktizieren, werden Sie es sehr schnell richtig gut können. Der erste Schritt besteht darin, zu lernen, die Körperenergien zu fühlen und zu steuern. Sobald Sie damit anfangen, diese Fähigkeiten zu erlernen, können Sie sofort davon profitieren und werden in kurzer Zeit ein Profi darin sein.

■ ■ ■

Übung 1: Die Energieblase erzeugen

Der erste Schritt, um bewusster zu werden und einen gewissen Einfluss auf Ihre BioEm-Energiefelder auszuüben, besteht darin, sie zu erspüren. Letztendlich werden Sie in der Lage sein, dies mit Ihrem gesamten Körper zu tun, aber wir werden mit den Grundlagen beginnen – die Energie in den Händen zu spüren.

Halten Sie Ihre Hände so nah wie möglich aneinander, ohne dass sie sich berühren, etwa einen halben Zentimeter voneinander entfernt direkt vor sich, im rechten Winkel zum Boden (siehe Abbildung 1).

Spüren Sie etwas? Achten Sie genau auf diese Empfindung und wie sie sich in den nächsten Stadien verändert.

Als Nächstes nehmen Sie eine Hand und heben sie – während Sie sie parallel zur anderen halten – über die andere. Tun Sie das sehr langsam; es sollten etwa 15 Sekunden verstreichen, bis die eine Hand genau über

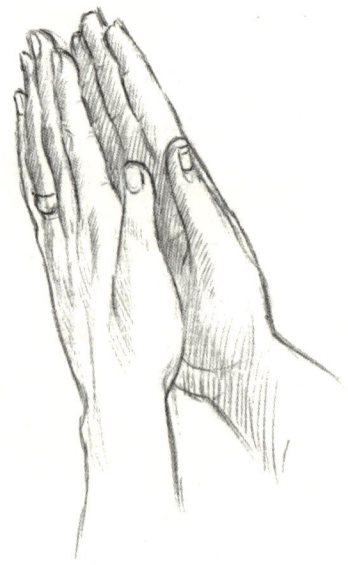

Abbildung 1

der anderen liegt. Achten Sie ganz genau darauf, wie Ihre Hände sich anfühlen, während sie sich bewegen und wenn sie sich nicht mehr bewegen. Inwieweit unterscheidet sich dieses Gefühl zu dem von vorhin, wo Ihre Hände noch zusammen waren?

Jetzt führen Sie die Hand noch langsamer wieder nach unten. Achten Sie darauf, wie Ihre Handflächen sich anfühlen. Wahrscheinlich spüren Sie Folgendes:

- Ein Gefühl der Wärme zwischen Ihren Händen. Der Grund dafür sind die Energiestrahlen, die zwischen ihnen hin und her wandern.

- Ein Kribbeln in Ihren Handflächen oder in Ihren Fingerspitzen. Das stammt von den feinen Energiezentren in den Handflächen und Fingerspitzen, die besonders sensibel für Energie sind.

- Ein Gefühl, als wenn Schaumgummi zwischen den Händen läge: zuerst ein leichter Widerstand und dann ein Gefühl der Anziehung zwischen beiden Händen. Das hängt damit zusammen, dass Sie die elektromagnetischen Felder zusammendrücken, die von jeder Hand ausstrahlen. Wenn Ihre Hände sehr nah beisammen sind, durchdringen diese Felder einander.

Sobald Sie ein intensives Gefühl dafür haben, können Sie lernen, den Körper mit Energie zu erfüllen und diese Energie effektiv zu steuern. Bewegen Sie Ihre Hände etwa 30 Zentimeter von Ihrem Körper, wobei eine Handfläche geöffnet ist. Drehen Sie sie zur Seite und zeigen Sie mit einem Finger der anderen Hand auf diese Handfläche (siehe Abbildung 2).

Bewegen Sie den ausgestreckten Finger langsam zur Mitte der Handfläche und spüren Sie die Energien, die aus der Fingerspitze kommen. Wenn der ausgestreckte Zeigefinger etwa einen Zentimeter von Ihrer Handfläche entfernt ist, beginnen Sie, ihn parallel von Ihnen weg zum Boden zu bewegen. Was spüren Sie jetzt? Wechseln Sie die Richtung und schauen Sie, ob Sie etwas anderes fühlen. Beschreiben Sie einen Kreis, schreiben Sie einen Buchstaben oder eine Zahl. Die meisten Menschen können den Umriss spüren. Vielleicht spüren Sie sogar, wie die Energie Sie durchdringt und ein Kribbeln auf Ihrem Handrücken verursacht.

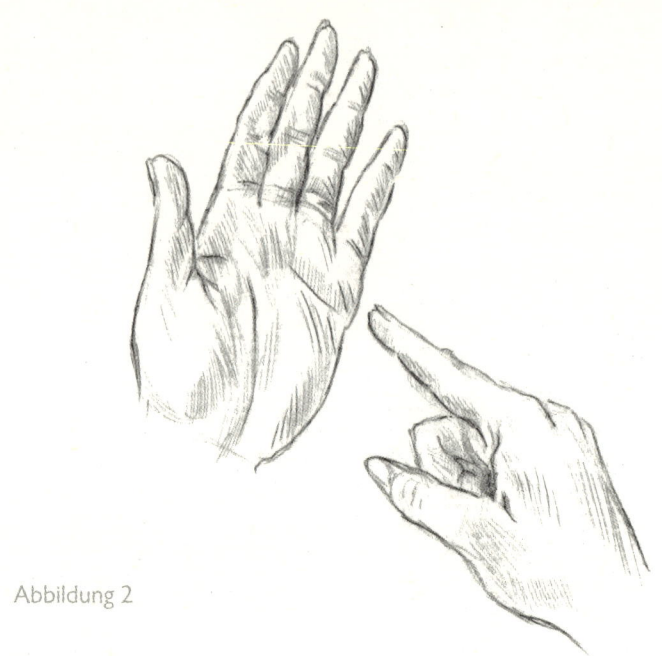

Abbildung 2

Beim nächsten Schritt werden Sie noch mehr von dem wahrnehmen, was zwischen Ihren Händen passiert. Am besten funktioniert das mit dem „Backe-backe-Kuchen"-Spiel. Ziehen Sie Ihre Hände langsam voneinander weg – vielleicht zweieinhalb Zentimeter. Dann bewegen Sie sie sehr langsam wieder aufeinander zu, ohne dass sie sich berühren. Machen Sie das ein paar Mal und weiten Sie die Entfernung dann aus – zuerst auf fünf Zentimeter, dann auf zehn und schließlich auf fünfzehn Zentimeter. Danach sollten Sie so etwas wie „Schwammigkeit" spüren. Das Gefühl von Schaumgummi ist noch stärker geworden, es ist weich und dehnbar. Bei dieser Schwammigkeit zwischen Ihren Händen handelt es sich um eine Energieblase, um ein sehr kraftvolles Heilmittel.

Erzeugen Sie jetzt die Blase und entwerfen Sie sie etwa so groß, dass Ihr Knie in den Raum zwischen Ihren Händen passt. Halten Sie die Blase dort etwa 15 Sekunden. Was spüren Sie? Die meisten Menschen haben ein Gefühl der Wärme oder sie spüren vielleicht ein Kribbeln im Knie. Der Grund dafür ist, dass Sie Ihr Knie mit Energie versorgen. Wenn Sie einen Teil Ihres Körpers, in dem Sie Schmerzen haben, leicht erreichen können platzieren Sie die Blase dort und halten Sie sie etwa fünf Minuten lang. Das scheint Ihnen vielleicht lang vorzukommen, aber am Anfang dauert es eben so lang oder noch länger.

Was spüren Sie? Der Schmerz sollte jetzt wenigstens ein bisschen nachlassen. Dies geschieht, weil die von Ihnen erzeugte Energie mit der natürlichen Intelligenz Ihres Körpers zusammenarbeitet, um Heilung zu erzeugen. Das ist nur ein sehr kleiner Hinweis darauf, was Sie erreichen können, wenn Sie mehr geübt haben. Sie werden überrascht sein, wozu Sie in ein paar Wochen in der Lage sein werden.

Wenn Sie gelähmt oder anderweitig krankheitsbedingt bewegungsunfähig sind und daher diese Technik (oder irgendeine andere Biofeldenergietechnik in diesem Kapitel) nicht anwenden können, haben Sie noch andere Optionen. Als Erstes können Sie jemand anderem die in diesem Kapitel dargestellten Methoden beibringen und sie oder ihn bitten, diese bei Ihnen anzuwenden. Selbst wenn die Techniken für Ihre Begleiterin bzw. Ihren Begleiter neu sein sollten, werden Sie auf jeden Fall einige positive Ergebnisse erzielen. Zudem können Sie die Übung 4 in diesem Kapitel effektiv anwenden und ein großartiges Ergebnis erzielen, weil keine Bewegung dafür notwendig ist. Darüber hinaus gibt es noch andere Methoden in diesem Buch (wie in den Kapiteln 11 und 12), die ebenfalls dazu eingesetzt werden können, die Menge der verfügbaren Energie zu erhöhen, um Ihren kranken oder verletzten Körper zu heilen. Diese Methoden benötigen einzig und allein die Kraft Ihres Geistes, man muss sich dabei nicht körperlich bewegen.

■ ■ ■

Übung 2: Die Blase nutzen, um Energie zu steuern

An diesem Punkt ist es sinnvoll, mit einem Partner (oder einer Partnerin) zu arbeiten. Versuchen Sie, wenn möglich, die Energieblase, die Sie gelernt haben zu kreieren, bei Ihrem Partner anzuwenden. Vielleicht hat er ja Kopfschmerzen. Bitten Sie ihn darum, die Schmerzen auf einer Skala von eins bis zehn einzuschätzen. Dabei bedeutet eine Zehn die schlimmsten Schmerzen, die er sich vorstellen kann, bei einer Eins wäre er völlig schmerzfrei. Dann erzeugen Sie die Energieblase, indem Sie die „Backe-backe-Kuchen"-Methode anwenden und heben Sie Ihre Hände zum Kopf Ihres Partners, eine vor und eine hinter seinem Kopf. Halten Sie sie dort mehrere Minuten und lassen Sie die Energie aus Ihren Händen fließen. Berühren Sie nicht den Kopf Ihres Partners. Versuchen Sie sich vorzustellen, wie die Energie aus Ihren Händen in seinen Kopf fließt. Auf diese Weise erhöhen Sie die Energiemenge, die Sie bewegen, und ebenso ihren heilenden Effekt. (Denken Sie daran: Die Gedanken steuern die Energie!) Wenn Sie das tun, sollte Ihr Partner wesentlich weniger Schmerzen verspüren. Innerhalb von fünf Minuten sollte sich sein Schmerz halbiert haben.

Achten Sie auf Ihre Gefühle, während Sie Ihre Hände so halten. Die meisten Leute bemerken, dass sich eine Hand so anfühlt, als würde mehr Energie durch sie hindurchfließen. Dies ist die Hand mit der größeren Heilwirkung. Sobald Sie merken, welche Hand stärker ist, halten Sie die schwächere Hand ruhig hinter den Kopf Ihres Partners und kreisen Sie mit der stärkeren Hand langsam vor einem Gesicht (siehe Abbildung 3). *Es ist sehr wichtig, dass Sie Ihre Hand von außen gesehen im Uhrzeigersinn bewegen*

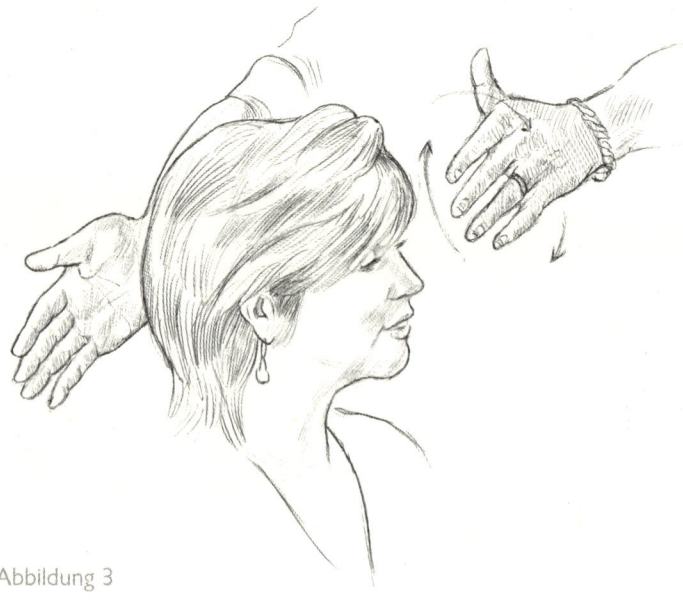

Abbildung 3

(auch wenn Sie sich selbst behandeln), denn in den Energiezentren des Körpers fließt die Energie immer im Uhrzeigersinn. *Wiederholen Sie dies noch einmal ganz langsam. Eine Kreisbewegung mit einem Durchmesser von zehn Zentimetern sollte vier bis fünf Sekunden lang dauern.*

Beginnen Sie etwa einen Zentimeter vom Kopf Ihres Partners entfernt und bewegen Sie die Hände ganz langsam weiter weg. Währenddessen werden Sie unterschiedliche Empfindungen in Ihrer Hand spüren. Unterschiedliche Empfindungen sagen etwas darüber aus, was in den Energiefeldern, die den Kopf Ihres Partners umgeben, vor sich geht und was man mit ihnen tun sollte. Ein Kribbeln zeigt einen Bereich aufgestauter Energie an, der eine Dosis Ihrer Heilenergie benötigt. Eine große Menge aufgestauter Energie, wie sie im Falle von extremen Schmerzen auftritt, lässt Ihre Hand möglicherweise vibrieren und verursacht vielleicht sogar ein Kribbeln in Ihrer Hand bis hoch in Ihren Arm. Das ist ebenso natürlich wie aufschlussreich, denn es zeigt Ihnen, wo sich der Schmerz konzentriert. Diese Empfindungen sind ein Zeichen dafür, dass Sie diesem Bereich Heilenergie zuführen sollten, bis sich die Gefühle (Kribbeln, Brennen, Summen und so weiter) auflösen. Wenn sich das Kribbeln bis hoch in Ihren Ellenbogen erstreckt, ziehen Sie die Hände weg. Das ist an diesem Punkt Ihrer Ausbildung zu viel negative Energie für Sie.

Während Sie dem Kopf Ihres Partners Energie zuführen, werden Sie spüren, wie das Kribbeln langsam abklingt. Dann werden Sie merken, wie der Energiestau aufbricht und sich auflöst. Dadurch werden Sie die Schmerzen Ihres Partners lindern.

Eine andere Empfindung, nach der Sie während der Arbeit suchen sollten, ist *keinerlei Empfindung.* Die totale Abwesenheit von Energie in dem Raum, der den Kopf Ihres Partners umgibt, würde einen großen Abfall von Energie in diesem Bereich anzeigen. Auch dieses Szenario erfordert eine starke Dosis Heilenergie von Ihnen.

Erstaunlicherweise werden Sie in der Lage sein, auf der Stelle eine Menge Heilungsarbeit zu leisten, wenn Sie lernen, die Energieblase zu spüren und zu entwickeln. Denken Sie daran, wie wunderbar dies für Ihren Ehepartner,

Ihr Kind, Ihren besten Freund oder sogar für Ihre Nachbarin sein wird, wenn sie das nächste Mal erwähnt, dass sie einen steifen Nacken hat. Wahrscheinlich werden Sie sich in Nullkommanichts zum beliebtesten Menschen in Ihrer Nachbarschaft entwickeln!

■ ■ ■

Übung 3: Die Energien im Körper fühlen

Wenn Sie die Energieblase einmal erzeugt und dazu benutzt haben, ein grundlegendes Heilungsniveau bei Ihnen oder jemand anderem zu erzielen, besteht der nächste Schritt darin zu lernen, Energien in verschiedenen Körperteilen zu fühlen. Falls Sie einen Partner haben, mit dem Sie arbeiten können, sollten Sie mit dieser Person beginnen.

Fangen Sie an, Ihren Geist zu beruhigen, damit Sie die subtilen Veränderungen in Ihrer Wahrnehmung besser erspüren können. Ich habe herausgefunden, dass es drei Methoden gibt, um den Geist zu beruhigen, die bei jedem funktionieren.

- Sitzen oder stehen Sie still, schließen Sie die Augen und konzentrieren Sie sich darauf, wie Ihr Atem mehrere Male ein- und ausströmt.

- Schließen Sie die Augen und zählen Sie leise von zehn bis eins herunter.

- Stellen Sie sich vor, Sie wären an einem wunderschönen, ruhigen Ort, vielleicht an einem Ort, an dem Sie schon einmal gewesen sind und tiefen Frieden verspüren.

Sobald Sie Ihren Geist beruhigt haben, positionieren Sie Ihre Hände zum Heilen wie in Abbildung 3 und treten Sie von der Seite an Ihren Partner heran, sodass Sie parallel zu seinem Körper stehen. Bei dieser Übung beginnen wir mit den Schultern (siehe Abbildung 4). Halten Sie die heilsamere Hand etwa zweieinhalb Zentimeter von der Schulter entfernt und bewegen Sie sie langsam im Kreis.

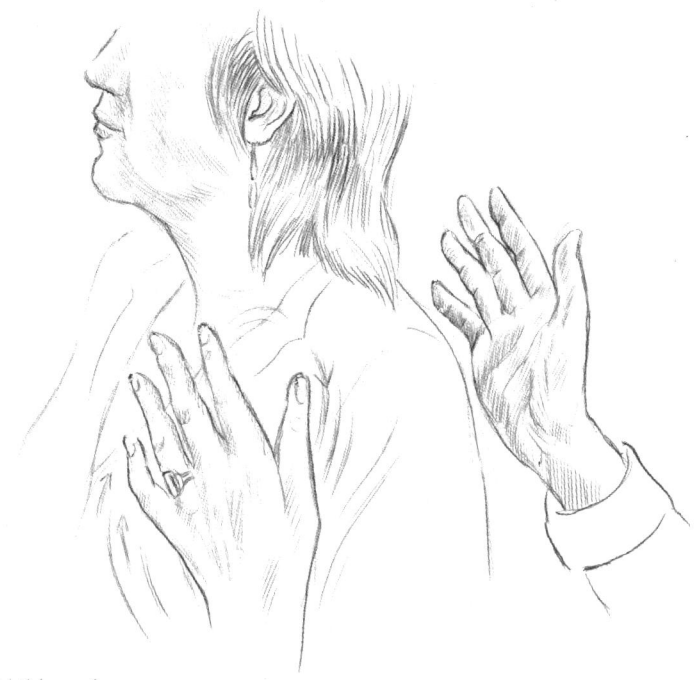

Abbildung 4

Achten Sie darauf, was Sie fühlen. Vielleicht spüren Sie Wärme, Kühle oder etwas dazwischen. Sie sollten langsam das Gefühl für eine subtile Dichte von Energie entwickeln. Es ist nicht wichtig, dass Sie an diesem Punkt bereits in der Lage sind, die Botschaft der Energie zu interpretieren. Im Moment geht es nur darum, sie zu identifizieren.

Jetzt bewegen Sie Ihre Hand auf der Höhe des Herzens in Richtung Brustbein. Lassen Sie Ihre Hand langsam im Uhrzeigersinn kreisen. Fällt Ihnen der Unterschied auf? Sie sollten langsam ein Gefühl dafür bekommen, dass hier sehr viel mehr Energie vorhanden ist als im Bereich der Schulter (was damit zusammenhängt, dass Sie jetzt in der Nähe eines der Energiezentren des Körpers sind, worüber wir später noch genauer sprechen werden).

Nehmen Sie sich zehn Minuten Zeit, um den Körper Ihres Partners zu untersuchen, und fühlen Sie die Energien. Ihnen wird auffallen, dass diese Energien in verschiedenen Positionen auch unterschiedlich sind – manchmal sogar auffallend anders. Möglicherweise verspüren Sie dabei sogar Schmerzen in den Händen. Wenn die Person, die Sie wie mit einem Scanner abtasten, irgendwo in ihrem Körper große Schmerzen hat, werden Sie das spüren. Es ist jedoch unwahrscheinlich, dass Sie an diesem Punkt bereits niedrigere Schmerzebenen entdecken können.

An diesem Punkt könnte es eine gute Idee sein, alles, was Sie beim Abtasten der Energien verschiedener Körperteile spüren, aufzuschreiben. Versuchen Sie, so präzise wie möglich zu sein, dann werden Sie später praktisch darauf zurückgreifen können.

■ ■ ■

Übung 4: Energie von innen spüren

Sobald Sie wissen, wie sich diese Energien von außen anfühlen, besteht der nächste Schritt darin, zu lernen, sie von innen zu spüren. Später werden Sie lernen, wie Sie Ihren Körper als „Fotoplatte" benutzen können, um die Energien von jemand anderem aufzuzeichnen. Aber zuerst werden wir uns jetzt auf die Energien in Ihrem Inneren konzentrieren.

Legen Sie sich auf Ihr Bett und entspannen Sie sich so gut wie möglich. Wenden Sie dabei dieselben einfachen Techniken zur Beruhigung an wie in Übung 3 (sich auf den Atem konzentrieren, langsam von zehn bis eins zurückzählen und sich dann vorstellen, dass man an einem schönen Ort ist). Das Hilfsmittel, das wir hier anwenden, muss sehr behutsam ins Zentrum der geistigen Aufmerksamkeit und des Bewusstseins gerückt werden. Anstatt die Energie mit Ihren Händen zu fühlen, müssen Sie Ihren Geist zu verschiedenen Stellen in Ihrem Körper „aussenden", um die Energien auf einer inneren Ebene zu spüren. Dazu müssen Sie Ihre geistige Konzentration auf jeden einzelnen Körperteil richten. Im Grunde senden Sie jedem Teil einen geistigen „Suchscheinwerfer".

Jetzt legen wir die Latte ein wenig höher und machen die Übung etwas schwieriger. Möglicherweise wird Ihnen dies nicht sofort gelingen. Aber machen Sie einfach weiter. Erinnern Sie sich daran, dass das Ziel dieser Anfangskapitel darin besteht, Ihre Fähigkeiten zu entwickeln. Bleiben Sie an diesem Prozess dran, arbeiten Sie weiter damit, dann werden Sie merken, dass Ihre Fähigkeiten in kurzer Zeit immer mehr zunehmen. Tausende meiner Patienten haben das mit ein wenig Geduld gelernt.

Konzentrieren Sie Ihre Aufmerksamkeit jetzt auf Ihren rechten Fuß. Was spüren Sie dort? Nehmen Sie ein Kribbeln oder vielleicht ein Gefühl von Wärme wahr? Das Gefühl sollte so ähnlich sein wie in Ihren Händen, wenn Sie sie benutzen, um Energien zu bewegen. Aber in diesem Fall werden Sie es von innen heraus fühlen.

Lenken Sie Ihre Aufmerksamkeit als Nächstes auf Ihr rechtes Knie. Hier sollten Sie weniger Energie spüren als in Ihrem Fuß, es sei denn, Sie stehen unter Stress. In diesem Fall werden Sie auch hier viel Energie spüren. Wenn wir gestresst sind, verkrampfen wir unseren Körper und die Anspannung der Muskulatur wird durch die Sehnen und Bänder an unsere Gelenke telegrafiert. Die Knie sind ein Ort, an dem wir sehr oft diese Art von muskuloskeletaler Spannung halten.

Jetzt konzentrieren Sie sich auf Ihre rechte Hüfte. Hier spüren Sie wesentlich weniger Energie, stimmt's? Das hängt damit zusammen, dass die Hüfte nicht in der Nähe eines der wichtigen Energiezentren liegt, deshalb sammelt sich die Energie normalerweise auch nicht dort. Trotzdem kann es vorkommen, dass Sie starke Energie in Ihrer Hüfte spüren, wenn Sie gerade Sport getrieben haben oder wenn die Hüfte verletzt ist. Wenn Sie diese Energie bemerken, konzentrieren Sie sich auch auf diesen Bereich. Inwieweit fühlt er sich jetzt anders an?

Spüren Sie jetzt die Energien in Ihrem gesamten Körper, so wie es in Abbildung 5 dargestellt wird. Ihre Aufmerksamkeit auf verschiedene Körperteile zu richten, indem Sie dieser Methode folgen, ist ganz leicht. Es läuft darauf hinaus, dass Sie Ihre Körperenergien vom Kronenzentrum zur Spitze der Wirbelsäule bis in die Extremitäten untersuchen, und zwar zuerst auf der rechten und dann auf der linken Seite Ihres Körpers. Nachdem Sie die Methode ein oder zweimal praktiziert haben, wird sie Ihnen in Fleisch und Blut übergehen. Während Sie diese Übung praktizieren, sollten Sie bei jedem Halt kurz verweilen. Gestatten Sie sich, sich auf Ihre Gefühle zu konzentrieren und sie aufzuschreiben. Es gibt keine Regeln für den sprachlichen Ausdruck Ihrer Gefühle. Benutzen Sie einfach die Sprache, mit der Sie sich am wohlsten fühlen und die Ihnen vertraut ist, und versuchen Sie, das konsequent durchzuziehen. Manche Leute beschreiben Ihre Empfindungen in einer technischen, logischen Sprache. Andere werden Metaphern benutzen, um dieselben Gefühle zu beschreiben. Wichtig ist nur, dass Sie Ihre eigene durchgängige Terminologie verwenden. Sie müssen in der Lage sein, die Ähnlichkeiten und Unterschiede in den einzelnen Körperteilen wahrzunehmen. Ebenso müssen Sie in der Lage sein, ein gründliches Verständnis von der „Ausgangslage" Ihrer Energie zu entwickeln – dem Energiemuster, mit dem Sie anfangen – und Sie müssen fähig sein, Veränderungen zu beschreiben, die Sie von einem Tag auf den anderen spüren, während Sie Ihre Heilkräfte entwickeln.

Führen Sie Buch über Ihre Beobachtungen und halten Sie sie so einfach wie möglich. Kopieren oder zeichnen Sie das Diagramm des menschlichen Körpers aus Abbildung 5 oder entwerfen Sie Ihre eigene Version und notieren Sie sich ein paar Beobachtungen für jede Körperseite. Zeichnen Sie die Karte neu, wenn Sie Ihre diagnostischen Fähigkeiten verbessern und sich so immer mehr zu Ihrem eigenen „Biofeldtherapeuten" entwickeln. So starten Sie eine außergewöhnliche Entdeckungsreise: Sie lernen die inneren Abläufe Ihres Körpers kennen. Bald werden Sie in der Lage sein, einen echten, positiven Einfluss auf diese Funktionsweisen nehmen zu können.

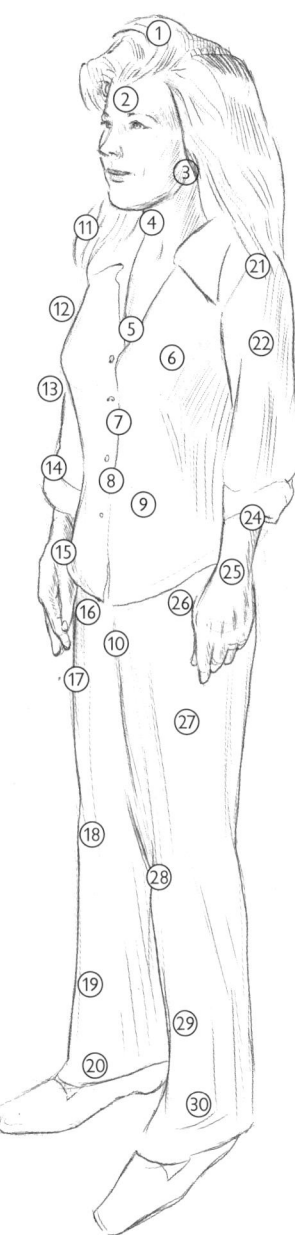

1. Am Scheitel
2. In der Mitte der Stirn
3. Am Hinterkopf, wo er in die Wirbelsäule übergeht
4. Kehle und Nacken
5. In der Mitte der Brust auf der Höhe des Herzens
6. Oberer Rücken
7. Solarplexus
8. Magen
9. Unterer Rücken
10. Genitalien
11. Rechte Schulter
12. Rechter Oberarm
13. Rechter Ellenbogen
14. Rechter Unterarm
15. Rechtes Handgelenk und rechte Hand
16. Rechte Hüfte
17. Rechter Oberschenkel
18. Rechtes Knie
19. Rechte Wade
20. Rechter Knöchel und Fuß
21. Linke Schulter
22. Linker Oberarm
23. Linker Ellenbogen
24. Linker Unterarm
25. Linkes Handgelenk und linke Hand
26. Linke Hüfte
27. Linker Oberschenkel
28. Linkes Knie
29. Linke Wade
30. Linker Knöchel und Fuß

Abbildung 5

■■■

Übung 5: Den Körper benutzen, um Energie bei anderen zu spüren (optional)

Sobald Sie mit den Energien in Ihrem eigenen Körper vertraut sind, sind Sie bereit zu lernen, Ihren Körper als „Fotoplatte" zu benutzen, um damit die Energien im Körper eines anderen wahrzunehmen. Natürlich ist diese Übung nicht wichtig für Ihre eigene Gesundheit und Heilung, aber möglicherweise finden Sie es ja lohnend und interessant, mit dieser Methode zu experimentieren (und es wird Sie – wie gesagt – auch bei Ihren Freunden bestimmt sehr beliebt machen).

Für diese Übung brauchen Sie einen Partner. Verwenden Sie zuerst eine der einfachen Übungen, die wir zuvor benutzt haben, um Ihren Geist zu beruhigen und zu schärfen. Dann stellen Sie sich in etwas mehr als einen Meter Entfernung vor Ihren Partner. Verharren Sie drei oder vier Minuten lang in dieser Position, ohne der Energie Ihres Partners zu erlauben, in Sie einzudringen. Nehmen Sie wahr, was Sie in Ihrem gesamten Körper fühlen. Untersuchen Sie den Körper Ihres Gegenübers auf dieselbe Weise, wie Sie es mit sich selbst bei Übung 4 gemacht haben. Schreiben Sie Ihre Beobachtungen auf und vergleichen Sie sie mit den Notizen Ihrer letzten Untersuchung. Die Unterschiede, die Sie fühlen, beziehen sich auf die Unterschiede zwischen den Energien Ihres Körpers und der Energie Ihres Partners.

Wie bei der Übung, bei der Sie mit Ihren Händen gearbeitet haben, verspüren Sie jetzt vielleicht ein leichtes Schmerzgefühl, wenn Ihr Partner irgendwo große Schmerzen hat. Unabhängig davon sollten Sie auf jeden Fall Unterschiede zu der Situation feststellen, als Sie die Energien Ihres eigenen Körpers wahrgenommen haben. Auch an dieser Stelle ist es nicht von Belang, was diese Unterschiede bedeuten. Auf dieser Stufe des Trainings zählt allein, dass Sie lernen, die Unterschiede wahrzunehmen und sie auf eine stimmige Weise aufzeichnen.

■ ■ ■

Ihr Zehn-Tages-Plan zur Entwicklung dieser Fähigkeiten

Diese Übungen sind leicht durchzuführen, und Sie werden dadurch sofort einen „Energieschub" erhalten. Trotzdem, nur Übung macht den wahren Meister. Wenn Sie diese Aufgaben zehn Tage lang täglich praktizieren, werden Sie in der Lage sein, auf die nächste Stufe zu wechseln. Stellen Sie sich vor, wie es in ein paar Wochen aussehen wird, wenn Sie den ersten Durchgang schon spannend fanden. Falls Sie beim ersten Mal nicht in dem Maße davon profitiert haben, wie Sie dachten, machen Sie einfach weiter, denn dann werden Sie sich auf geradezu dramatische Weise auf Ihre Energien einstimmen können.

Die Wirksamkeit dieser Fähigkeiten wird immer größer werden, wenn Sie jeden Tag ein wenig daran arbeiten. Bald werden Ihre Einschätzung und Beurteilung erstaunlich präzise und Ihre Kraft, Energie zu Heilungszwecken einzusetzen, wird erheblich gestiegen sein.

Arbeiten Sie sich stufenweise durch dieses Programm. Konzentrieren Sie sich in den ersten fünf Tagen auf die ersten drei Übungen (die Erzeugung der Energieblase; das Einsetzen der Blase, um Energie in einen anderen Teil Ihres Körpers oder des Körpers Ihrer Partnerin zu lenken; der Gebrauch der Hände, um die Energie in Ihrem Partner zu spüren). Nach fünf Tagen schließen Sie neben den drei ersten Übungen auch die vierte Übungsform (die innere Reise durch Ihre Körperenergien) mit in Ihre tägliche Praxis ein. Sie können auch mit der fünften Übung experimentieren (Ihren Körper nutzen, um die Energie in anderen zu spüren), wenn Sie wollen.

Aber vor allem soll Ihnen das Ganze Spaß machen! Praktizieren Sie Ihre wachsende Fähigkeit, die Energiemuster einer anderen Person zu analysieren, indem Sie Ihr Können bei engen Freunden, Kollegen oder Familienmitgliedern erproben. Erzählen Sie Ihnen, dass Sie die neuesten Techniken der Körper-Geist-Medizin erlernen und sie als Versuchskaninchen benutzen wollen. Erspüren Sie ihre Energiemuster und riskieren Sie zum

Beispiel Fragen wie: „Hast du Schmerzen im linken Knie?" In den frühen Stadien der Entwicklung Ihrer Fähigkeiten ist Scheitern genauso lehrreich wie Erfolg, daher sollten Sie nicht zu schüchtern sein. Erproben Sie Ihre Fähigkeiten an Fremden, ohne dass sie es überhaupt wissen. Als ich damit anfing, habe ich überall geübt. Ich war zum Beispiel in einem Kaufhaus, und als die Kunden an mir vorbeigingen, habe ich sie energetisch abgetastet (wobei ich meine Beobachtungen natürlich für mich behalten habe).

Das Allerwichtigste ist die Praxis. Der Geist ist bis zu einem gewissen Grad ein kinästhetisches Instrument: Er lernt, indem er handelt und etwas tut. Praktizieren Sie diese Fähigkeiten überall, wo es nur geht, so oft Sie können.

Und behalten Sie dabei immer Ihr Ziel im Auge. Sie bringen sich selbst zum ersten Mal in Ihrem Leben bei, Einfluss auf Ihre Gesundheit und Ihr Wohlbefinden zu nehmen. Mit jedem Kapitel dieses Buchs lernen Sie dabei immer mehr, Ihren Geist zum kompetentesten und mitfühlendsten „Arzt" zu machen, den Sie je getroffen haben.

Vorwort zu 3

Ein hypnotischer Urlaub

Lassen Sie uns mit einer schnellen Übung beginnen, die die unglaubliche Kraft der Hypnose demonstriert – ein weiteres Werkzeug zur Entwicklung Ihrer energetischen Fähigkeiten. Aber bevor Sie damit beginnen, sollten Sie ganz genau darauf achten, wie Ihr Körper sich in diesem Moment fühlt. Spüren Sie nach, ob Sie Schmerzen haben, gestresst sind oder sich erschöpft fühlen und ob Sie sich deswegen Sorgen machen. Jetzt bewerten Sie das allgemeine Stressniveau in Ihrem Körper und Geist. Benutzen Sie dafür dieselbe Eins-bis-zehn-Skala wie vorhin: Eine Eins heißt: „Mir geht's prima", und eine Zehn bedeutet: „Könnte mich jemand bitte erschießen und von meinem Elend erlösen?"

Als Nächstes bereiten Sie sich auf diese Übung genau wie auf die Übungen am Anfang von Kapitel 1 und 2 vor. Stellen Sie das Telefon aus, lehnen Sie sich bequem zurück, schließen Sie die Augen und fangen Sie an, Ihren Atem beim Ein- und Ausströmen zu verfolgen. Spüren Sie, wie ruhig Sie werden. Anschließend zählen Sie langsam von zehn bis eins zurück. Wenn Sie bei eins sind, sind Sie bereit, zu beginnen.

Jetzt stellen Sie sich Folgendes vor:

> *Sie fahren zum Flughafen, um in den wohlverdienten Urlaub durchzustarten. Im Flughafen gelangen Sie ohne Probleme durch alle Kontrollen – es gibt keine Schlangen und keinen Stress mit dem Sicherheitspersonal – und das Flugzeug ist überhaupt nicht überfüllt. Vielleicht bietet man Ihnen sogar*

ein Glas Wein oder ein leckeres Dessert an, natürlich auf Kosten der Fluggesellschaft. Alles läuft einfach super. Ihr Urlaub verläuft genauso fantastisch, wie Sie es sich vorgestellt haben: perfekte Ferien in der Karibik! Seit Jahren haben Sie sich auf diesen Tag gefreut – Sie sind der Welt entrückt, weit weg von allem, was Sie ablenken könnte.

Nun stellen Sie sich vor, dass Sie in Ihr Fünf-Sterne-Hotel einchecken. Ihr Zimmer gefällt Ihnen ausnehmend gut. Jetzt gehen Sie hinunter zum Strand. Aus dem Restaurant steigt Ihnen ein köstlicher Duft in die Nase. Sie haben Ihre Badesachen an und tragen ein Badetuch bei sich. Sie legen sich auf einen Liegestuhl direkt am Wasser. Die Sonne scheint, aber es ist nicht zu heiß. Sie können den Sand unter Ihren Füßen spüren. „Aaahhh!" Sie kennen dieses Gefühl. Sie blicken aufs Meer und es sieht einfach paradiesisch aus – ein tiefes Himmelblau, auf dem die Sonnenstrahlen tanzen. Der Himmel ist völlig klar bis auf ein paar kleine Wölkchen am Horizont. Kinder spielen ausgelassen und Vögel ziehen fröhlich singend vorüber. Es ist der Himmel auf Erden. Sie lehnen sich in Ihrem Liegestuhl zurück und sagen: „Das habe ich verdient." Sie holen tief Luft und entspannen sich. Es fühlt sich einfach toll an!

Jetzt möchten Sie schwimmen, deshalb stehen Sie langsam auf und waten ins Wasser. Es ist einfach herrlich. Vielleicht planschen Sie herum und schwimmen ein wenig. Heute geht es nur darum, sich zu amüsieren, und genau das tun Sie auch. Sie machen ein kleines Nickerchen und danach denken Sie an das Restaurant. Dort riecht es köstlich. Sie betreten das Restaurant und nehmen eine vorzügliche Mahlzeit zu sich. Danach sagen Sie sich: „Was soll's, ich werde mir eine Massage gönnen." Das Hotel hat natürlich auch ein Spa, und Sie bekommen eine professionelle Massage auf einer Terrasse mit Blick aufs Meer. Ihr Körper hat sich schon sehr, sehr lange nicht mehr so gut gefühlt.

Danach gehen Sie zurück zum Strand und machen einen kleinen Spaziergang. Ihnen wird klar, dass dieser Urlaub sogar noch luxuriöser und erholsamer ist, als Sie es sich ausgemalt haben. Es sind die besten Ferien Ihres ganzen Lebens. Sie sagen sich selbst: „Oh Mann, diesen Urlaub zu buchen war eine der besten Ideen, die ich je hatte."

Jetzt öffnen Sie wieder die Augen und nehmen wahr, wie Ihr Körper und Ihr Geist sich anfühlen. Bewerten Sie Ihren Zustand erneut auf der Skala von eins bis zehn. Höchstwahrscheinlich werden Sie sich viel, viel besser als vorher fühlen. Der Grund ist, dass Sie sich einer leichten Hypnose unterzogen haben, die Ihren Stress erheblich reduziert hat. Das ist nur ein kleines Beispiel dafür, was Hypnose für Sie tun kann, sowohl körperlich als auch geistig.

Und jetzt werden wir uns auf ein ganz anderes Niveau bewegen.

KAPITEL 3

Hypnose

Vor fünf Jahren kam eine sehr beschäftigte ca. 45-jährige afroamerikanische Ärztin zu mir. Sie war total gestresst und durcheinander. Selbst ihre Karriere war ihr inzwischen über den Kopf gewachsen. Wir unterhielten uns eine Weile miteinander und kamen langsam zu dem Teil der Geschichte, der ihr Probleme bereitete. In ihrer Familie gehörte sie zu der ersten Generation, die auf die Universität gehen und sich einen hohen Lebensstandard leisten konnte. Die Last dieser familiären Bürde in einer Welt, in der sie so viel besser sein musste als ihre weißen Kolleginnen und Kollegen, um Erfolg zu haben, forderte langsam ihren Tribut von ihr. Bei unserem zweiten Treffen erschien sie mit einer schrecklichen Migräne und gestand mir, dass sie seit vielen Jahren unter chronischer Migräne litt. Wie sie es überhaupt geschafft hatte, mit dem Auto zu meinem Büro zu fahren, ist mir ein Rätsel. In dieser zweiten Sitzung beschloss ich, sie in Hypnose zu versetzen. Ich begann mit einer progressiven Entspannungsübung, damit sie ihren Stress langsam loslassen konnte (mehr davon später in diesem Buch) und streute während der Sitzung ein paar Visualisierungen ein, die sie von ihren Schmerzen befreien sollten. Am Ende der Sitzung öffnete sie die Augen und sagte: „Meine Migräne ist weg."

Ihre Migräneanfälle kehrten nie wieder zurück.

Eine Einführung in die Hypnose

Falls Sie bisher noch nichts mit Hypnose zu tun hatten, gehe ich jede Wette mit Ihnen ein, dass das, was Sie darüber denken, falsch ist. Zuerst möchte ich mit einigen der landläufigen Vorstellungen darüber ein für alle Mal aufräumen:

- Hypnose wird nicht dazu führen, dass Sie während eines wichtigen geschäftlichen Meetings plötzlich wie eine Ente zu quaken anfangen. Es gibt einen großen Unterschied zwischen Hypnose auf einer Bühne (zum Zweck der Unterhaltung) und der therapeutischen Hypnose, die wir hier lernen werden.
- Hypnose wird Sie nicht zum willenlosen Opfer machen. Sie werden die ganze Zeit über die Kontrolle besitzen.
- Hypnose bedeutet nicht, dass Sie dabei nicht bewusst sind. Tatsächlich ist das Gegenteil wahr – Ihr Bewusstsein ist sehr scharf und Sie wissen immer genau, was passiert.
- Hypnose bedeutet auch nicht, dass Sie Ihr Gedächtnis verlieren werden. Sie werden sich an alles erinnern, was während der Hypnose geschieht.
- Es stimmt nicht, dass man manche Menschen nicht in Hypnose versetzen kann. Jeder kann hypnotisiert werden und von der Macht dieser Technik profitieren.

Therapeutische Hypnose ist einfach nur ein Werkzeug, das Ihnen erlaubt, Ihr Bewusstsein auf Gedanken, Gefühle, Einsichten und sinnliche Erfahrungen zu lenken, die Ihnen normalerweise nicht zugänglich sind. Psychologen benutzen gern das Bild des Suchscheinwerfers, um diesen Fokus zu beschreiben (wie ich es im letzten Kapitel gemacht habe). Die Fähigkeit zur Hypnose wird Ihnen erlauben, den Suchscheinwerfer Ihres Bewusstseins so auszurichten, dass Sie sich besser verstehen und einige der verborgenen Botschaften besser entziffern können, die Sie Ihr ganzes Leben lang getrieben haben – was letztlich einen enormen Einfluss auf Ihre Gesundheit und Ihr Wohlbefinden ausüben wird.

Bevor ich Ihnen jedoch zeige, wie man Hypnose effektiv einsetzen kann, möchte ich Ihnen gern ein wenig erläutern, wozu Ihr Geist alles fähig ist.

Die verborgene Kraft des Geistes

Das menschliche Bewusstsein hat drei Ebenen: Bewusstsein, Unterbewusstsein und Überbewusstsein. Jede dieser drei Ebenen hat unterschiedliche Inhalte und zu jeder bekommt man Zugang durch eine andere Art des Denkens.

Ihr Bewusstsein besteht aus Ihren alltäglichen Wahrnehmungen, Gedanken, Haltungen und Gefühlen – die Facetten Ihrer selbst, derer Sie sich sehr bewusst sind. Ihr Bewusstsein „spricht" zu Ihnen in Ihrer Muttersprache durch analytisches Denken oder Vernunft. Sie kennen Ihr Bewusstsein bereits sehr gut, denn mit diesem Teil Ihres Geistes sind Sie den ganzen Tag über beschäftigt.

Das Unterbewusstsein ist ein verborgener Speicher für Erinnerungen, tiefe Gefühle, Sehnsüchte und Hoffnungen, Motive, Wissen und andere unglaublich wichtige Aspekte Ihrer selbst, die Ihnen normalerweise *nicht* bewusst sind. Das Unterbewusstsein ist im Vergleich zum Bewusstsein riesig groß und außerordentlich mächtig. Sigmund Freuds Modell des menschlichen Bewusstseins sah wie ein Eisberg aus, wobei das Bewusstsein (der Teil, der aus dem Wasser ragt) die Spitze und das Unterbewusstsein (der Teil unter Wasser) der riesige, aber verborgene Rest darstellt.

Das Unterbewusstsein hat zahlreiche Funktionen. Es steuert Ihre körperlichen Prozesse: Ihren Herzschlag, den Blutkreislauf, das Immunsystem und so weiter. Außerdem enthält es eine Art Bibliothekskatalog Ihrer Lebenserfahrung und der Gedanken und Gefühle, die mit wichtigen Ereignissen in Ihrem Leben verbunden sind. Vielleicht können Sie sich ja nicht mehr daran erinnern, was Sie mit fünf Jahren an Silvester getan, gefühlt und gedacht haben, aber Ihr Unterbewusstsein hat das alles in leuchtenden Farben und Dolby Surround gespeichert.

Aber das Unterbewusstsein hat noch mehr zu bieten. Carl Jung, ein Kollege von Freud, hat als Erster den Begriff „das kollektive Unbewusste" geprägt, um einen Aspekt unbewusster Wahrnehmung zu beschreiben, der ein Lagerhaus verborgener Erinnerungsspuren aus der Ahnengeschichte der Menschheit bezeichnet – der gesamten Geschichte unserer Evolution. Mit Hilfe des Unbewussten können wir uns an diese universelle Komponente des menschlichen Bewusstseins anschließen. Zum kollektiven Unbewussten gehören auch die „Archetypen", allgemein menschliche Persönlichkeitsmuster, die wir ausleben. Dies sind verschiedene Persönlichkeitsrollen – der Krieger, der Pfleger, der Sucher, der Weise, der Narr und so weiter. Wie viele Menschen kennen Sie, die das Leben als einen Kampf betrachten, den es zu gewinnen gilt, die sich ständig um andere kümmern oder die dauernd auf Abenteuer aus sind? Diese Menschen erfüllen unbewusst verschiedene archetypische Rollen. In der Arbeit mit Hypnose finden wir Zugang zu diesen archetypischen Mustern, um die Heilung zu unterstützen, oft mit Ergebnissen, die an Wunder grenzen.

Das Unbewusste ist *äußerst bewusst*, selbst wenn das Bewusstsein am Steuer eingenickt ist. Sind Sie schon einmal in Ihre Einfahrt eingebogen und haben sich gefragt, wie Sie dort hingekommen sind, weil Sie sich an die Heimfahrt überhaupt nicht erinnern konnten? Ihr Bewusstsein war so sehr auf etwas anderes fokussiert – zum Beispiel auf einen Bericht, den Sie schreiben müssen – dass Sie die ganze Fahrt über nur daran gedacht haben. Wer saß am Steuer Ihres Wagens? Ihr Unterbewusstsein. Tatsächlich macht Ihr Unterbewusstsein alles, was Sie tun, quasi automatisch, aus dem routinemäßigen Gedächtnis heraus – stehen, gehen, duschen und so weiter.

Das Unterbewusstsein „kommuniziert" mit Hilfe von symbolischen Gedanken – tiefen Gefühlen, Geschichten, Mythen und Metaphern. Das stärkste Mittel, das Sie benutzen können, um seine Macht zu erschließen, ist die Hypnose. Hypnose eröffnet Ihnen im wahrsten Sinne des Wortes eine neue Welt.

Kontakt mit Ihrem Unterbewusstsein aufzunehmen, wird Ihnen bei zwei Dingen helfen. Als Erstes können Sie alte Traumata, emotionalen Schmerz oder verzerrte Glaubenssätze, die möglicherweise eine Krankheit in Ihrem Körper halten, erkennen und freilassen (denken Sie nur an die Geschichte von Erins Fehlgeburten und an John, der fast blind geworden wäre). Als Zweites können Sie Zugang zu dem archetypischen Verständnis gewinnen, wer Sie sind und was Ihre wahre Rolle im Leben ist.

Ein gutes Drittel meiner Patienten litt deshalb unter schlechter Gesundheit, weil ihr Leben nicht mit ihren tiefsten Sehnsüchten übereinstimmte. Das geschah natürlich nicht absichtlich, sondern weil sie faktisch nicht im Kontakt mit ihrem Unterbewussten waren.

So kam zum Beispiel im Jahr 1994 eine 30-jährige Frau aus Washington D. C. zu mir, die unter schweren Meniskusschmerzen litt. Sie hatte so starke Schmerzen, dass bei ihr nicht einmal die stärksten Schmerzmittel anschlugen. Nach zwei Operationen und monatelanger physiotherapeutischer Behandlung konnten ihr die Ärzte nicht mehr weiterhelfen. Da sie immer noch unglaublich starke Schmerzen hatte, reichte all das offensichtlich nicht aus. Ich setzte Biofeldtherapie ein, um ihre Schmerzen zu lindern, aber um sie wirklich heilen zu können, mussten wir die zugrunde liegende Ursache für das Leiden finden. Unter Hypnose enthüllte ihr Unterbewusstsein die archetypische „Geschichte", dass sie als priesterliche Heilerin arbeiten sollte (zu diesem Zeitpunkt war sie in der Verwaltung des öffentlichen Gesundheitsdienstes der USA tätig, als letztes Glied einer Reihe von Familienmitgliedern, die immer Beamte gewesen waren). Bestärkt durch die Selbsterkenntnis, die sie dank der Hypnose gewonnen hatte, fing sie noch einmal an zu studieren. Sie machte einen Abschluss in Theologie und wurde schließlich Priesterin. Zu diesem Zeitpunkt verschwand ihre Krankheit. Als Ergebnis davon verbesserte sich ihre ganze Lebensqualität, denn es war ihr gelungen, ihre tiefsten Sehnsüchte zu verwirklichen – Sehnsüchte, von denen sie nicht einmal etwas geahnt hatte, bis sie sie durch Hypnose entdeckte.

Das letzte Drittel menschlichen Bewusstseins bildet das Überbewusstsein, das im wörtlichen Sinne unbegrenzte Macht hat. Das meine ich wirklich so – es hat keine Grenzen. Wenn es Ihnen gelingt, Zugang zu dieser Bewusstseinsebene zu finden und sie zu „steuern", können Sie sich und andere heilen und alles erreichen, was Sie sich im Leben vorgenommen haben. Das Überbewusstsein existiert auf zwei Ebenen: auf der individuellen und der universellen Ebene.

Das individuelle Überbewusstsein ist eine Ebene von „Gedanken" oder Bewusstsein, die in der Lage ist, elektromagnetische Energiefelder zu spüren und zu beeinflussen. Wenn wir in diese Ebene einsteigen, können wir unsere eigenen elektromagnetischen Energiefelder steuern (die BioEm-Energien, von denen wir in Kapitel 2 gesprochen haben), genau wie die elektromagnetischen Energiefelder um uns herum. Mit Hilfe des Überbewussten können Sie Ihre Gesundheit, Ihre Umgebung und Ihre Zukunft in einem viel größeren Maße verbessern, als Sie es im Moment vielleicht für möglich halten. Die Art von Gedanken, durch die man Zugang zum individuellen Überbewusstsein erhält, nennt man Intuition – ein tiefes, unmittelbares, präzises Empfinden, etwas zu wissen, das wir durch einfache Logik nicht wissen können.

Die meisten Menschen kennen diese intuitive Erfahrung. Wenn Sie zum Beispiel Kinder haben, sind Sie vielleicht schon einmal mitten in der Nacht mit der quälenden Angst aufgewacht, dass Ihrer Tochter, die in der Großstadt studiert, etwas zugestoßen ist. Sie rufen sie am nächsten Tag an und erfahren, dass sie krank oder vollkommen durcheinander ist. Wenn Sie so etwas schon mal erlebt haben, verdanken Sie es Ihrer Intuition.

Vorletzten Sommer verbrachte ich meinen Urlaub im Staat Washington und fuhr auf dem Küstenhighway durch ein dicht bewaldetes Gebiet mit herrlichen großen Bäumen. Plötzlich wurde mir ohne Grund richtig übel. Ich fuhr über den nächsten Hügel und sah, dass zu beiden Seiten der Straße auf einer riesigen Fläche Bäume von der Holzindustrie gefällt worden waren. Ich verstand sofort, was meine Intuition mir damit sagen wollte.

Das intuitive Denken ist eine subtile Form von Bewusstsein, das die meisten Menschen nicht „hören", weil das Rauschen in unserem Geist und in der Umgebung, in der wir uns aufhalten, einfach zu groß ist. Trotzdem ist es in uns allen präsent und wir können es bis zur Perfektion entwickeln. Noch in diesem Kapitel werde ich Ihnen die Fähigkeiten vorstellen, die Sie erwerben müssen, um es zu erfahren.

Die Intuition des individuellen Überbewusstseins ist das Tor zu einem noch größeren Gebiet intelligenter Energie, die ich das universelle Überbewusstsein nenne. Um es zu verstehen, sollten wir sie zuerst durch die Brille der Wissenschaft und dann durch die Inspiration des Glaubens betrachten – zwei unterschiedlichen Zugangsweisen zum Verständnis derselben außergewöhnlichen Realität.

Für die wissenschaftliche Perspektive wenden wir uns den Arbeiten großer Physiker zu – Albert Einstein, Niels Bohr und John Stuart Bell –, die bewiesen haben, dass es ein einziges, riesiges Energiefeld hinter der unzähligen Menge einzelner elektromagnetischer Energiefelder gibt, aus denen das gesamte Universum besteht. Wissenschaftler nennen diese Realität das vereinigte Feld – ein einzelnes Feld, das sich auf vorhersehbare, elegante, intelligente Weise bewegt, um das gesamte Universum zu erschaffen und zu erhalten. Innerhalb dieses Felds ist jedes Ding im Universum sofort mit jedem anderen verbunden und reagiert darauf. Aus dieser Perspektive lässt sich das vereinigte Feld als ein einziger großer universeller „Gedanke" betrachten, der die Form und Funktion von allem in der Welt steuert.

Das ist die einzige Erklärung für die Präzision und Perfektion, die in dem offensichtlich wird, wie die Dinge funktionieren. Brian Green, ein Nobelpreisträger in Physik, vergleicht das Universum mit einem Roman, und das vereinigte Feld mit der Kreativität und Gestaltungskraft des Autors. Seiner Meinung nach ist jeder Versuch, das Universum allein mit den uns bekannten wissenschaftlichen Mitteln erklären zu wollen, so, als würde man versuchen, einen Roman von Tolstoi nur mit den Mitteln der Grammatik zu erklären.

Wenn ich meinen Zuhörern die „wissenschaftliche Perspektive" beschreibe, hebt immer wieder ein gläubiger Mensch die Hand und sagt: „Natürlich gibt es einen Gedanken hinter dem Universum. Das ist der Gedanke Gottes." Religiöse Menschen unterschiedlicher Glaubensrichtungen haben immer wieder behauptet, dass das Universum als ein Gedanke im Geist Gottes existiert. Als Mann der Wissenschaft und des Glaubens, und als jemand, der sehr viel Zeit auf der Ebene des Überbewusstseins verbringt, bin ich völlig ihrer Meinung.

Beide Perspektiven – sowohl die wissenschaftliche als auch die religiöse – sind sehr wertvoll. Beide bieten Antworten auf die Suche nach dem höchsten Sinn und beide brauchen den Standpunkt der jeweils anderen Seite. Religiöse Menschen haben dabei einen großen Vorteil. In der Regel sind sie sehr offen für das, was „außerhalb des Schubladendenkens" abläuft. Sie sagen ganz richtig, dass ein größerer Zweck hinter dem Ganzen steht und sind begierig, ihn herauszufinden. Trotzdem nehmen sie Sachen häufig etwas zu wörtlich, anstatt sich auf ihre direkte Erfahrung zu verlassen. An diesem Punkt tritt die Wissenschaft auf den Plan. Die Wissenschaft beschäftigt sich noch nicht sehr lange mit den verborgenen Kräften des Geistes, aber sie kann sehr gut „Tatsachen" nachweisen, wenn sie aus der direkten Erfahrung entstehen. Die Inspiration durch den Glauben, kombiniert mit der objektiven Herangehensweise der Wissenschaften, stellt ein sehr effektives Mittel dar, um die größte noch verbleibende Grenze menschlichen Verständnisses zu erforschen – den Geist.

Ob Sie nun ein wissenschaftlicher Humanist oder ein tiefgläubiger Mensch sind – Sie können das universelle Überbewusstsein durch Meditation erfahren. Meditation öffnet den Teil Ihres Bewusstseins, durch den Sie sich als „eins" mit dem universellen Überbewusstsein erleben können. Stellen Sie sich das universelle Überbewusstsein als einen riesigen Ozean vor und Ihr individuelles Überbewusstsein als eine Welle auf diesem Ozean. Die Welle besteht aus demselben Stoff wie der Ozean und ist immer mit ihm verbunden, selbst wenn sie sich am Strand bricht. Später werde ich Ihnen zeigen, wie Sie meditieren können. Doch im Moment ist für Sie nur wichtig zu erkennen, dass ein Aspekt Ihres Geistes in dauernder Gemeinschaft mit dem gesamten Universum existiert. Wenn Sie lernen, diese Macht zu erleben, werden Sie Ebenen von Gesundheit, Frieden und Freude verspüren, die um ein Beträchtliches größer sind, als sich die meisten Menschen vorstellen können.

1995 rief mich eine Kollegin an und bat um einen Notfalltermin. Sie kam gerade aus der Praxis ihres Chirurgen, wo man ihr gesagt hatte, dass sie eine „höchst verdächtige" Verdickung in ihrer linken Brust hätte und dass die Mammografie und die Ultraschalluntersuchung gezeigt hätten, dass es sich dabei möglicherweise um Krebs handelte. Die Geschwulst war so dicht, dass ihr Chirurg im Verlauf seiner Untersuchung zwei Biopsienadeln abgebrochen hatte. Es gab in ihrer Familie mehrere Fälle von Brustkrebs, daher standen ihre Chancen nicht sehr gut. Zwei Tage später hatte sie einen Termin für eine Lumpektomie. Sie und ihr Arzt waren übereingekommen, dass er eine Brustamputation durchführen würde, wenn es sich bei der Verdickung um Krebszellen handelte, was sehr wahrscheinlich war.

Am nächsten Morgen kam sie um 5 Uhr in meine Praxis. Ich versetzte sie in Hypnose und führte sie in den Bereich des Überbewusstseins – einem Zustand tiefer Meditation –, in dem sie 45 Minuten lang verweilte. Als sie ihre Augen öffnete, lächelte sie. „Was war das denn?", fragte sie. „Noch nie in meinem Leben haben ich solchen Frieden und solche Freude verspürt. Ich war in meinem Körper und gleichzeitig außerhalb von ihm. Von außen sah ich, wie dieser Tumor in meiner Brust sich einfach auflöste."

Als sie zwei Tage später nach der OP aus der Narkose erwachte, saß ihr Arzt an ihrem Bett. Kopfschüttelnd sagte er: „Das verstehe ich nicht. In meiner ganzen Praxis habe ich so etwas noch nicht erlebt. Schlafen Sie weiter, meine Liebe, Sie haben keinen Krebs."

Die aufschlussreiche Macht der Hypnose

Indem Sie lernen, Ihre hypnotischen Fähigkeiten zu entwickeln, können Sie den Suchscheinwerfer Ihres Bewusstseins sehr effektiv darauf ausrichten, den Inhalt Ihres Unbewussten und Überbewussten aufzudecken.

Typischerweise hält eine psychologische Wand das, was sich im Unterbewusstsein aufhält, davon ab, zum Bewusstsein zu gelangen – und umgekehrt. In der Psychologie wird dies der „Wächter" genannt. Die Hypnose räumt den Wächter aus dem Weg, indem sie den Geist beruhigt. An diesem Punkt entspannt er sich einfach und verschwindet, was Ihnen die Möglichkeit gibt, Zugang zum Inhalt Ihres Bewusstseins und gleichzeitig Ihres Unbewusstseins zu bekommen. Es gibt noch einen weiteren Wächter zwischen dem Unbewussten und dem Überbewussten. Tiefe Hypnosezustände und fortgeschrittene

Meditationsstufen lassen diesen Wächter verschwinden. An diesem Punkt können Sie ganz natürlich die Intuition wahrnehmen, die Ihnen Zugang zum Überbewusstsein verschafft (wir werden später noch darüber sprechen).

Weil Hypnose Ihnen ermöglicht, das aufzudecken, was Sie im Unbewussten und Überbewussten versteckt haben, verschafft sie Ihnen auch einen perfekten Einblick in Ihre *Geschichte hinter der Geschichte*, eine ganz wichtige Entdeckung auf dem Weg zur Heilung. Sie wird Stress in Körper und Geist erheblich reduzieren und Ihnen mehr Kraft zur Heilung geben, als Sie je zuvor gehabt haben.

Einer der großen Vorteile der Hypnose ist ihr Wert als Mittel zur Stressreduktion. Körperlicher und psychischer Stress verursachen 50 % aller Krankheiten und Todesfälle. Wenn Sie bereits an einer Krankheit leiden – insbesondere Herzprobleme, Krebs, Diabetes, Asthma, Arthritis, Fibromyalgie, Bluthochdruck, Geschwüre und bestimmte neurologische Krankheiten –, können Sie sich Stress nicht leisten. Hypnose wird Ihnen dafür eine Lösung liefern.

Außerdem ist Stress oft einer der Hauptfaktoren für chronische Krankheiten. Wenn Sie jemand mit einer genetischen Veranlagung für beispielsweise Herzprobleme oder Diabetes kennen, bei dem diese Erkrankungen noch nicht ausgebrochen sind, können Sie davon ausgehen, dass sie oder er Stress gut bewältigen kann. Dasselbe gilt für Verletzungen. Die Forschung beweist, dass Verletzungen die Tendenz haben, in bestimmten Körperteilen aufzutauchen, wo jemand den Stress festhält. Ein Tennisspieler wird möglicherweise unter einem Tennisarm leiden, während ein anderer Spieler gesund bleibt. Der Grund dafür ist, dass der erste Spieler zu viel Stress in seinen Schultern gespeichert hat, was die Verletzungsanfälligkeit erhöht.

Weil sie so kraftvoll ist, wird Hypnose bei vielen der folgenden Heilmethoden als Herzstück eingesetzt. Ihre Kraft ist so unbestritten, dass Sie sie auf scheinbar unzählige Arten einsetzen können, um Ihre körperliche und geistige Gesundheit zu verbessern. Aber zuerst müssen Sie sie gut genug beherrschen, um sie effektiv einsetzen zu können.

Was Sie erwarten können

Die meisten Menschen würden sich selbstverständlich hypnotisieren lassen und die Vorteile einer Hypnose auch genießen, wenn sie wüssten, was sie erwartet. Manche fragen sich: „Was passiert, wenn ich nicht hypnotisiert werden kann?", oder: „Was ist, wenn ich's vermassle?" Entspannen Sie sich! Jeder kann hypnotisiert werden, und Sie können es gar nicht vermasseln. Hypnose ist ein Bewusstseinszustand, der sich ganz natürlich zeigt. Wahrscheinlich wissen Sie es nicht, aber Sie sind sehr oft in einem hypnotischen Zustand. Wenn Sie sich so sehr auf eine Aufgabe konzentrieren, dass Sie alles andere um sich herum vergessen, befinden Sie sich in einem leichten Hypnosezustand. Menschen, die in einem belebten Flughafenterminal auf ihr Laptop einhämmern und den Lärm gar nicht wahrnehmen, sind offensichtlich in einem leichten Hypnosezustand. Wenn Sie jemals erlebt haben, dass Sie beim Autofahren Ausfälle hatten und anstatt bei dem Haus Ihres Freundes vor dem Supermarkt landen, haben Sie einen mittelschweren Hypnosezustand erlebt. Jeder durchlebt kurz vor dem Schlafengehen und vor dem Aufwachen einen tiefen Hypnosezustand. Wir alle sind oft ganz natürlich unter Hypnose. Ich werde Ihnen dabei helfen, zu kontrollieren, wie und wann Sie diesen Zustand erlangen, und ich werde Ihnen beibringen, wie Sie dieses Mittel dafür nutzen können, Ihre selbstgesteckten Ziele bezüglich Gesundheit und Wohlbefinden zu erreichen.

Ich werde Ihnen später im Buch das hypnotische Vorgespräch vorstellen, das ich mit all meinen Patienten führe. Dies wird Ihnen einen detaillierten Einblick davon geben, was Sie erwarten können. Um aber die Übungen zum Erlernen der Fähigkeiten absolvieren zu können, müssen Sie nur die folgenden Grundlagen kennen:

- Ihre Aufmerksamkeit wird sich direkter auf Sie selbst und weg von Ihrer Umgebung bewegen. Das hat etwas mit der Fokussierung zu tun, wie Sie es auch von der Konzentration auf eine schwierige Aufgabe kennen.
- Obwohl Ihre Aufmerksamkeit mehr auf Ihre inneren Erfahrungen als auf die Außenwelt gerichtet sein wird, werden Sie

Ihre Umgebung trotzdem noch wahrnehmen. Sie werden weiterhin laute Geräusche hören oder die Anwesenheit von anderen Menschen spüren, die ins Zimmer kommen.
- Der Prozess wird Sie sehr entspannen. Sie werden tiefer eintauchen – und dadurch die Erfahrung optimal nutzen –, wenn Sie eine sehr empfängliche Haltung einnehmen. Folgen Sie dem Prozess und Sie werden enorm davon profitieren.
- Wenn Sie sich erst einmal in Hypnose befinden, werden Sie erleben, wie Gedanken, Gefühle und Bilder durch Ihren Geist schweben. Trotzdem ist die Art, wie Menschen diese aufkommenden Eindrücke erleben, sehr unterschiedlich. Für manche tritt das, was der Geist ihnen präsentiert, in Form von Gedanken in Erscheinung. Für manche sind es Bilder, die vage sein können, vielleicht aber auch ganz scharf und einprägsam, so als würde man einen Film sehen. Viele Menschen sehen, fühlen und hören, manche riechen und schmecken sogar etwas.

Der Einstieg

Hypnose benötigt etwas, das man Induktion nennt: eine formelle Reihe von Wörtern, Sätzen und Bildern, die Ihre Aufmerksamkeit weg von der Außenwelt und hin zu einem entspannten, fokussierten inneren Bewusstsein lenkt. Dieser Prozess führt sie ganz natürlich am Wächter vorbei.

Sie können die Induktionen, die ich Ihnen hier und im ganzen Buch bereitstelle, auf *www.koerpergeist-heilung.de* herunterladen. Ich stelle Ihnen diese Induktionen aus zwei Gründen zur Verfügung. Der erste Grund ist, dass Sie versuchen, zwei Dinge gleichzeitig zu machen, wenn Sie die Induktionen selbst anwenden, was Sie mit ziemlicher Sicherheit ablenken wird. Sie müssen sich mit dem Prozess wesentlich mehr vertraut machen, bevor Sie die Induktionen effektiv einsetzen können. Der zweite Grund besteht darin, dass ich ein staatlich geprüfter Hypnotherapeut bin. Ich weiß, wie ich meine Stimme modulieren und mit ihrer Hilfe Energien bewegen kann, um

Sie tiefer in die Hypnose hineinzuführen, als wenn Sie Ihre eigene Stimme auf Band aufnehmen und dann abspielen würden.

Auf meiner Website können Sie eine große Anzahl von Induktionen herunterladen, die für die Käufer dieses Buchs kostenlos sind. Manche Arten von Induktionen funktionieren bei bestimmten Persönlichkeitstypen besser. Außerdem variieren die Induktionen bezüglich der Art von Arbeit, die Sie in der Hypnose leisten wollen. In den folgenden Kapiteln werde ich Ihnen dabei helfen, die Induktionen zu finden, die am besten für Sie sind. Ich werde Sie auch dazu ermutigen, mit verschiedenen Techniken zu experimentieren, bis Sie den Prozess finden, den Sie bevorzugen. Trotzdem wollen wir uns in diesem Kapitel zunächst auf die Grundlagen konzentrieren. Sie werden als Erstes mit den Induktionstechniken arbeiten, die am gängigsten sind, und am meisten von ihnen profitieren, wenn Sie wissen, was Sie erwarten können.

Die Induktionen, die ich am häufigsten einsetze, bestehen aus drei Teilen. Der erste Teil ist eine grundsätzliche Methode zur Fokussierung und Entspannung. Sie beginnt fast immer mit einem Countdown von zehn bis eins, bei dem verschiedene Modulationen und Aufforderungen eingesetzt werden. Der zweite Teil besteht aus einer Methode zur körperlichen Entspannung. Normalerweise benutze ich dabei immer eine progressive Entspannungsübung. Am Anfang werde ich Sie bitten, sich ein warmes, entspannendes und angenehmes Gefühl vorzustellen, das in den Zehenspitzen beginnt und durch den ganzen Körper bis zum Scheitel wandert. Manchmal verwende ich auch den Denkansatz von Edmund Jacobson, indem ich Sie darum bitte, sich anzuspannen und dann die Spannung in den verschiedenen Körperteilen wieder loszulassen. Diese Technik funktioniert besser bei Menschen, die sehr gestresst sind.

Im dritten Teil der Induktion werden Bilder verwendet, die Sie tiefer in den Hypnosezustand hineinziehen und Ihren Geist auf die spezielle Arbeit vorbereiten sollen, die Sie leisten werden (worüber ich in den folgenden Kapiteln noch sprechen werde). Durch die Bilder fokussieren Sie zum einen Ihre Aufmerksamkeit und zum anderen werden Ihre Sinne dadurch stimuliert. Beispielsweise könnte ich Sie so mit an einen Strand nehmen. Ich fordere Sie dazu auf, den Sand zu fühlen, den Himmel zu betrachten, den Wellen zu lauschen und das Salz in der Luft zu riechen. Diese Art der Induktion dient dazu, das Körperbewusstsein zu verstärken. Eine solche Technik würde ich wahrscheinlich anwenden, wenn der Zweck Ihrer Hypnosetechnik darin besteht, körperlichen Schmerz loszulassen. Alternativ kann es aber auch sein, dass ich Sie bitten werde, sich vorzustellen, wie Ihr Körper sich mit weißem Licht füllt und dann mit diesem Licht verschmilzt. Eine Induktion mit weißem Licht wähle ich dann, wenn der Zweck Ihrer Sitzung darin besteht, Sie in das Überbewusstsein einzuführen. Im Verlauf dieses Buchs werden Sie die Möglichkeit haben, mit einer Vielzahl unterschiedlicher Induktionen zu arbeiten. Mit zunehmender Praxis werden Sie sehen, welche Sie bevorzugen und von welcher Sie am meisten profitieren können.

Es ist Zeit, mit der Reise zu beginnen.

■ ■ ■

Übung 1: Hypnose erleben

Die erste Fähigkeit, die Sie erlernen müssen, ist, in einen hypnotischen Zustand ein- und wieder auszutreten. Laden Sie die Induktion Alpha-I auf *www.koerpergeist-heilung.de* herunter. Brennen Sie sie auf eine CD, damit Sie sie in einem Zimmer abspielen können, in dem Sie sich gut entspannen können.

Vor einer Hypnosesitzung sollten Sie immer erst noch mal kurz prüfen, ob Sie nicht vielleicht auf Toilette müssen. Schließlich wollen Sie ja nicht mitten in der Sitzung aufstehen. Denn das würde Ihre Erfahrung erheblich schwächen. Noch wichtiger ist jedoch, dass Sie sich auch nach Ende der Sitzung noch ein wenig Zeit nehmen, bevor Sie wieder ins Auto steigen oder irgendeine Maschine bedienen. Hypnose beruhigt den Körper, verlangsamt den Herzschlag und versetzt den Geist in einen tiefen, friedlichen Zustand. Danach werden Sie sich wohlig und entspannt fühlen, ähnlich wie nach einer guten Massage. Vielleicht fühlen Sie sich ein wenig benommen und möglicherweise sind Ihre Reflexe etwas langsamer. Wenn Sie die Sitzung so intensiv wie möglich genießen möchten, dann sollten

Sie erst gar nicht damit beginnen, wenn Sie direkt danach fluchtartig das Haus verlassen müssen. Außerdem sollten Sie davor weder Alkohol noch Kaffee zu sich nehmen.

Jetzt stellen Sie das Telefon ab und suchen sich einen Platz, an dem Sie nicht gestört werden können. Dimmen Sie das Licht und schalten Sie den Fernseher oder das Radio ab. Legen Sie sich auf ein Bett oder strecken Sie sich auf einem Sofa oder in einem gemütlichen Sessel aus (siehe Abbildung 6). Lehnen Sie sich ganz relaxt zurück und sorgen Sie dafür, dass auch Ihr Kopf ganz entspannt liegt. Viele Leute liegen auch gern unter einer Decke.

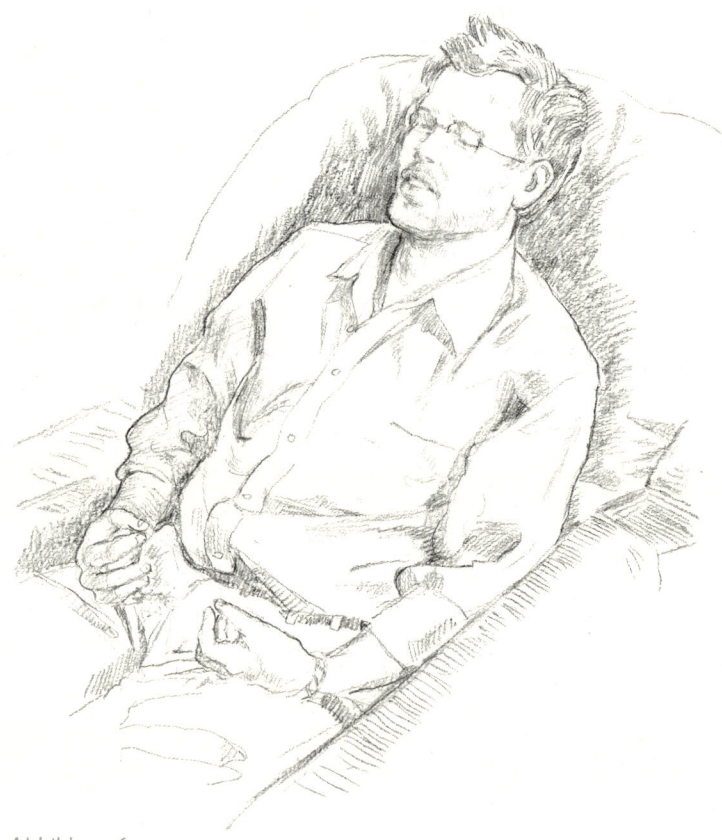

Abbildung 6

Stellen Sie die CD an und hören Sie zu, wie ich Sie durch den Prozess geleite. Wir gehen zunächst gemeinsam durch die drei Stufen der Induktion, die ich bereits erwähnt habe. Nach ein paar Minuten werde ich Sie mit Hilfe einer kurzen Technik „zum Auftauchen" wieder in den normalen Wachzustand führen. Die gesamte Sitzung wird etwa 15 Minuten dauern. Danach werden Sie sich friedlich und erfrischt fühlen.

Einer der wunderbaren Aspekte der „Arbeit", die Sie im Zusammenhang mit Hypnose – und später mit Meditation – machen werden, besteht darin, dass es ein wirklich angenehmes Erlebnis ist. Wenn Sie sich bemühen, werden Sie sich wichtige Fähigkeiten aneignen. Und die Vorteile können Sie schon jetzt genießen. Wenn Sie je die Erfahrung gemacht haben, etwas üben zu müssen, was Sie wirklich lieben – Tennis, Kochen oder Gitarre spielen zum Beispiel –, werden Sie wissen, worüber ich spreche.

Möglicherweise werden Sie sich nicht sofort geistig entspannen können. In diesem Fall werden Sie wahrscheinlich eine Art Widerstand gegen den Prozess spüren. Das wird Ihnen vielleicht nicht bewusst sein, aber irgendetwas wird Sie davon abhalten, am Wächter vorbeizukommen. Menschen, die sehr kontrolliert sind, müssen den Prozess wahrscheinlich ein paar Mal durchlaufen, bevor sie in der Lage sind, sich geistig zu entspannen. Wenn das bei Ihnen der Fall sein sollte, ist das völlig in Ordnung. Sie werden dabei etwas Wichtiges lernen, das Ihnen bei der Selbstanalyse und der Behandlung wieder von Nutzen sein wird. Es bedeutet einfach nur, dass Sie eine andere hypnotische Erfahrung machen – Sie erhalten dadurch die Möglichkeit, Ihre Verteidigungsmuster und die Ursache für Ihren Stress aufzudecken. Später im Buch werden Sie dann Methoden lernen, diese zu umschiffen.

Eine andere Erfahrung, die Sie vielleicht machen werden, wenn Sie anfangen, sich zu entspannen, ist, dass Sie einschlafen könnten. Das ist ein Zeichen dafür, dass Ihre Ressourcen erschöpft sind, vielleicht sogar extrem erschöpft. Wenn Sie einschlafen, werden Sie zwar nicht von der Hypnose profitieren, dafür aber von etwas anderem – von einer Ruhepause, die Sie dringend benötigen. Nutzen Sie sie! Dann versuchen Sie es am nächsten und am übernächsten Tag einfach noch einmal – an so vielen

Tagen, wie nötig sind, damit Sie mit Ihrem Hypnosetraining beginnen können. Vielleicht glauben manche Menschen auch irrtümlicherweise, sie wären eingeschlafen. Die Erfahrung von Hypnose kann Schlaf nachahmen, weil Geist und Körper in einen perfekten erholsamen friedlichen Zustand gelangen. Wenn Sie am Ende der Übung wieder zurückkehren und merken, dass meine Stimme Sie dazu auffordert, aufzuwachen und die Augen zu öffnen, haben Sie nicht geschlafen. Wenn Sie jedoch eine halbe Stunde nach Ende der Übung erwachen (lange nachdem meine Anweisungen endeten), dann haben Sie geschlafen.

Wenn Sie an einer Verletzung oder einer schweren Krankheit leiden, erschweren Ihnen die Schmerzen vielleicht, sich zu entspannen. Machen Sie sich keine Sorgen, wenn Sie merken, dass Sie sich körperlich nicht entspannen oder sich wegen der Schmerzen nicht konzentrieren können. Versuchen Sie es einfach weiter. Geistige Entspannung ist nicht dasselbe wie körperliche Entspannung. Mit ein wenig Übung werden Sie lernen, sich auf die Induktion zu konzentrieren und Ihren Geist zu entspannen. Der Vorteil davon ist, dass Sie Ihre Aufmerksamkeit vom Schmerz weg lenken, um sich auf die Induktion konzentrieren zu können, und gleichzeitig damit beginnen, den schmerzenden Bereich weiter zu behandeln. In den späteren Kapiteln dieses Buches werden wir Tiefenhypnose verwenden, um Schmerz und Spannung im Körper direkt anzugehen.

Machen Sie täglich fünf Tage lang die Alpha-I-Induktion (überspringen Sie keinen Tag!). Wie ich zuvor bereits erwähnte, wird dies eine der angenehmsten „Arbeiten" sein, die Sie je gemacht haben.

Dann sind Sie auch bereit für die Übung 2.

■■■

Übung 2: Während der Hypnose Energie erspüren

Inzwischen sollten Sie seit mindestens zehn Tagen die Fähigkeiten aus Kapitel 2 geübt haben, in dem Sie gelernt haben, die BioEm-Energien in und um Ihren Körper herum zu erspüren. Wenn Sie während der

Hypnose diesen Prozess durchlaufen, werden Sie die Energien noch genauer erleben und ein viel schärferes Bild von den Vorgängen in Ihrem Körper erhalten. Der Grund dafür ist, dass unter Hypnose der „Suchscheinwerfer" Ihres Bewusstseins sehr ausgeprägt und der Geist noch viel sensibler ist als sonst – Sie werden subtile Zustände fühlen, die Sie im normalen Wachzustand nicht einmal bemerken würden.

Laden Sie zunächst die Induktion Alpha-II auf *www.koerpergeist-heilung.de* herunter. Brennen Sie die Induktion wie zuvor auf eine CD, damit Sie sie in einem Raum abspielen können, wo Sie sich leicht entspannen können. Diese zweite Induktion ist ein wenig anders als die erste, denn das Ziel besteht nun darin, sich darauf zu fokussieren, die Energien im Körper zu spüren. Wir werden ähnlich wie bei der Übung 4 in Kapitel 2 durch den ganzen Körper wandern (wir werden also beim Kopf anfangen und durch jeden Abschnitt Ihres Körpers gehen, bis Sie den Suchscheinwerfer Ihres Bewusstseins auf jeden Körperteil gerichtet haben). Danach werden Sie auf eine sehr kraftvolle neue Art wissen, wie sich die Energien durch Ihren Körper bewegen. Während ich Sie in diesem Download durch den Prozess führe, werde ich Ihnen erklären, worauf Sie achten sollen.

Nehmen Sie sich nach jeder Sitzung ein paar Minuten, um Ihre Gefühle niederzuschreiben. Kopieren oder zeichnen Sie die Körpersilhouette aus Kapitel 2 und notieren Sie sich, welche Empfindungen Sie in den verschiedenen Körperteilen beobachtet haben. Das ist sehr wichtig, denn ansonsten wird es schwierig sein, sich daran zu erinnern, wie sich Ihre Erfahrung von Sitzung zu Sitzung verändert hat. Im Laufe der Zeit werden Sie Fortschritte bemerken und erkennen, dass Ihr Gefühl für die Energien in Ihrem Körper – sowohl in Hypnose als auch im normalen Wachzustand – viel intensiver als am Anfang ist.

Dies ist ein unglaublich wertvoller Teil Ihres Lernprozesses. An diesem Punkt ist es nicht wichtig, zu interpretieren, was Sie geschrieben haben. Das passiert, wenn wir zur Diagnose und zur Behandlung kommen. Wichtig ist vor allem, dass Sie Ihr Gespür für Ihre körperlichen Energien und die damit verbundenen Empfindungen verfeinern. Das wird Ihnen von großem Nutzen sein.

Ihr Zehn-Tages-Plan zur Entwicklung Ihrer Hypnosefähigkeiten

Wie bei der Energieübung in Kapitel 2 werden Sie Ihre Fähigkeiten bezüglich der Hypnose dann besonders gut entwickeln, wenn Sie sie möglichst oft praktizieren. Sie sollten diesen Prozess in zwei Phasen durcharbeiten. Praktizieren Sie die erste Übung (Induktion Alpha-I) fünf Tage lang. Nehmen Sie in den darauf folgenden fünf Tagen noch die zweite Übung dazu (Induktion Alpha-II). Wenn Sie die Techniken jeden Tag anwenden, werden Sie auf die Ebene gelangen, die nötig ist, um zum nächsten Kapitel weiterzugehen und Ihre Reise zur Gesundheit fortzusetzen.

Einige von Ihnen werden quasi über Nacht Experte im Gebrauch dieses Werkzeuges werden, während andere ein wenig länger brauchen. Wie auch immer Ihre anfängliche Erfahrung mit den Übungen in diesem Kapitel aussieht: Durch die Praxis erhört sich ihre Wirksamkeit. Sie werden schnell und tief in die Hypnose „hineingleiten", wenn Sie sich dem Prozess immer öfter aussetzen.

Wenn möglich, praktizieren Sie in dieser Zeit auch weiterhin die Energieübungen aus Kapitel 2. Diese Werkzeuge ergänzen einander. Die Kraft und der Nutzen jeder einzelnen Technik werden dadurch gestärkt, dass Sie auch die anderen üben, die sich in Ihrem Werkzeugkasten befinden. Zudem sollte Ihnen auf Anhieb eine Verbesserung Ihrer Gesundheit auffallen – beispielsweise ein Rückgang Ihrer Schmerzen, eine verbesserte Kondition und ein niedrigerer Blutdruck –, selbst wenn die aufregendste und lohnendste Arbeit der Selbsteinschätzung und Behandlung noch vor Ihnen liegt.

Vorwort zu 4

Ein Stresskiller, der sofort hilft

Diese kurze Übung wird Ihnen einen Eindruck davon vermitteln, wie unglaublich gewinnbringend die Meditation für Ihr Leben sein kann. Bevor Sie beginnen, sollten Sie Ihre Aufmerksamkeit darauf lenken, wie Ihr Körper sich in diesem Moment fühlt – genau wie Sie es bei den Übungen gemacht haben, die den Kapiteln 1 und 3 vorausgegangen sind. Verspüren Sie Schmerzen oder Stress? Plagt Sie irgendeine körperliche Krankheit? Bewerten Sie das allgemeine Schmerzniveau in Ihrem Körper und Geist erneut. Benutzen Sie dafür dieselbe Skala von eins bis zehn. Eine Eins bedeutet: „Mir geht's hervorragend", und eine Zehn steht für: „Ich wusste nicht, dass ein Mensch sich so elend fühlen kann."

Entspannen Sie sich wieder und fokussieren Sie Ihren Geist. Stellen Sie das Telefon ab, lehnen Sie sich zurück, schließen Sie die Augen und machen Sie es sich gemütlich. Verfolgen Sie, wie Ihr Atem aus- und einströmt. Sie sollten ihn weder erzwingen noch messen. Verfolgen Sie einfach nur, wie er ganz natürlich einige Male in Sie hinein- und wieder herausströmt und konzentrieren Sie sich ausschließlich auf diesen Fluss. Als Nächstes sollten Sie beginnen, still von zehn bis eins zurückzuzählen. Zählen Sie langsam und warten Sie etwa drei Sekunden zwischen jedem Atemzug. Jetzt können Sie beginnen.

Konzentrieren Sie sich erneut auf Ihren Atem. Denken Sie daran, ihn nicht kontrollieren zu wollen. Lassen Sie ihn nur ganz natürlich fließen. Sagen Sie dann bei jedem Ausatmen ganz leise für die Länge eines Atemzugs „aus". Wenn Sie dabei ein wenig schläfrig werden sollten, macht das nichts. Kehren Sie einfach wieder zu dem Prozess zurück. Machen Sie das etwa fünf Minuten lang.

Hören Sie auf und öffnen Sie die Augen. Nehmen Sie wahr, wie Sie sich fühlen. Sie sollten sich körperlich wie geistig besser fühlen, weil Sie in einen leicht meditativen Zustand eingetreten sind und damit Ihren Stress entscheidend reduziert haben. Was auch immer Ihr körperliches Leiden sein mag, Sie werden merken, dass Ihr Zustand sich verbessert hat, und das nicht nur ein bisschen – die meisten Menschen haben den Eindruck, dass sie sich durch diese einfache Übung erheblich besser fühlen. Ich wette, dass Sie dieses Gefühl nach diesem kleinen Vorgeschmack die ganze Zeit über spüren wollen. Wenn Sie sich schon nach wenigen Minuten so viel besser fühlen, stellen Sie sich vor, was passiert, wenn Sie die Übung regelmäßig machen.

An diesem Punkt ist es egal, ob die Wirkung der ersten Übung anhält oder nicht. Wichtig ist nur das, was Sie gerade erlebt haben – eine kleine Kostprobe davon, wie dank der Kraft der Meditation Ihr Stress reduziert und Ihre Gesundheit gestärkt werden kann. Im Laufe der Zeit kann der korrekte Einsatz der Meditation für Ihre körperliche und geistige Gesundheit von dauerhaftem, oft außergewöhnlichem Nutzen sein. Außerdem werden Sie sich spirituell viel wohler fühlen als zuvor.

Meditation ist eine bemerkenswerte Sache. Ich möchte Ihnen zeigen, wie Sie sie zu einem wertvollen Teil Ihres Lebens machen können.

# KAPITEL 4

Meditation

Ich bin in Bethesda, Maryland, aufgewachsen, ging auf eine der besten öffentlichen Highschools des Landes und habe als Fünftbester meiner Stufe von über 750 Schülern meinen Abschluss gemacht. Ich war sehr fleißig und – um ehrlich zu sein – ein bisschen neurotisch. Meine Eltern waren beide Wissenschaftler. Mein Vater (ein international bekannter Biochemiker) brachte mir bei, die Welt auf eine nüchterne, empirische Art und Weise zu betrachten. Wissenschaft und Dienst an der Öffentlichkeit waren seine Götter, und er erzog mich zu demselben Denken. Zu meinen liebsten Kindheitserinnerungen gehört nicht der Duft selbstgebackenen Brots, sondern die ätzenden Gerüche eines Chemielabors. Wenn Sie mich damals nach meinen religiösen Überzeugungen gefragt hätten, hätte ich bestimmt gesagt, ich wäre Agnostiker. Mit anderen Worten, ich war bestimmt nicht der geeignetste Kandidat für Spiritualität.

1966 begann ich mein Studium an der Brandeis Universität. Ich war entschlossen, den Doktortitel zu erwerben und in die Fußstapfen meines Vaters zu treten. Brandeis war in jenen Tagen die Speerspitze der radikalen Politik, und zum Kummer meiner Eltern wurde ich ein radikaler Verfechter des sozialen Wandels. Die Welt war in Schwierigkeiten, und ich konnte mir nicht vorstellen, dass ich durch einen weiteren wissenschaftlichen Durchbruch in der Biochemie zur Lösung der Probleme beitragen konnte. Daher tauschte ich mein weißes Hemd und die Krawatte gegen Jeans und lange Haare und leitete zahlreiche Kampagnen im Kampf gegen Diskriminierung und Krieg.

1969 kehrte dann Dr. Richard Alpert, der inzwischen Baba Ram Dass heißt, nach langer Zeit aus Indien in die USA zurück und wurde einer der wichtigsten Lehrer für östliche Weisheit und Meditation. Sein Vater war einer der Gründer von Brandeis, und Ram Dass hielt nach seiner Rückkehr zwei Vorlesungen im Fachbereich Soziologie.

Mit seiner weiten Robe, den Sandalen, dem Vollbart und den langen Haaren war er eine aufsehenerregende Erscheinung – selbst in den späten Sechzigern. Als er zu sprechen begann, wurde sein Auftreten noch ungewöhnlicher. Er sprach über die grenzenlose Macht des menschlichen Geistes und über seine Erlebnisse in Indien, wo sein Guru regelmäßig seine Fähigkeiten unter Beweis stellte, die Zukunft voraussehen, Kranke heilen, Ereignisse verändern und die Grenzen von Zeit und Raum auf vielerlei Arten herausfordern zu können. Er brachte uns eine einfache Meditationstechnik als ein Mittel bei, sich mit dieser Kraft zu verbinden, und behauptete, sie würde in jedem Menschen existieren. Sein persönliches Charisma war überwältigend.

Dieses erste Seminar mit Ram Dass berührte mich tief. Ich hatte das Gefühl, als würde es einen schlafenden Riesen in mir erwecken. Noch nie zuvor hatte ich eine solche Freude empfunden, die in meinem Geist und meinem Herzen sprudelte, wenn ich ihm zuhörte. Ram Dass berührte meine Seele und änderte meine Ausrichtung. An diesem Punkt wusste ich, dass Meditation ein regelmäßiger Teil meines Lebens sein würde. Der strenge Wissenschaftler und Sozialreformer hatte die befreienden Qualitäten des Geistes entdeckt.

Ich hatte sehr viel Glück, dass ich Ram Dass zu diesem Zeitpunkt meines Lebens kennen gelernt habe. Kurz nachdem er in Brandeis seine Vorlesungen gehalten hatte, wurde er zu einem landesweit bekannten spirituellen Führer. Tausende Schüler lagerten täglich auf dem Anwesen seines Vaters, nur um ihn sprechen zu hören. Aber noch bevor ihn der Ruhm in andere Sphären trug, verbrachten drei oder vier meiner Kommilitonen und ich viele Stunden mit ihm, hörten ihm zu und meditierten mit ihm zusammen. Allein durch seine unmittelbare Präsenz empfand ich eine Verbindung mit etwas Größerem als mir selbst. Es war ein spürbares Gefühl der Liebe und der Ausdehnung, von dem ich nicht genug bekommen konnte. Nach ein paar Besuchen entschieden wir uns, jedes Mal, wenn wir Ram Dass aufsuchten, einen Skeptiker mitzunehmen. Der „Zweifler des Tages" betrat das Zimmer und spürte die Energie im Raum. Ohne Ausnahme weinte jeder nach nur fünf Minuten Tränen der Erleichterung und Freude.

Meine frühen Erfahrungen mit Ram Dass hoben einen wichtigen Punkt hervor: Meditation ist unglaublich gut für Sie und kann das Unmögliche möglich machen.

Meditation ist für *jeden*

Meditation ist wahrscheinlich das ausnahmslos effektivste Mittel, mit dem Sie Ihre Gesundheit und Ihr Glück beeinflussen können. Vor ein paar Jahren hat das *Time Magazine* einen Artikel über Meditation veröffentlicht, in dem stand, dass es „nicht mehr nur etwas für Leute ist, die sich mit Kristallen beschäftigen". Inzwischen meditieren allein in den Vereinigten Staaten über 17 Millionen Menschen jeden Alters, jeder Glaubensrichtung, jeder Kultur und Philosophie. Warum? Weil es viele Vorteile mit sich bringt, durch die Sie sich besser fühlen, stärker verbunden mit dem Rest der Welt und lebendiger, als Sie je für möglich gehalten haben.

Wissenschaftler im Gesundheitswesen haben eine ganze Reihe therapeutischer Vorteile entdeckt, die durch Meditation erzielt werden können. Mit ihrer Hilfe können Sie sich wesentlich schneller von einer Vielzahl von Krankheiten erholen, besonders wenn diese eine starke mentale Komponente besitzen, so wie Asthma, Arthritis, Fibromyalgie, Herzprobleme, Bluthochdruck und Geschwüre. Dr. Dean Ornishs Kombination aus Diät und Meditation hat eine nachweisbare Wirkung auf die Reduktion von Ablagerungen in den Arterien – Diät allein schafft das nicht, nur die Kombination von Diät und Meditation. Dr. Jon Kabat-Zinn hat Meditation sehr effektiv bei

Krebs, Problemen mit dem Immunsystem und vielen anderen Typen chronischer und schwächender Gesundheitsprobleme eingesetzt. Das Ergebnis war, dass Meditation die Kreislaufaktivität verbessert sowie die Lebensfreude, das Durchhaltevermögen und die Widerstandskraft gegen Krankheiten steigert. Sie kann sehr wirkungsvoll bei der Behandlung chronischer Schmerzen eingesetzt werden und diese sogar völlig beseitigen.

Meditation hat eine enorm positive Wirkung auf die körperliche Gesundheit. Das habe ich bei meinen Patienten und auch bei mir selbst festgestellt. Mein Großvater väterlicherseits starb mit 61 an einem schweren Herzanfall. Mein Vater hatte mit 55 einen starken Herzanfall. Mit Ende 40 begann ich, ernste Herzprobleme zu bekommen: Ich hatte einen sehr hohen Blutdruck, Herzrhythmusstörungen und Anfälle von Angina. Das war mein genetisches Schicksal, etwas, das in meinem Körper angelegt war. Diese genetische Veranlagung war mir total bewusst. Außerdem war mir klar, dass ich das Problem durch meine emotionalen Schmerzen noch verschlimmerte.

Herzchirurgen im John-Hopkins-Krankenhaus haben beobachtet, dass ihre Herzpatienten in der Regel Menschen sind, die große Liebesverluste in ihrem Leben erlitten haben. Wir verbinden Liebesdinge immer mit dem Herzen, weil es in unserer Kultur für Liebe steht. Wenn wir den Verlust von Liebe hinnehmen müssen, sagen wir vielleicht: „Mein Herz ist gebrochen." Menschen, die sich von ihrem Partner trennen, leiden oft an Herzschmerzen. Um es einfacher auszudrücken: Menschen, die einen Verlust an Liebe erfahren haben, tendieren dazu, die daraus resultierende schmerzhafte emotionale Energie in ihrem Herzen zu speichern.

Das traf alles hundertprozentig auf mich zu. Mir ging es in meiner langjährigen Ehe, der ich mich total verpflichtet fühlte, immer schlechter. Meine moralischen Prinzipien ließen nicht zu, dass ich mich von meiner Frau trennte, egal wie groß unsere Schwierigkeiten auch waren – und diesen Schmerz trug ich nun seit vielen Jahren mit mir herum. Das tat ich gern, denn ich betrachtete es als meine Pflicht, die Bürde meiner Frau zu tragen und meine Kinder vor dem Chaos zu bewahren, das mit Sicherheit entstanden wäre, wenn ich mich geweigert hätte, still zu leiden. So viele Menschen entschließen sich, für ihre Lieben dasselbe Opfer zu bringen. Vielleicht war das Einzige, was mich vom Durchschnitt abhob, die Tatsache, dass ich *ganz genau* wusste, was ich tat und welche Konsequenzen es haben würde.

Diesen emotionalen Schmerz trug ich so lange im Herzen, bis meine Kinder zu studieren anfingen. Dann begann ich, mich zu heilen, und ich wusste, dass es das Ende meiner Ehe bedeuten würde. Ein Teil der Arbeit bestand darin, mich mit meiner Beziehung zu beschäftigen. Dieser Teil der Reise war schwierig, erforderte Jahre an mühseliger Arbeit und – was nicht besonders überraschend war – erhöhte zudem die negative emotionale Energie in meinem Herzen. Ich heilte mich selbst allein durch Meditation. Ich meditierte jeden Tag und konzentrierte mich darauf, sowohl mein physisches Herz wie auch meinen emotionalen Schmerz zu heilen. Manchmal brachte mich diese Entdeckungsreise auch zum Weinen.

Ungefähr ein Jahr setzte ich diese Form der Meditation fort. Mein Blutdruck sank, ich hatte bald keine Schmerzen mehr in meiner Brust und meine Ausdauer erhöhte sich. Etwa zu diesem Zeitpunkt unterzog ich mein Herz einem Belastungstest. Danach sagte mein Kardiologe: „Wow, Rick, du hast das Herz eines Athleten. Sieht ganz so aus, als hättest du deinen Familienfluch besiegt." Ich heilte mein physisches Herz durch die Kraft der Meditation, obwohl die Probleme in meiner Ehe dadurch noch nicht gelöst waren. Auf dieselbe Weise können auch Sie sich durch Meditation heilen, selbst wenn Ihre Lebensumstände immer noch schwierig sind.

Darüber hinaus hat Meditation viele mentale und spirituelle Vorteile, die ausnahmslos die körperliche Gesundheit beeinflussen. Sie reduziert auf massive Weise Angst, Besorgnis und Depressionen, also Zustände, die chronischen Krankheiten entweder vorausgehen oder die sie begleiten.

Meditation ist das perfekte Mittel gegen Stress. Stress ist verantwortlich für 50 % von dem, was uns umbringt, und 50 % von dem, was uns chronisch zum Invaliden macht. Wenn Sie gesundheitliche Probleme haben, können Sie sich Stress einfach nicht leisten. Glücklicherweise sind Sie hier richtig, denn ich habe das perfekte Werkzeug für Sie, um Stress zu reduzieren.

Meditation führt zu größerer geistiger Klarheit, zu innerem Frieden und Optimismus. Sie wird Ihnen auch tiefe intuitive Einsichten in Bezug auf Ihre körperliche und geistige Gesundheit bescheren und Ihnen zudem Antworten auf Ihre Fragen bezüglich Sinn und Zweck Ihres Lebens liefern – Einsichten, die wichtig sind, damit Sie die *Geschichte hinter Ihrer Geschichte* entdecken können. Wenn Sie sich dazu entscheiden, können Sie Meditation dafür nutzen, in erweiterte Zustände spirituellen Bewusstseins zu gelangen – ein würdiges Idealbild sowohl für den Gläubigen als auch für den wissenschaftlichen Humanisten.

Meditation ist eindeutig ein Geschenk der Götter für Menschen mit gesundheitlichen Problemen. Zu meditieren ist so leicht, dass es jedes Kind kann. Warum meditieren dann nicht alle?

Dafür gibt es zwei Gründe. Der erste hängt mit unserer kulturellen Konditionierung zusammen. Unsere Gesellschaft drängt uns immer wieder dazu, „rauszugehen und die Welt zu erobern". Wir alle sind sehr damit beschäftigt, genau das zu tun. Sich die Zeit zu nehmen, still in sich zu gehen, um sich selbst zu heilen und so seine Ziele zu erreichen, scheint kontraproduktiv zu sein. Aber es funktioniert trotzdem. Ich habe viele hart arbeitende Rationalisten von der Mühelosigkeit und dem Potenzial der Meditation überzeugt – darunter einige der geschäftigsten, mächtigsten Menschen der Welt (die danach weniger geschäftig und noch mächtiger geworden sind). Auch Sie können diese Erfahrung machen, wenn Sie sich dafür öffnen.

Der zweite Grund ist der, dass manche Menschen den Eindruck haben, Meditation wäre schwierig. Nun, ich gebe gern zu, dass einige Alphamännchen Schwierigkeiten haben, sich genug zu entspannen, um meditieren zu können, wenn sie es das erste Mal probieren. Trotzdem kann jeder mit den richtigen Methoden und einem Verständnis davon, was zu erwarten ist, wirksam und leicht meditieren.

Es lohnt sich wirklich, jetzt ein wenig Arbeit zu investieren, um diese Methoden zu erlernen. Die Vorteile sind nämlich enorm. Meditation wird die engen Grenzen sprengen, in denen Sie gefangen sind. Sie wird Ihnen die Macht verleihen, sich selbst zu heilen und im selben Maß Ihre Fähigkeit erweitern, das zu bekommen, was Sie vom Leben erwarten.

Eine Einführung in die Meditation

Meditation ist einfach ein Mittel, um sich zu beruhigen und den Suchscheinwerfer Ihres Bewusstseins zu fokussieren, damit Sie den überbewussten Geist direkt erkennen und seine unendliche Power anzapfen können. Wenn Sie sich an Kapitel 3 erinnern, existiert der überbewusste Geist auf zwei Ebenen. Die erste dieser Ebenen bildet der individuelle überbewusste Geist – eine Bewusstseinsebene, die in der Lage ist, die elektromagnetischen Felder zu erspüren und zu beeinflussen, die mit Ihrem Körper, mit anderen Leuten, mit Orten und Ereignissen verbunden sind. Manchmal nennen wir ihn auch die Seele. Die Art von Denken, die das individuelle Überbewusstsein charakterisiert, ist die Intuition.

Der individuelle überbewusste Geist ist ein Portal in eine noch größere Realität – die des universellen Überbewusstseins. Lassen Sie sich hier nicht durch die Bezeichnungen verwirren. Nennen Sie ihn Gott, Adonai, Jehova, Sat, Brahmin, Nirvana, Spirit oder verwenden Sie irgendeinen anderen heiligen Namen, der mit Ihrer religiösen Ausrichtung zusammenhängt. Der universelle überbewusste Geist existiert als ein einziges intelligentes Quantenenergiefeld (subatomares Energiefeld), das alles im Universum erschafft und erhält.

Im letzten Kapitel haben wir eine Metapher benutzt, um diese fundamentale Wahrheit auszudrücken. Wenn Sie das riesige Meer der überbewussten Gedanken, die das Universum beherrschen, mit einem Ozean vergleichen würden, wäre jeder von uns eine Welle auf diesem Ozean – eine Welle, die mit dem größeren Ganzen verbunden ist und aus derselben Substanz besteht. Die Welle spaltet sich nie vom Ozean ab. Sie hat immer den Ozean hinter sich, der sie erhält und vorwärtstreibt.

Unabhängig davon, wie Sie es nennen, ist das Folgende eine wissenschaftlich messbare Tatsache: Es handelt sich um Energie aus einer Quelle, die zwar nicht sofort sichtbar ist, Ihnen aber dennoch Kraft spendet. Wenn Sie nach Glück und Gesundheit streben, müssen Sie mit dieser Quelle Kontakt aufnehmen. Ihre Natur entspricht der grenzenlosen Gesundheit, dem Mitgefühl, dem Frieden, der Weisheit, der Liebe und der Freude – der unendlichen Quelle jeder höheren Tugend und Macht. Sie ist in Ihnen und Sie sind in ihr enthalten. Sie *sind* sie. Sie sind sich dieser Tatsache nur noch nicht bewusst. Und weil Sie sich dessen nicht bewusst sind, können Sie sich auch nicht mit dieser Macht verbinden. Das wird die Meditation auf wunderbare Weise verändern.

Es ist paradox, dass wir so hart arbeiten, um glücklich zu werden. Wir kämpfen darum, ein gutes Leben führen zu können, gesund zu sein, ein schönes Heim zu haben, eine liebevolle Familie und Freunde und ein bisschen Aufregung. Unsere Kultur besteht darauf, dass Glück etwas ist, was man durch Einsatz und Anstrengung erreicht. Auf bestimmten Ebenen ist das nachvollziehbar, aber durch die Meditation geschieht etwas sehr Interessantes – Sie entdecken, dass Ihre *grundlegende Natur* Glück ist. Sie ist (und war schon immer) auf so extravaganten Ebenen in Ihnen, dass sich innerhalb der alltäglichen Erfahrung nichts damit vergleichen lässt. Ihre Natur ist „Glückseligkeit", ein ekstatischer Zustand von ewig frischer Freude. Damit einher gehen die Macht und die Erkenntnis, die Sie brauchen, um sich selbst zu heilen und Ihre Träume zu verwirklichen.

Ich kann diesen Punkt nicht stark genug betonen: Meditation ist eines der größten Geschenke, die Sie je erhalten werden.

So viele Ablenkungen

Warum spüren Sie diese Glückseligkeit nicht in diesem Moment? Ich versichere Ihnen, Sie sind eins mit dem Ozean des übernatürlichen Geistes – Sie und Gott sind eins. Sie sind sich dessen einfach nur nicht bewusst. Sie sind wie eine verkorkte Flasche voller Meerwasser, die auf dem Ozean treibt. Was hält das Wasser in dieser Flasche davon ab, mit dem Ozean zu verschmelzen? Die Flasche. Wenn Sie sie entkorken, sinkt die Flasche auf den Meeresboden, und Sie fließen heraus und vereinigen sich mit dem Meer, das Sie umgibt.

Aber wie entkorken Sie die Flasche? Indem Sie die Ablenkungen loswerden, die Ihr Bewusstsein beschränken. Wenn Sie damit aufhören, all Ihre mentale Energie auf die Welt der Sinne zu richten, befreien Sie diese Energie, und sie kann sich stattdessen auf den dahinter liegenden Ozean elektromagnetischer Energie fokussieren. An diesem Punkt werden Sie ganz natürlich die Kraft erlangen, sich selbst zu heilen.

Es gibt drei Ebenen der Ablenkung, die unser Bewusstsein „verkorkt" in einer Flasche halten und so verhindern, dass es sich mit dem Ozean der Energie um uns herum vereint. Die erste Ebene besteht aus den äußeren Ablenkungen: Verkehrsstaus, das Wetter, iPods, Radio, TV, der Kopierer im Büro, Infrarotgeräte und sogar positive Ereignisse wie die Geburt eines kleinen Kindes. Die zweite Ebene bezieht sich auf körperliche Ablenkungen: Ihre Rückenschmerzen, Ihr steifer Hals, Ihre Verstopfung und so weiter. Selbst die Anstrengung, zu atmen und Ihr Herz schlagen zu lassen verlangt Ihre mentale Energie (obwohl Sie sich dessen vielleicht nicht bewusst sind).

Meditation beruhigt diese ersten beiden Ablenkungsebenen, indem sie die „sensorischen Telefonleitungen" nach außen und zum Körper unterbricht. Das funktioniert ganz anders als bei der Hypnose. Wie wir vorher erwähnt haben, bleiben Sie während der Hypnose mit der Welt um Sie herum in Kontakt. Wenn Sie sich jedoch in tiefer Meditation befinden, ziehen Sie dadurch die Energie, die normalerweise durch Ihren Körper fließt, zu ihrer Quelle im Kopf zurück. Es handelt sich um eine wesentliche Funktion guter meditativer Praxis, die „magnetische Anziehungskraft" genannt wird. Sie ziehen die Energie Ihres peripheren Nervensystems zum untersten Ende der Wirbelsäule zurück und leiten sie durch das Rückgrat hinauf zum Scheitel. Hier befindet sich der „Hochsitz" Ihres Bewusstseins, Ihr Portal zur Unendlichkeit.

Die magnetische Anziehungskraft der Meditation hat zwei unschätzbare Vorteile. Wie wir in Kapitel 1 bereits erwähnt haben, können Sie ohne Energie in den Nerven auch kein sinnliches Bewusstsein haben (keine elektrischen Impulse erreichen Ihr Gehirn). Vielleicht fühlen Sie sich während eines tiefen meditativen Zustands so, als ob Sie gar keinen Körper *haben*. Das ist eine wunderbare Erleichterung, besonders wenn Sie unter chronischen Schmerzen leiden. Sobald Sie diese Erleichterung verspüren, werden Sie denken: „Warum habe ich das nicht schon früher gemacht?" Ein weiterer

Vorteil besteht darin, dass die Energie, die zu Ihrer Schädeldecke fließt, Ihnen jetzt zur Verfügung steht, um riesige Erweiterungsebenen in Bezug auf Bewusstsein und Macht nutzbar zu machen. Mit dieser Energie können Sie erstaunliche Dinge tun.

Die dritte Ebene der Ablenkung, die uns „in einer Flasche" verschlossen hält und verhindert, dass wir die Kraft des Ozeans anzapfen, ist die Ablenkung, die den Gedanken und Gefühlen unseres eigenen Geistes entspringt: das wichtige Meeting, die peinliche Situation bei der Arbeit, die Schuldgefühle, weil wir nicht zu der Feier unserer Schwester gefahren sind, das Planen eines Urlaubs, die Vorbereitungen auf den Elternsprechtag, dass wir uns daran erinnern müssen, den Arzt anzurufen, Sachen aus der Reinigung abzuholen und so weiter. Unterbewusste Angst, Trauer, Ärger oder Furcht lenken uns ebenfalls ab und beschäftigen unseren Geist.

Ein altes Sprichwort aus dem Osten besagt, dass mit diesem geistigen Geschwätz umzugehen so ist wie der Versuch, einen wilden, betrunkenen Affen zu zähmen. Jeder will sich hin und wieder Erleichterung von diesem Geschwätz verschaffen. Die Meditationsmethode, die ich Ihnen gleich zeigen werde, wird diese Gedanken und Gefühle nach und nach beruhigen, bis nur noch reines Bewusstsein und tiefer Friede übrig sind. Das soll nicht heißen, dass Sie dadurch in einen nicht fokussierten, diffusen Geisteszustand geraten werden. Die Meditation wird Ihnen dabei helfen, eine perfekte geistige Fokussierung, Klarheit *und* absolute Stille zu erreichen.

Wie still kann Stille sein? Vor mehreren Jahren kam ich aus der Meditation und erblickte eine enge Freundin von mir, die direkt vor mir stand und mich mit großen Augen ansah. Genau wie ein paar meiner Kollegen kam auch sie gelegentlich morgens vorbei, um gemeinsam mit mir zu meditieren. Ich fragte sie, was los sei, und sie antwortete: „Ich weiß, das hätte ich nicht tun sollen, Rick. Aber während du meditiert hast, habe ich meine Augen geöffnet, und es sah so aus, als würdest du überhaupt nicht atmen. Daher habe ich meinen Taschenspiegel geholt und ihn dir unter die Nase gehalten. Rick – du hast 22 Minuten lang nicht geatmet!" Ich lachte und antwortete: „Ja, aber das Wichtigste ist, dass ich jetzt atme!" Ich hatte gelernt, so tief zu meditieren, so still zu werden, dass ich keine Energie mehr zu verbrennen brauchte und daher auch kein Bedürfnis mehr zu atmen hatte. Der Herzschlag und der Blutkreislauf verlangsamen sich während der Meditation ebenfalls. Ihr Körper verbraucht in dieser Zeit keine Energie, daher benötigt er auch keine. Aus diesem Grund besitze ich die Ausdauer und die Vitalität von drei Männern, brauche nur wenig Schlaf, fühle mich die ganze Zeit über sehr gut, habe keinen Stress und bin jetzt (nachdem ich mich in meinen Vierzigern mit meinem angeborenen Herzfehler beschäftigt habe) so stark wie ein Pferd. Diese Vorteile der Meditation sind für jeden erreichbar, der regelmäßig meditiert.

Die Methode

Ich lehre eine leichte Meditationsmethode, die eine sehr hohe magnetische Anziehungskraft besitzt und genauer untersucht wurde als irgendeine andere Methode. Als Erstes sollten Sie alles tun, um mögliche Ablenkungen auf ein Minimum zu beschränken. Gehen Sie vorher auf die Toilette, stellen Sie das Telefon ab, dimmen Sie helles Licht und machen Sie die Musik aus. Manche Leute halten es für besser, mit Musik zu meditieren. Vielleicht fühlen Sie sich mit Musik wohler, aber sie kann auch ablenken und Ihr Bewusstsein einschränken. Es ist wichtig, dass es bei Ihnen so ruhig wie möglich ist. Suchen Sie sich einen Zeitpunkt aus, an dem Sie nach der Meditation nicht sofort aus der Tür stürzen müssen. Wenn Sie fertig sind, können Sie am meisten von dem Prozess profitieren, wenn Sie sich noch ein paar Minuten entspannen.

Suchen Sie sich einen gemütlichen Stuhl oder einen Sessel aus, der es Ihnen erlaubt, Rücken, Nacken und Kopf einigermaßen justiert und gerade zu halten (siehe auch Abbildung 7). Ihre Wirbelsäule darf nicht verdreht sein, weil dies den Energiefluss behindern würde. Zu sitzen ist besser als zu liegen, weil Sie bei Letzterem leicht einschlafen können. Aber wenn das Sitzen für Sie zu unbequem ist, legen Sie sich ruhig hin.

Schließen Sie jetzt die Augen und lassen Sie Ihre Aufmerksamkeit nach innen wandern. Vielleicht möchten Sie ganz leicht durch fast geschlossene Lider hindurch spähen, so als ob Sie einen Berg in weiter Ferne anvisieren würden. Neurologische Studien zeigen, dass diese Augenstellung Ihnen ein friedliches Gefühl verleiht (wenn Sie geradeaus schauen, werden Sie viel „denken"; während Sie vielleicht schläfrig werden, wenn Sie die Augen zu Boden richten).

Falls Sie ein gläubiger Mensch sind, können Sie an diesem Punkt ein kurzes Gebet sprechen oder um Führung bitten.

Beginnen Sie mit der Meditation, indem Sie Ihren Atem verfolgen. Versuchen Sie nicht, ihn zu messen, zu kontrollieren oder ihn in irgendeiner Weise zu beeinflussen. Lassen Sie ihn ganz von selbst einfach nur ein- und ausströmen. Atmen Sie an dem Punkt ein, wo Sie merken, dass Ihr Körper einatmet. Atmen Sie an dem Punkt aus, an dem Sie merken, dass Ihr Körper ausatmet. Es ist völlig egal, ob der Atem langsam und tief oder schnell und flach ist. Lassen Sie den Atem tun, was auch immer er tun will, aber beobachten Sie ihn genau. Wenn Sie Anfänger/-in sind, machen Sie das etwa drei Minuten lang und erlauben Sie keinem anderen Gedanken, Sie davon abzulenken. Wenn Sie doch etwas ablenkt (zum Beispiel ein Geräusch, ein Gefühl in Ihrem Körper oder irgendeine Sorge), kehren Sie mit der Aufmerksamkeit ganz sanft wieder zu Ihrem Atem zurück, während er ein- und ausströmt.

Als Nächstes – nur für die Dauer des Ausatmens – sagen Sie innerlich zu sich selbst das Wort „*Om*". *Om* hat einen erstaunlichen Klang. EEG-Untersuchungen haben gezeigt, dass die leise Wiederholung von *Om* Gehirnzellen dazu veranlasst, sich vollkommen zu entspannen und zu beruhigen, während die geistige Klarheit gleichzeitig zunimmt. *Om* ist tatsächlich der Klang des Überbewusstseins, das „Summen" der intelligenten Energie – alle Klänge des Universums in einem. Das stille Chanten von *Om* während des Ausatmens wird Ihren Geist entscheidend beruhigen und ihm erlauben, sich zu fokussieren und alle Ablenkungen auszuschalten.

Falls Sie Anfänger/-in sind, versuchen Sie, den Atem zu verfolgen und dabei leise mindestens fünf Minuten lang *Om* beim Ausatmen zu sagen. Höchstwahrscheinlich werden Sie in einen Gedanken, ein Gefühl, einen Tagtraum oder irgendeine Vorahnung abgleiten. Zuerst merken Sie vielleicht gar nicht, dass Sie abgedriftet sind.

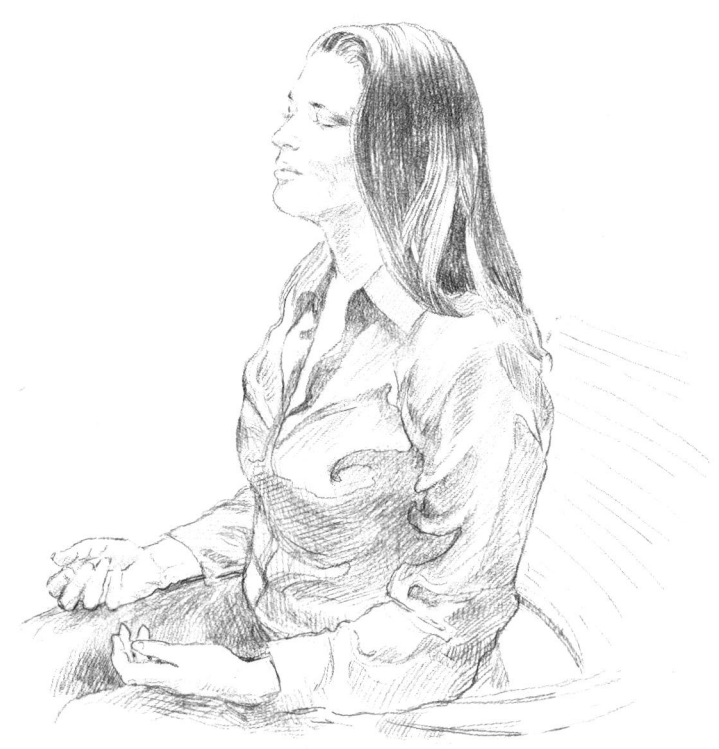

Abbildung 7

Denn schließlich ist es ganz normal, dass die eigenen Gedanken umherschweifen. Aber sobald Sie das realisieren, sollten Sie loslassen, was Sie denken oder fühlen, und wieder zur Methode zurückkehren: „Om" beim Ausatmen.

Nach und nach werden Sie immer seltener abdriften. Stellen Sie sich ein Glasgefäß voller Dreck und Wasser vor. Wenn Sie es schütteln und auf den Tisch stellen, werden Sie zuerst sehen, wie eine Million kleiner Teilchen durcheinanderwirbeln. Diese Teilchen sind wie alle Gedanken und Gefühle, die durch Sie hindurchgehen. Wenn Sie das Gefäß jedoch auf dem Tisch stehen lassen und ihm erlauben, zur Ruhe zu kommen, wird erkennbar, wie sich die Teilchen absetzen, bis das Wasser über dem Dreck kristallklar ist. Beim täglichen Meditieren werden Sie erleben, dass Gedanken und reaktive

Gefühle sich setzen und schließlich völlig zum Erliegen kommen. An diesem Punkt wird Ihr Geist wie das klare Wasser im Gefäß. Dann werden Sie ganz natürlich Ihr eigenes Überbewusstsein kennen lernen – eine Bewusstseinsebene, die hinter Ihren alltäglichen Gedanken und Gefühlen existiert.

Sie können nicht als Akt der Willenskraft mit dem „Denken" aufhören, denn dann werden Sie stattdessen die ganze Zeit über das Nichtdenken nachdenken. Der Schlüssel dazu ist hier Methode – stilles Chanten von *Om* beim Ausatmen. Wenn Sie jedes Mal, wenn Sie abdriften, wieder zu dieser Methode zurückkehren, werden Sie Ihr Bewusstsein allmählich an einem Platz verorten, der vollends „außerhalb" von Gedanken und Gefühlen liegt. Das ist auch der Punkt, an dem Sie Zugang zum universellen Überbewusstsein finden. Wenn Ihr Geist wie das kristallklare Wasser im Gefäß ist, können Sie mit der Methode aufhören (das heißt, Sie brauchen sich nicht mehr auf das Atmen und auch nicht mehr auf das Aussprechen des *Om* beim Ausatmen zu konzentrieren). Jetzt ist es an der Zeit, in Stille zu sitzen und einfach nur in der unglaublichen Freude, dem Frieden und der Kraft des Überbewusstseins zu verweilen.

Selbst vor dem Erreichen dieses Ziels – wenn Sie nur regelmäßig meditieren – werden Sie die Früchte sofort ernten, und zwar sowohl innerhalb als auch *außerhalb* der Meditation. Das Erste, was Ihnen auffallen wird, ist der Frieden, die Art von Ruhe, die sich in die tiefe Freude verwandelt. Optimismus und Zuversicht werden sich ganz natürlich in Ihnen entfalten. Sie werden sich auf Anhieb körperlich besser fühlen und immer gesunder werden: weniger Schmerzen, mehr Beweglichkeit. Zudem werden Sie anfangen, intuitive Weisheit zu entwickeln (so werden Sie zum Beispiel einfach *wissen*, zu welchem Arzt Sie gehen sollten, welche Ernährung für Sie die beste ist, welches Medikament Sie wählen sollten, ob Sie sich operieren lassen oder damit noch warten sollten).

Am Anfang der Meditation werden Sie sich sogar *größer* fühlen, weil Meditation den Umfang Ihres elektromagnetischen Felds vergrößert. Mit diesem Zuwachs an Energie gehen auch mehr Bewusstsein und größere Macht einher. Sie werden die Energiefelder spüren und lenken, die mit Ihnen, aber auch mit anderen Menschen, Orten und Ereignissen verbunden sind. Vielleicht fangen Sie an, wahrzunehmen, was andere fühlen, oder Sie erkennen zum ersten Mal die Intelligenz der Pflanzen in Ihrem Garten, oder Sie haben eine Vorahnung von zukünftigen Ereignissen und sind in der Lage, sie durch Ihre Gedanken zu steuern.

Wenn Sie die Meditation weiter praktizieren, wird Ihnen sicher auch auffallen, dass die Dinge, die Sie brauchen, sich von Ihnen angezogen fühlen – der Arzt mit dem richtigen Spezialgebiet, eine saftige Gehaltserhöhung genau in dem Moment, in dem sich die Arztrechnungen stapeln und so weiter. Was aber ebenso wichtig ist: Ihre eigene Natur wird Ihnen klar werden. Ihre *Geschichte hinter der Geschichte* wird erscheinen, und Sie werden die Macht haben, sie zu verändern oder so zu lassen, wie sie ist. Vielleicht wird es Ihnen so vorkommen, als würde sich Ihr Leben gar nicht verbessern, aber das stimmt nicht. Meditieren Sie einfach nur weiter, dann wird das Leben besser und besser.

Meditation unter Hypnose

Sie können allein meditieren, indem Sie die einfache Methode benutzen, die ich Ihnen soeben beschrieben habe. Sie können mir aber auch erlauben, Ihnen dabei zu helfen. Aus der Arbeit in den vorherigen Kapiteln wissen Sie ja inzwischen, dass die Hypnose ein extrem wirkungsvolles Werkzeug ist, um Körper und Geist zu beruhigen. Wenn Sie noch am Anfang Ihrer Meditationspraxis stehen, merken Sie vielleicht, dass Sie sich nicht entspannen können oder dass Ihre Gedanken so oft abdriften, dass Sie Probleme damit haben, einen meditativen Zustand zu erreichen. Ich habe einen hypnotischen Prozess entwickelt, der Sie dabei unterstützen wird, diese Herausforderungen schnell zu bewältigen und Ihnen zu dem klaren, fokussierten Geist verhilft, den Sie für eine effektive Meditation benötigen.

Für diese hypnotische Hilfe bei Ihrer Meditation sollten Sie auf der Website *www.koerpergeist-heilung.de* die Induktion Alpha-III herunterladen und sie auf eine CD brennen. Nehmen Sie sich ein wenig Zeit und bereiten Sie sich so vor, als würden Sie allein meditieren (gehen Sie vorher auf die Toilette, beschränken Sie die Ablenkungen auf ein Minimum, dimmen Sie helles Licht und setzen Sie sich irgendwo bequem mit geradem Rücken hin). Danach spielen Sie den Download ab. Darin verwende ich eine progressive Entspannungsinduktion und geführte Visualisierungen, die Ihren Körper und Geist beruhigen sollen, und begleite Sie dann durch die Meditation. Sie werden 20 Minuten lang meditieren und danach wieder aus dem Prozess heraustreten.

Ihr Plan zum Erlernen der Meditation

Ob Sie nun allein meditieren oder sich auf eine hypnotische Unterstützung verlassen, fangen Sie jetzt zu meditieren an. Am ersten Tag und in den Tagen darauf sollte die Meditation nicht länger als zehn Minuten dauern. Wenn Sie merken, dass Sie zu einem Gedanken oder einem Gefühl abgeschweift sind (das passiert jedem manchmal), kehren Sie einfach wieder zu der Methode zurück. Anfänger haben manchmal Probleme mit Gedanken und Gefühlen, die in die Meditation eindringen, und glauben, dass sie nicht meditieren *können*. Das stimmt absolut nicht. Bleiben Sie einfach bei der Methode, und die Ergebnisse werden Sie begeistern.

Nach den ersten Tagen sollten Sie die Zeit, die Sie mit Meditation verbringen, ganz natürlich verlängern. Viele von uns sind so problemfokussiert und leistungsorientiert, dass wir alles zu einer Arbeit machen. Es ist nicht nötig, dass auch die Meditation mühselig wird. Versuchen Sie es zunächst mit zehn Minuten und steigern Sie sich dann langsam. Die Erfahrung wird ganz natürlich wachsen, und Sie werden Spaß daran haben. Wenn Sie bei dem Prozess bleiben, werden Sie bald merken, dass Sie eine Stunde oder länger mit der täglichen Praxis verbringen, einfach nur deshalb, weil Sie so viel davon profitieren.

Üben Sie weiter, während Sie sich durch die nächsten Kapitel arbeiten. Versuchen Sie, wenigstens dreimal in der Woche zu meditieren, denn die regelmäßige Meditation wird die Grundlage für Ihren Erfolg sein, und zwar völlig unabhängig von Ihren persönlichen Zielen der Selbstheilung. Die gesundheitlichen Folgen langfristiger täglicher Meditation sind unglaublich bereichernd. Aber für den Moment haben Sie sich selbst erst einmal ein tolles Geschenk gemacht. Diese einfache Technik wird Ihnen dabei helfen, sich sofort wesentlich besser zu fühlen.

Ihr Werkzeugkasten ist komplett

Jetzt haben Sie die drei Werkzeuge, die Sie brauchen, um den restlichen Prozess effektiv zu absolvieren:

- Die Energie fühlen: Sie haben gelernt,
  - eine Energieblase zu erzeugen,
  - die Blase dazu zu nutzen, Energie durch verschiedene Körperteile zu schicken,
  - Ihre Hände zu nutzen, um die Energie in einem Partner zu spüren,
  - eine innere Tour durch Ihre Energien zu unternehmen,
  - Ihren Körper dazu zu nutzen, die Energie in anderen zu spüren.
- Hypnose: Sie haben gelernt,
  - Hypnose zu erfahren.
  - Energien zu spüren, während Sie hypnotisiert werden.
- Meditation: Sie haben gelernt,
  - Meditation zu erleben,
  - Hypnose dazu zu nutzen, die Meditationserfahrung zu vertiefen.

Praktizieren Sie diese Methoden für die empfohlene Zeitspanne von zehn Tagen, bevor Sie zum nächsten Abschnitt des Buchs übergehen. Das Großartige an der Arbeit, die Sie hier leisten, besteht in ihrem sofortigen Nutzen. Jedes dieser Werkzeuge wird Ihr Gefühl von Gesundheit und Wohlbefinden augenblicklich erhöhen. Das

Bemerkenswerte ist, dass wir noch nicht einmal begonnen haben, sie für die Analyse und Behandlung einzusetzen. Das Gefühl des Staunens, des Friedens und der körperlichen Zufriedenheit, die Sie in dieser Anfangsphase gewinnen, ist beträchtlich. Sie sollten es mit Freude genießen.

Denken Sie daran, das ist erst der Anfang. Was danach kommt, ist noch viel eindrucksvoller.

Teil zwei

Selbstanalyse

KAPITEL 5

Bewusste Einschätzung

Da Sie jetzt die Grundkenntnisse erworben haben, die Sie brauchen, um wirklich einen Nutzen aus diesem Programm ziehen zu können, ist es an der Zeit, die geistigen Ursachen zu erforschen, die Ihren Sorgen um Ihre Gesundheit zugrunde liegen. In diesem Kapitel werde ich Sie durch einen Prozess hindurch begleiten, der Ihnen dabei helfen wird, Ihre *Geschichte hinter der Geschichte* zu verstehen. Dieses Verständnis werden Sie brauchen, um von den Werkzeugen profitieren zu können, die ich Ihnen hier zur Verfügung stelle – Werkzeuge, die Ihnen gestatten werden, sich selbst von Ihrer Vergangenheit zu befreien und in eine Zukunft voller Glück und Gesundheit aufzubrechen.

Jetzt sollten wir uns noch einmal zwei wirkungsvolle Prinzipien aus dem ersten Kapitel ins Gedächtnis rufen.

Zunächst einmal beginnt jede Krankheit im Körper mit einem Un-Wohlsein im Geist. Für jedes körperliche Problem gibt es eine mentale Wurzel. Wenn Sie diese Wurzel entdecken und heilen, wird sich Ihre körperliche Gesundheit verbessern. Das ist immer so, ohne Ausnahme. Erinnern Sie sich noch an Erics und meine Geschichte? Selbst wenn Ihr gesundheitliches Problem angeboren oder erblich sein sollte, ob es sich um das Ergebnis eines Unfalls handeln oder umweltbedingte Faktoren haben sollte (wenn Sie zum Beispiel giftigen Chemikalien ausgesetzt waren) – Sie können Ihre Gesundheit entscheidend verbessern, wenn Sie die mentale Wurzel entdecken, die das gesundheitliche Problem dazu veranlasst hat, sich zu manifestieren.

Wenn Sie zudem außerhalb Ihrer *Geschichte* leben – wenn Sie die Lektionen, die das Leben Sie zu lehren versucht, nicht lernen, wenn Sie Ihre Erfahrungen falsch interpretieren oder verdrängen oder wenn Sie ein Leben leben, das keinen authentischen Ausdruck Ihrer größten Sehnsüchte darstellt –, dann ist das die Wurzel allen körperlichen Leidens. Ich möchte hier nicht behaupten, dass Sie Ihre körperlichen Probleme selbst verursacht haben. Es gibt nur wenige Menschen, die wirklich verstehen, was das Leben ihnen beibringen will. Das Leben ist kompliziert, und viele von uns haben nicht die Werkzeuge, die benötigt werden, um es zu verstehen und zu steuern. Ich habe dieses Buch geschrieben, um Sie in dieser Sache zu unterstützen. Dieses Kapitel wird Ihnen dabei behilflich sein, Ihre *Geschichte* viel tiefer und authentischer zu verstehen, als Sie es vorher konnten.

In den folgenden Kapiteln werde ich Ihnen dabei helfen, die tiefgründigsten Einsichten in Ihre *Geschichte* zu Tage zu fördern und ihre Schönheit zu erkennen – denn das Leben eines jeden Menschen ist ein edles, episches Abenteuer des Selbstverständnisses, sogar unter schwierigen Umständen. Später werde ich Ihnen zeigen, wie Sie tief in den Sinn Ihres Lebens eintauchen können. Ich werde Ihnen zudem zeigen, wie Sie Ihre *Geschichte* verändern können, wenn Sie das wollen. Aber zum jetzigen Zeitpunkt sollten Sie erst einmal versuchen, sie als Geschichte zu verstehen – mit Blick auf die Richtung, in die sie Sie lenken will.

Wo stehen Sie in diesem Moment?

Wir werden mit einer einfachen, bewussten Einschätzung Ihrer *Geschichte* (also dem, was Ihnen in diesem Moment bewusst ist) beginnen. Der Prozess, den ich hier beschreibe, wird Ihnen helfen, Folgendes zu verstehen:

- Die wichtigsten Wendepunkte und Einschnitte Ihres Lebens, wie sie Sie beeinflusst haben, wie Sie darauf reagiert haben, bis zu welchem Grad Sie sich durch sie eingeschränkt fühlten oder wie Sie durch sie befreit wurden.
- Wie gut es Ihnen bisher gelungen ist, Ihre Erwartungen an sich selbst zu erfüllen.
- Die wichtigsten Themen, die sich durch Ihre Erfahrung ziehen, worauf diese in Bezug auf Sie schließen lassen und wohin Sie gehen.

Wir werden eine effektive verallgemeinernde Methode für unsere bewusste Einschätzung benutzen – genau wie ein Therapeut es bei der ersten oder zweiten Sitzung mit einem neuen Klienten macht. In einem möglichst einfachen Rahmen bedienen wir uns dabei eines qualitativen Ansatzes, der sich auf kurze erzählerische Berichte, auf eine kleine Serie von Skalen, auf der Sie sich selbst einschätzen sollen, und auf die Antworten auf ein paar kurze Fragen stützt. Alles, was Sie brauchen, ist ein Notizblock oder ein Computer und ein bisschen Zeit, um sich die Struktur Ihres Lebens anzuschauen. Dann sollten Sie die folgenden Fragen so ehrlich wie möglich in der Ihnen angenehmen Zeit beantworten. Nachdem Sie mit der bewertenden Einschätzung fertig sind, können Sie immer zu einer oder mehreren Fragen zurückkehren.

1. Welche fünf Menschen hatten den größten Einfluss auf Sie?

Gehen Sie so weit zurück, wie Sie sich erinnern können. Notieren Sie jeden Namen und schreiben Sie ein oder zwei Sätze dazu, die erklären, warum Sie diese Person gewählt haben. Sie können ruhig auch mehr Namen aufschreiben, wenn Ihnen fünf nicht reichen, aber denken Sie immer daran, dass das die fünf Menschen sind, *die den größten Einfluss auf Ihr Leben ausgeübt haben*. Sie sollten auch Menschen aufschreiben, die einen negativen Einfluss auf Sie hatten, nicht nur Ihre Mentoren und diejenigen, die Ihnen geholfen haben.

2. Welche fünf Ereignisse haben Ihr Leben am stärksten geprägt?

Bei diesem Punkt ist es entscheidend, die Ereignisse zu identifizieren, die den größten Einfluss auf Sie gehabt haben, egal ob positiv oder negativ. Gehen Sie auch hier wieder zeitlich so weit in Ihren Erinnerungen zurück, wie Sie können. Schreiben Sie jedes Ereignis auf und fügen Sie einen Satz hinzu, warum es für Sie wichtig war. Erinnern Sie sich an subtile, aber wichtige Dinge, wie die erste Liebe oder die Geburt eines Kindes. Achten Sie darauf, dass Sie auch Ereignisse auflisten, die aus einer kulturellen oder globalen Perspektive einen Einfluss auf Sie hatten, wie zum Beispiel die Rede von Martin Luther King, der Fall der Berliner Mauer, das Aufkommen des Internets und so weiter. Wenn Ihnen mehr als fünf Ereignisse einfallen, die Ihr Leben maßgeblich verändert haben, schreiben Sie sie auf.

3. Was bereitet Ihnen im Leben wirklich Spaß?

Denken Sie sehr genau darüber nach und schreiben Sie die Antworten detailliert auf. Gibt es in Ihrem Leben eine bestimmte Leidenschaft, die wichtig für Sie ist, seit Sie zurückdenken können? Lieben Sie es zu tanzen, Sport zu treiben, zu reisen oder für das Gemeinwohl zu arbeiten? Gibt es eine Sache, die Sie sehr bewegt oder ein spezielles philosophisches, politisches oder religiöses Thema, das Ihre Sicht auf das Leben veranschaulicht? Fallen Ihnen Wiederholungsmuster der Anhaftung an eine Sache oder einen bestimmten Lebensstil auf? Wie haben sich Ihre Interessen im Laufe der Zeit verändert und warum? Es kann zum Beispiel sein, dass Sie sich bereits jahrelang für Medizin interessiert haben und eigentlich Krankenschwester werden wollten. Aber dann sind Sie aus dem Beruf ausgestiegen, haben Kinder bekommen und sind nie zurückgekehrt.

Versuchen Sie, diejenigen Aspekte Ihrer Geschichte zusammenzufassen, die sich auf das beziehen, was Ihnen im Leben wirklich Spaß macht, und fassen Sie sie dann als Metapher(n) für die Person zusammen, die Sie wirklich sind. Vielleicht sind Sie in Ihrem Herzen ja Heiler, Kämpfer, Geliebter, Weiser, Staatsmann, Mutter, Pfleger, Musiker, Künstler, Schriftsteller, Beamter, Unternehmer, Heiliger oder etwas anderes.

4. Schreiben Sie das Drehbuch Ihres Lebens auf!

Schreiben Sie Ihre Geschichte auf zwei oder drei Seiten auf, so als würden Sie die Kurzfassung eines Hollywooddrehbuchs zu Ihrem Leben schreiben. Gehen Sie chronologisch vor: Ihr Geburtsort, Ihre Familie, die Schulen, die Sie besucht haben, Ihre Umzüge, Ihre Jobs, wichtige Beziehungen, Leistungen, auf die Sie stolz sind, größere Rückschläge, Geliebte, die Sie verlassen haben, die Geburt von Kindern und so weiter. Schreiben Sie noch einmal die Namen der fünf wichtigsten Menschen in Ihrem Leben auf (Frage 1) und die fünf Ereignisse, die Sie am stärksten geprägt haben, an dem Zeitpunkt, an dem sie passierten (Frage 2). Notieren Sie anschließend die wichtigen Ereignisse, die sich auf Dinge beziehen, die Ihnen im Leben wirklich Spaß machen (Frage 3). Achten Sie darauf, grobe Daten für den Beginn Ihrer Krankheit zu vermerken. Halten Sie die Veränderungen Ihres Gesundheitszustands im Laufe der Zeit fest und notieren Sie auch wichtige medizinische Informationen in Bezug auf die Diagnose, die Behandlung und die Prognose Ihrer Krankheit.

5. Bewerten Sie sich auf jeder der folgenden Skalen

Nun folgen eine Reihe sehr persönlicher und subjektiver Skalen, auf denen Sie sich selbst einschätzen sollen. Ich habe sie so gestaltet, dass sie Ihnen eine Momentaufnahme Ihres jetzigen Zustands liefern. Diese Skalen werden Ihnen helfen, einen Plan für Ihr persönliches Wachstum zu entwickeln, und Ihnen eine Grundlage liefern, wie Sie Ihren zukünftigen Fortschritt messen können. Es sind *keine* quantitativen, wissenschaftlich bewiesenen psychometrischen Testmethoden, und das ist auch beabsichtigt. Nicht *ich* bewerte Sie – *Sie* bewerten sich selbst. Diese Skalen haben nicht die Funktion, Sie mit irgendjemand anderem zu vergleichen. So sollen Sie zum Beispiel auf einer der Skalen bewerten, wie erfolgreich Sie bisher in der wichtigsten Rolle Ihres Lebens gewesen sind. Hier mag sich eine erfolgreiche Mutter von drei Kindern vielleicht auf einer Skala von eins bis sieben eine Eins (die beste Note) geben. Eine erfolgreiche Raumfahrtexpertin der NASA gibt sich vielleicht ebenfalls eine Eins, aber die Ergebnisse sind natürlich nicht miteinander zu vergleichen.

Jetzt bewerten Sie sich auf den folgenden zwölf Skalen. Schätzen Sie sich auf der Grundlage Ihrer Überzeugungen, Erwartungen, Gedanken und Gefühle ein. Es handelt sich hier um Skalen von eins bis sieben – die Note „Eins" ist das beste Ergebnis und die Note „Sieben" das schlechteste. Wir haben in den vorherigen Kapiteln Skalen mit zehn Punkten verwendet, um Ihren körperlichen Schmerz einzuschätzen, denn das ist der Standard, der auch in amerikanischen Krankenhäusern verwendet wird. Aber in diesem Kapitel benutzen wir Skalen von eins bis sieben, weil das einfacher und effektiver für die Selbsteinschätzung ist.

Bewerten Sie sich, indem Sie die Zahl einkreisen, die Ihre Einschätzung am besten trifft. Achten Sie darauf, vorher die Richtlinien für jede Skala durchzulesen.

5a. Wie bewusst sind Sie?

1 • 2 • 3 • 4 • 5 • 6 • 7

Wie präsent sind Sie in Bezug darauf, was in Ihrer Umgebung, in Ihrem Körper und Geist passiert? Eine Eins bedeutet, dass Sie sofort merken, wenn sich etwas bezüglich Ihrer Gesundheit, ihres geistigen Zustands oder der Welt, die Sie umgibt, verändert. Eine Sieben zeigt einen großen Mangel an Bewusstheit auf allen drei Ebenen an. Diese generelle Bewusstseinsebene sollten Sie im Gedächtnis behalten, während Sie die nächsten Skalen bearbeiten.

5b. Wie ernst sind Ihre gesundheitlichen Probleme?

1 • 2 • 3 • 4 • 5 • 6 • 7

Schätzen Sie ein, wie ernst Ihr Problem ist. Die Eins steht für ein geringes Unwohlsein, die Sieben für eine lebensbedrohliche Krankheit wie Krebs.

5c. Wie mobil und funktionsfähig ist Ihr Körper?

1 • 2 • 3 • 4 • 5 • 6 • 7

Schätzen Sie den Gesamtzustand Ihres Körpers in Bezug auf Mobilität und Funktionalität ein. Eine Eins steht für außergewöhnliche Mobilität und Funktionalität (niemand würde überhaupt merken, dass Sie krank sind), eine Sieben bedeutet wenig oder gar keine Mobilität und/oder Funktionalität. Schätzen Sie sich selbst ohne den Gebrauch technischer Hilfen (wie zum Beispiel einem Rollstuhl, einem Stock oder orthopädischer Geräte) ein.

5d. Bewerten Sie Ihre Schmerzen.

1 • 2 • 3 • 4 • 5 • 6 • 7

Schätzen Sie Ihre Schmerzen auf einer Skala von eins bis sieben ein. Eine Eins bedeutet gar keine Schmerzen, eine Sieben steht für die größten Schmerzen, die Sie sich vorstellen können.

5e. Wie glücklich und fröhlich fühlen Sie sich?

1 • 2 • 3 • 4 • 5 • 6 • 7

Eine Einschätzung von eins auf dieser Skala bedeutet, dass Sie die ganze Zeit über glücklich und fröhlich sind, eine Sieben bedeutet, dass Sie fast die ganze Zeit über unglücklich sind.

5f. Wie erfolgreich sind Sie in der wichtigsten Rolle Ihres Lebens?

1 • 2 • 3 • 4 • 5 • 6 • 7

Bemessen Sie Ihren Erfolg in Bezug auf Ihre wichtigste Rolle im Leben, wie Sie sie definieren. Die Frage gilt für den Vorsitzenden eines Konzerns genauso wie für die Hausfrau und Mutter. Wenn Sie nachhaltig spüren, dass Sie zwei Rollen im Leben haben, die beide gleich wichtig sind (vielleicht sind Sie sowohl ein toller Ehemann als auch ein erfolgreicher Unternehmer), schätzen Sie Ihre Fortentwicklung in beiden Rollen ein.

5g. Wie viel Bedeutung und Bestimmung haben Sie in Ihrem Leben verwirklicht?

1 • 2 • 3 • 4 • 5 • 6 • 7

Definieren Sie Bedeutung und Bestimmung in der für Sie besten Form, und schätzen Sie dann Ihren Status ein. Eine Eins bedeutet, dass Ihr Leben voller Bedeutung und Bestimmung ist. Eine Sieben bedeutet, dass Ihr Leben weder Bedeutung noch Bestimmung hat.

5h. Von welcher Qualität sind Ihre wichtigsten Beziehungen?

1 • 2 • 3 • 4 • 5 • 6 • 7

Denken Sie an die Intensität Ihrer Beziehungen zu Ihrer Familie, Ihren Freunden, Kollegen und Geliebten. Die Eins bedeutet, dass Ihre Beziehungen im Großen und Ganzen sowohl wechselseitig unterstützend als auch überaus bereichernd sind, während eine Sieben Ihre Beziehungen insgesamt als schädlich sowie verletzend beschreibt.

5i. Wie sehr mögen Sie sich selbst?

1 • 2 • 3 • 4 • 5 • 6 • 7

Bei dieser Skala geht es um Selbstakzeptanz. Die Eins bedeutet, dass Sie sich selbst respektieren und sehr glücklich mit sich selbst sind. Die Sieben bedeutet, dass Sie sich selbst überhaupt nicht akzeptieren (Sie können sich nicht ausstehen).

5j. Wie viel Liebe erfüllt Ihr Leben?

1 • 2 • 3 • 4 • 5 • 6 • 7

Die Eins bedeutet, dass Ihr Leben in ganz verschiedenen Bereichen reich an Liebe ist: Sie haben eine Freundin oder einen Freund, Ehepartner, Familien, Freunde, eine Glaubensgemeinschaft, Mitarbeiter. Sie können Single sein und sich trotzdem sehr geliebt fühlen. Die Sieben bedeutet, dass Sie überhaupt keine Liebe in Ihrem Leben haben.

5k. Wie würden Sie Ihre gesamte persönliche Entwicklung einschätzen?

1 • 2 • 3 • 4 • 5 • 6 • 7

Die Eins bedeutet, dass Sie total zufrieden mit dem Grad Ihrer persönlichen Entwicklung sind (trotz aller Hindernisse haben Sie kontinuierlich Fortschritte gemacht), und die Sieben zeigt an, dass Sie extrem unzufrieden sind (es findet überhaupt keine persönliche Entwicklung statt).

5l. Wie schwierig war Ihrer Einschätzung nach Ihr Leben bisher?

1 • 2 • 3 • 4 • 5 • 6 • 7

Die Eins heißt, dass Sie bisher ein tolles Leben hatten (keine Klagen). Die Sieben bedeutet, dass Sie eine schreckliche Lebensgeschichte hatten (Sie werden auf Schritt und Tritt vom Pech verfolgt).

6. Entwickeln Sie eine Liste von Stärken und Herausforderungen

Gehen Sie zu den Fragen 1 bis 5 zurück und schauen Sie sich Ihre bisherige Einschätzung noch einmal an. Verschaffen Sie sich einen Gesamteindruck, aber beachten Sie auch Tendenzen und Einzelheiten und analysieren Sie Ihre Antworten in den Skalen der Frage 5, weil es Ihnen einen genauen Einblick in die Beschaffenheit Ihrer Geschichte liefern wird. Jetzt nehmen Sie sich ein Stück Papier und ziehen eine Mittellinie von oben nach unten. Über die linke Spalte schreiben Sie „Stärken" und über die rechte Spalte „Herausforderungen".

Fangen Sie mit Ihren Stärken an. Hören Sie nicht auf, bevor Sie mindestens fünf Stärken gefunden haben. Sie sollten Ihnen aus Ihrer bewertenden Einschätzung eigentlich direkt ins Auge springen. So war Ihr Leben vielleicht bisher sehr schwierig (Skala 5b), und Sie haben große körperliche Schmerzen erlitten (Skala 5d), aber trotzdem sind Sie glücklich (Skala 5e) und machen ungeachtet aller Schwierigkeiten gute persönliche Fortschritte (Skala 5k). Das ist außergewöhnlich und Sie müssen erklären, warum das so ist. Vielleicht haben Sie ja einen starken Willen, sind mutig und von Haus aus ein Optimist. Vielleicht haben Sie aber auch einen starken Glauben. Was immer es ist, notieren Sie es in der Spalte unter Stärken. Selbst wenn Ihre Selbsteinschätzung ein wirklich negatives Bild zeigen sollte, werden Sie trotz allem bestimmt mindestens fünf Stärken identifizieren können. Sie sind ein Überlebenskünstler. Fragen Sie sich, warum das so ist, und notieren Sie die Stärken, die es Ihnen ermöglichen, durchzuhalten.

Nachdem Sie mit Ihrer Liste von Stärken fertig sind (zu der Sie später immer zurückkehren können), wenden Sie sich jetzt den Herausforderungen in Ihrem Leben zu. Auch diese entspringen Ihrer Selbsteinschätzung. Ist Mangel an Bewusstsein etwas, das Ihr Leben verkompliziert hat? War das der Grund dafür, dass Sie Liebe verloren oder andere Gelegenheiten zur Verwirklichung Ihrer Träume verpasst haben? Falls ja, besteht Ihre Herausforderung darin, Ihr Bewusstsein zu verbessern. Schreiben Sie das auf. Vielleicht sind Sie allein und haben sich von anderen Menschen zu sehr entfremdet. Warum ist das so? Oder vielleicht müssen Sie mehr Selbstakzeptanz entwickeln. Wenn ja, müssen Sie herausfinden, was zwischen Ihnen und größerer Selbstliebe und Respekt steht. Schreiben Sie mindestens fünf Herausforderungen auf, die Sie ermitteln können. Geben Sie Ihr Bestes. Sie können wieder zu dieser Liste zurückkehren, wenn Sie sich selbst besser verstehen. An einem bestimmten Punkt werden Sie die Liste vielleicht verfeinern und Ihre Herausforderungen in wichtigere und unwichtigere unterteilen wollen.

7. Wie haben Sie Ihre bisherige Lebensgeschichte gemeistert?

Wie würden Sie Ihre Leistung als die Hauptfigur Ihrer Lebensgeschichte beurteilen, wenn Sie sich die Ergebnisse Ihrer Einschätzung ansehen? Bewerten Sie sich selbst auf der folgenden Skala:

1 • 2 • 3 • 4 • 5 • 6 • 7

Die Eins heißt, dass Sie denken, dass Sie bisher großartige Arbeit geleistet haben, wenn man bedenkt, womit Sie im Leben fertig werden mussten. Die Sieben bedeutet, dass Sie alles tun würden, um die Chance zu bekommen, noch einmal neu zu beginnen und alles anders machen zu können.

Zeit, um genauer hinzuschauen

Jetzt möchte ich, dass Sie sich die Zeit nehmen, die Einzigartigkeit und Schönheit Ihrer Geschichte wertzuschätzen. Egal wie Sie die Frage sieben beantwortet haben, versichere ich Ihnen, dass Sie, falls Sie noch einmal von vorn beginnen und Ihre Geschichte mit genau dem Wissen leben könnten, das Sie damals hatten, alles ganz genau so machen würden. Darin liegt ein gewisser Edelmut – egal wie Sie über Ihr Leben denken mögen. Sie haben Dinge gelernt, die Sie sonst nie gelernt hätten, und das erreicht, was für Sie und die Menschen, die Sie lieben, wichtig war. Es liegt Größe in Ihnen und Ihrer Geschichte, und es kann sehr gut sein, dass Ihnen das gar nicht aufgefallen ist. Vielleicht verbergen körperlicher oder emotionaler Schmerz oder ein Trauma aus der Vergangenheit diesen Umstand vor Ihnen. Aber er ist da, wenn Sie wissen, wie man ihn erkennen kann.

Vor ein paar Jahren kam eine sehr hübsche Frau Anfang dreißig zu mir. Sie litt unter starken Menstruationsbeschwerden und Magengeschwüren. Beides sprach auf keine medizinischen Behandlungen an. Ihre Geschichte war aufgrund eines frühen Kindheitstraumas außergewöhnlich: Ihr Vater war Alkoholiker und missbrauchte sie. Er beschimpfte sie oft, und obwohl er sie nicht wirklich vergewaltigte, nahm er trotzdem inzestuöse Handlungen an ihr vor. Er berührte sie auf intime Weise und kroch manchmal nachts zu ihr ins Bett. Sie wuchs mit diesem permanenten Terror auf, besänftigte ihren Vater aber immer aus Loyalität zu ihren jüngeren Geschwistern, die sie vor ihm zu schützen versuchte. Mit achtzehn verließ sie ihr Zuhause und arbeitete abends als Kellnerin. Aber sie nahm auch noch andere Jobs an, um sich das Studium zu finanzieren. Sie widmete ihr Leben Gott und dem Wohlergehen der Menschheit. Mir schien sie wirklich reinen Herzens zu sein. Aber obwohl sie nach außen hin so ruhig und kultiviert wirkte, trug sie genügend Angst in sich, um die Titanic zu versenken.

In unserer ersten Sitzung sagte sie: „Ich muss Ihnen etwas beichten ... das Schlimmste, was ich je gemacht habe ... ich habe noch nie mit jemandem darüber gesprochen." Dann erzählte sie mir, dass sie im zweiten Semester an der Universität einen Modelwettbewerb für Studentinnen gewonnen hatte. Man bot ihr daraufhin an, Nacktfotos für diverse Magazine zu machen. „Ich konnte das Geld so gut gebrauchen, und ich war so verzweifelt, deshalb nahm ich es an." Leider hatte sie mit dem Schuldbewusstsein, das sie danach verspürte, nie leben können. Noch immer fühlte sie sich deswegen entsetzlich und trug es als zusätzliche Bürde mit sich herum.

Ich sah nichts als Schönheit in ihrer Geschichte. Ihre Ängstlichkeit war ihr von ihrem Vater zugefügt worden und „fraß" sie nun im wahrsten Sinne des Wortes in Form ihrer Magengeschwüre auf. Sein sexuelles Fehlverhalten in Kombination mit den ständigen Beleidigungen hatte ihren Selbstwert untergraben und sie dazu gebracht, ihre Sexualität als eine Quelle der Angst und der Scham zu betrachten. Dieses geistige Un-Wohlsein hatte sich in ihren Geschlechtsorganen eingenistet, daher kamen auch die schmerzhaften Menstruationsbeschwerden.

Im Verlauf unserer gemeinsamen Arbeit, zu der eine Gesprächstherapie und Hypnose gehörten, die ich dazu einsetzte, um sie von ihrer Angst, Scham und Schuld zu befreien, fing sie an, ihre positiven Charaktereigenschaften wertzuschätzen – die Zuneigung zu ihren Geschwistern in dieser extremen Zwangslage, der Mut und die Disziplin, die sie bewiesen hatte, nachdem sie von zu Hause verbannt worden war, ihr beharrliches Streben nach einer besseren Zukunft, ihr Mitgefühl für andere und ihr Glaube. Am Ende verstand sie sogar, dass ihre Nacktaufnahmen ein ganz natürlicher Ausdruck ihrer äußerst negativen Erfahrungen mit ihrer eigenen Sexualität waren.

Schließlich verwandelte sich ihre Angst in Selbstliebe, und sie bekam einen Eindruck davon, welch hohe Meinung Gott von ihr hatte. Die Geschwüre und die schweren Menstruationskrämpfe verschwanden, und sie wurde wirklich glücklich.

Während dieses Prozesses war ich zwar ihr Verbündeter, aber all das können Sie auch ohne Hilfe bewältigen – mit den Methoden, die ich in diesem Buch vorstelle. Die Einschätzung, die Sie in diesem Kapitel vornehmen, ist ein extrem wertvoller Schritt, der Ihnen dabei helfen wird, Ihre *Geschichte hinter der Geschichte* zu beleuchten. Dadurch werden Sie in der Lage sein, das Edle in dem Leben, das Sie bisher geführt haben, zu sehen.

Es ist durchaus möglich, Schönheit oder Hässlichkeit in allem zu sehen, was Sie sich anschauen oder was Sie erleben. Wenn Sie das Bild eines großen Malers nur lange genug betrachten, werden Sie merken, dass einige Pinselstriche nicht richtig sitzen. Wenn Sie sich auf das konzentrieren, was negativ ist, werden Sie auch genau das sehen. Wenn Sie aber stattdessen Ihr Leben als ein episches Abenteuer in Bezug auf Selbsterkenntnis mit Ihnen als Held oder Heldin betrachten, wird Ihnen etwas ganz anderes auffallen: etwas, das Sie inspiriert und bestärkt, etwas, das Sie in höhere Sphären tragen wird. Warum wollen Sie nicht sofort damit anfangen?

Ich möchte, dass Sie aus Ihrem Leben heraustreten und es von außerhalb betrachten, so als würden Sie einen Roman lesen oder sich einen Film im Kino anschauen. Finden Sie heraus, was das Publikum an Ihrer Geschichte berührt. Sehen Sie die Triumphe und die Verluste, die Freude und den Betrug, die großen Durchbrüche und die verpassten Gelegenheiten als Teil einer Heldensaga, die einer grundlegenden Bestimmung folgt. Fragen Sie sich selbst:

- Welche sind die bedeutenden Themen in dieser Saga?
- Was ist die Hauptaufgabe des Helden oder der Heldin (Sie selbst)?
- Welche sind Ihre Stärken? Auf welche Weise hat das „Drehbuch" diese Stärken verdeckt oder ans Licht gebracht?
- Welche sind Ihre Fehler? Auf welche Weise fordert Sie die „Handlung" dazu heraus, diese Fehler zu überwinden?
- Wer sind die „Bösen" oder die Antagonisten, die sich Ihnen bei Ihrer Mission in den Weg stellen? Wie werden Sie mit ihnen fertig?
- Was wäre für Sie ein gerechter Ausgang, und wie wollen Sie ihn erreichen?

- Wann und wie hilft man Ihnen bei diesem Bestreben? Wann wird die Kavallerie zu Ihrer Rettung über den Hügel geritten kommen (es gibt immer eine Kavallerie, und manchmal sind Sie es selbst)?

Suchen Sie ganz genau nach einer metaphorischen und symbolischen Bedeutung. Ist der Held zusammengebrochen, nachdem er das Gewicht der ganzen Welt auf den Schultern getragen und zwei Jobs gleichzeitig gemacht hat, nur um seine Familie durchzubringen? Hat die Heldin einen Herzanfall bekommen, nachdem eine Liebesgeschichte nach der anderen gescheitert ist?

Holen Sie sich ein Blatt Papier und schreiben Sie die wichtigsten Dinge auf, die Sie Ihr Leben als epische Reise zur Selbsterkenntnis erkennen lassen. Jetzt fangen Sie an, die *Geschichte hinter der Geschichte* zu sehen. Ich werde Ihnen dabei helfen, diesen Aspekt in den folgenden Kapiteln noch genauer zu ergründen.

Beginnen Sie, nach vorn zu schauen

Jetzt ist der Zeitpunkt gekommen, um darüber nachzudenken, wie Ihre Geschichte weitergehen soll. Tatsächlich schreiben Sie das Drehbuch Ihres eigenen Schicksals und können diktieren, wohin sich Ihre Geschichte entwickeln wird. Ich werde Ihnen zeigen, wie das geht.

Ihr eigentliches Abenteuer mit meiner Arbeitsweise fängt gerade erst an. Diese Einschätzung wird Ihnen ein Bild von sich selbst liefern, das Sie höchstwahrscheinlich noch nie zuvor gesehen haben. Sie wird Sie auf ganz unerwartete Art und Weise berühren. Sie wird Ihnen neue Türen öffnen.

Und es gibt sogar noch mehr zu entdecken.

KAPITEL 6

Hypnotische Selbsteinschätzung

In diesem Kapitel werden wir Hypnose nutzen, um Ihnen zu helfen, mehr über die Beziehung zwischen der Krankheit in Ihrem Körper und Ihrer *Geschichte hinter der Geschichte* zu erfahren. Zu dem Prozess wird gehören, dass Sie Ihren Körper untersuchen und Stellen identifizieren, an denen Sie ein bestimmtes Maß an Unwohlsein oder Störungen haben. Dort werden Sie „nachfragen", was die geistige Ursache dafür sein könnte. Dies alles passiert, während Sie unter Hypnose stehen.

Um das effektiv zu tun, brauchen Sie jedoch zunächst ein genaueres Verständnis der Energiezentren in Ihrem Körper und des symbolischen Erscheinungsbildes der Krankheit.

Energiezentren im Körper

Sie besitzen einen Körper aus Energie, der Ihren physischen Körper stützt: das BioEm-Energiefeld, das wir in den vorherigen Kapiteln erforscht haben. Ihr „Energiekörper" existiert in Ihrem physischen Körper und dehnt sich darüber hinaus aus. Trotzdem „spiegelt" er innerhalb dieses Körpers Ihre physische Struktur. Der BioEm-

Energiekörper besteht aus einer Reihe von „Energiezentren", die an der Wirbelsäule und im Kopf sitzen. Wenn Sie die Methoden in Kapitel 2 praktiziert haben, können Sie diese Energiezentren vielleicht bereits selbst in sich und anderen spüren.

Heiler, die mit Energie arbeiten, sind sich der Positionen und der Bedeutung dieser Energiezentren im BioEm-Feld sehr bewusst. Da Ihre Gesundheit Ihnen sehr wichtig ist, wird das Bewusstsein dieser Energiezentren sich für Sie auf Ihrer Suche nach größerem Wohlbefinden als unschätzbar erweisen.

Es gibt viele medizinische Modelle, die den Energiefluss durch den menschlichen Körper veranschaulichen. Im Westen beschreibt die moderne Neurologie die Bewegung der Energie vom Gehirn hinunter zur Wirbelsäule, durch das periphere Nervensystem und dann von den Extremitäten zurück in die Wirbelsäule und das Gehirn durch eine Reihe von Nervenzentren oder „Bündeln und Verästelungen" (Energiezentren) in der Wirbelsäule. Die chinesische Medizin schildert den Fluss der Energie vom Gehirn durch den Körper mit Hilfe von einer Reihe von Meridianen oder Energiepfaden sowie Bereichen im Körper, wo sich die Energie („Chi") konzentriert. Die indischen Rishis haben ein System des körperlichen Energieflusses entwickelt, das auf den Chakren basiert. Chakra ist Sanskrit für „Rad", und die hinduistische Medizin beschreibt eine Reihe individueller Energiezentren (sich drehende Räder konzentrierter Energie) im Kopf, der Wirbelsäule und – in geringerem Ausmaß – in den Extremitäten. Kompetente Energieheiler können die Chakren sehen, und tatsächlich erscheinen sie als sich drehende Räder oder Wirbel von Licht und Farbe.

All diese Systeme haben eins gemeinsam: Die Energie fließt vom Gehirn nach außen ins periphere Nervensystem und wieder zurück, und es gibt Stellen im Körper, an denen die Energie konzentriert ist. Fließt die Energie stabil, ungehindert und positiv durch das System, garantiert dies körperliche Gesundheit. Wenn der Energiefluss jedoch träge, blockiert, gedämpft oder in einen oder mehreren Zentren negativ ist, ist der Mensch krank.

In der Hypnoseübung am Ende dieses Kapitels werde ich Sie dazu anleiten, eine interne Diagnostik Ihrer körperlichen Energien durchzuführen. Erinnern Sie sich daran: Die körperliche Energie folgt den Gedanken. Wenn wir uns in der Hypnose durch wichtige Energiezentren Ihres Körpers bewegen, werden Sie den „Gedanken" oder die *Geschichte hinter der Geschichte* erforschen. Auf diese Weise werden Sie verstehen, warum Sie die Energie so festhalten, wie Sie es tun, und wo Sie es tun. Sie werden in der Lage sein, die geistige Wurzel hinter Ihrem Un-Wohlsein in verschiedenen Energiezentren des Körpers zu diagnostizieren. Einfach ausgedrückt, Sie werden ein anderes wichtiges Teil Ihres Gesundheitspuzzles an den richtigen Platz setzen können.

Das erste Energiezentrum befindet sich am unteren Ende Ihrer Wirbelsäule zwischen den Beinen (siehe Abbildung 8). Dieses Energiezentrum speichert die elementare biologische Energie. Es ist wie eine Batterie, die dafür verantwortlich ist, dem Körper Energie zuzuführen. Ein Mensch, der in diesem Zentrum nicht genügend Energie oder eine große Menge negativer Energie gespeichert hat, wird sich ausgelaugt und geschwächt fühlen, so als ob er kein Benzin mehr im Tank hätte. Dieser Mensch wird häufig krank werden und besonders anfällig für Infektionen, besonders Erkältungen oder Grippe, sein.

Ein zweites, ebenso wichtiges Energiezentrum befindet sich im Bereich der Genitalien. Dieses Zentrum versorgt Ihre Fortpflanzungsorgane mit Energie. Ein Mensch, der an dieser Stelle nicht über genügend Energie verfügt oder chronisch viel Energie in diesem Zentrum speichert, leidet möglicherweise unter Impotenz oder Unfruchtbarkeit. Oder aber er ist anfällig für Störungen der Geschlechtsorgane: Dysmenorrhö, Endometriose, Prostatadysfunktion oder -krebs, faserartige Tumore bei Frauen – oder sogar Krebs in der Vagina, dem Gebärmutterhals oder dem Muttermund.

Ein drittes, wichtiges Energiezentrum umfasst das Verdauungssystem, die Bauchspeicheldrüse und die Leber. An dieser Stelle speichern wir unsere Emotionen und hier sitzt unser Gefühl für persönliche Macht. Wenn Menschen Probleme in diesem Energiezentrum haben, manifestieren sich diese oft als Essstörungen, Krankheiten der inneren Organe, der Bauchspeicheldrüse und der Leber.

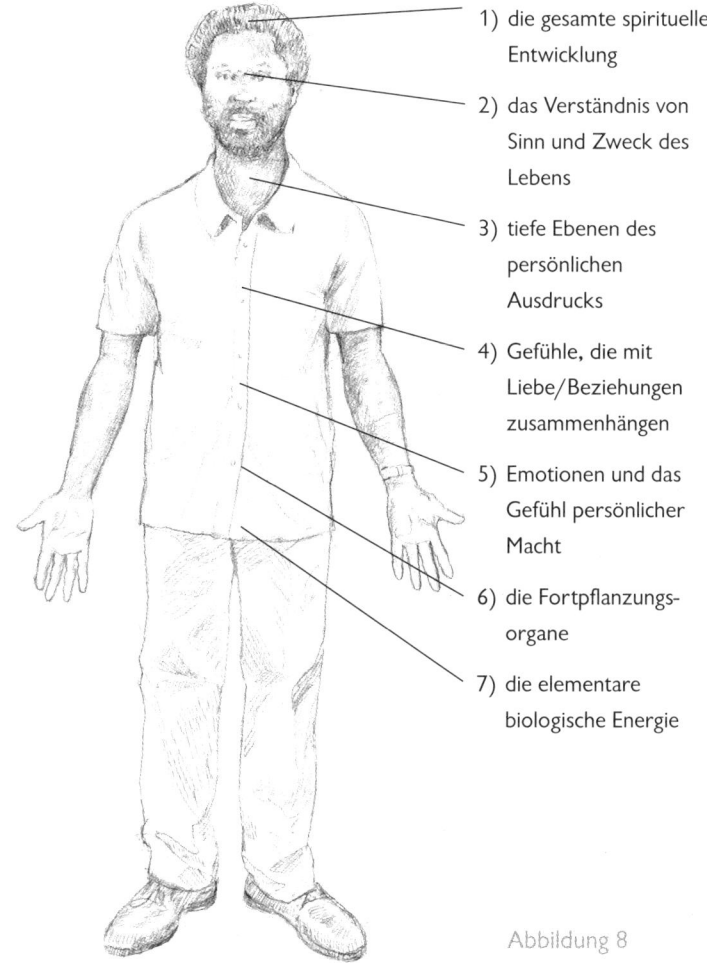

1) die gesamte spirituelle Entwicklung
2) das Verständnis von Sinn und Zweck des Lebens
3) tiefe Ebenen des persönlichen Ausdrucks
4) Gefühle, die mit Liebe/Beziehungen zusammenhängen
5) Emotionen und das Gefühl persönlicher Macht
6) die Fortpflanzungsorgane
7) die elementare biologische Energie

Abbildung 8

Das vierte Energiezentrum umgibt das Herz. Hier speichern wir Energien und Emotionen, die mit Liebe, Familienbeziehungen und langfristigen Freundschaften in Zusammenhang stehen. Das Herz ist auch das Zentrum menschlicher Tugenden (Ehrlichkeit, Loyalität, Vertrauenswürdigkeit, Mut und so weiter). Wir haben das bereits diskutiert: Wenn Menschen Probleme in diesem Zentrum haben, neigen diese dazu, sich als Erkrankungen des Herzens oder der Lunge zu äußern.

Das fünfte Energiezentrum sitzt in der Kehle. In diesem Zentrum halten wir Energien, Gedanken und Gefühle fest, die mit tiefen Ebenen persönlichen Ausdrucks verbunden sind – unserer Fähigkeit, das anzusprechen, was uns am wichtigsten ist. Menschen, die gut kommunizieren können, haben viel Energie im Kehlkopfzentrum. Dagegen weisen Menschen, die ihren Ausdruck zurückhalten, wenig oder sogar negative Energie in diesem Zentrum auf und tendieren dazu, an chronischen Kehlkopfentzündungen zu leiden.

Das sechste Energiezentrum sitzt im Kopf. Hier speichern wir unser Verständnis vom Sinn und Zweck unseres Lebens. Wenn die Energien im Kopf stark und gesund sind, ist dieser Mensch sehr stark mit seiner oder ihrer *Geschichte hinter der Geschichte* in Kontakt.

Der Energiefluss durch den Kopf hat zwei Pole: Der Punkt zwischen den Augenbrauen (das dritte Auge) und das medulläre Zentrum (der Bereich im Hinterkopf, wo der Kopf in die Wirbelsäule übergeht; direkt neben der Medulla oblongata oder dem Gehirnstamm). Das medulläre Zentrum ist ein Portal, durch das die Energie des Überbewusstseins in den Körper fließt. Im Neuen Testament sagt Jesus: „Der Mensch lebt nicht vom Brot allein, sondern von einem jeden Wort aus dem Mund Gottes." Der „Mund Gottes" ist eine Metapher für das medulläre Zentrum, und „Wort" ist eine Metapher für die universelle Lebenskraft (der Heilige Geist). Jesus versuchte seinen Anhängern begreiflich zu machen, dass die Lebenskraft im Körper eine Funktion des universellen überbewussten Energieflusses ist, der durch das medulläre Zentrum fließt, und nicht nur eine Funktion der Energie, die wir in Form von Nahrung uns nehmen. Das medulläre Subenergiezentrum ist sehr sensibel und wird leicht durch Stress, körperliche Traumata und negative emotionale Energien blockiert.

Aus dem Hirnstamm fließt Energie in zwei Richtungen: nach unten zur Basis der Wirbelsäule, um dem Körper Kraft zu geben, und nach vorn durch das Gehirn zur Stirn oder dem dritten Auge. Das medulläre Zentrum funktioniert wie eine Batterie, die sowohl den Körper als auch unser höheres Bewusstsein mit Energie versorgt. Aus demselben Grund ist der Platz zwischen den Augenbrauen auch die Stelle, an der die intuitive Erkenntnis sehr scharf ist.

Weil der Kopf als „Kommandozentrale" für das gesamte Nervensystem fungiert, sind das Gehirn und das Nervensystem gefährdet, wenn die Energien im Kopf niedrig, blockiert oder negativ sind. Menschen, die chronisch negative Energie in diesem Zentrum speichern, neigen zu Migräne, Schlaganfällen, Krebs oder Krankheiten des zentralen Nervensystems. Manchmal leiden sie auch unter chronischen Nebenhöhlen-, Ohren- oder Augenerkrankungen.

Das siebte Energiezentrum befindet sich auf dem Scheitelpunkt des Kopfes. Dieses Zentrum steht mit der allgemeinen spirituellen Energie eines Menschen in Verbindung. Es demonstriert jedoch nicht unbedingt den Wert einer Person. Ein einfühlsamer, tugendhafter Mensch, den Sie bewundern, muss in seiner spirituellen Entwicklung nicht unbedingt weit fortgeschritten sein, während jemand, der diesbezüglich sehr hoch entwickelt ist, möglicherweise seine ganze spirituelle Macht verkommen lässt. Wenn die Energien in diesem Zentrum sehr stark sind, fühlen Sie möglicherweise eine tiefe Verbindung mit etwas, das größer ist als Sie, und Sie nehmen eine starke intuitive Bewusstheit wahr. Wenn sie jedoch schwach sind, fühlen Sie sich vielleicht wie eine Insel, abgetrennt von anderen Menschen und Ihrer Umwelt.

Symbolisches Erscheinungsbild

Wie Sie inzwischen wissen, haben jede Krankheit oder Verletzung im Körper eine geistige Wurzel – irgendeine Form von Un-Wohlsein bezüglich Ihrer Gedanken oder Gefühle. Dieses geistige Un-Wohlsein existiert im BioEm-Feld als subtile elektromagnetische Energie, und der unterbewusste Geist neigt dazu, diese subtilen mentalen Energien symbolisch im Körper zu manifestieren. Zum Beispiel:

- Eine Frau hat möglicherweise Schulterprobleme, weil sie „eine Last auf den Schultern trägt" oder „das Gewicht der ganzen Welt auf ihren Schultern spürt".
- Ein Mann mit Diabetes hat vielleicht Probleme damit, die „Süße" des Lebens zu genießen. Er hat keine Zeit, um

innezuhalten und den Duft der Rosen zu riechen, weil er viel zu sehr damit beschäftigt ist, die Welt zu erobern.

- Eine Frau mit Nackenschmerzen hat möglicherweise das Gefühl, als würde sie dauernd „ihren Kopf riskieren" und zu viele Wagnisse eingehen. Aber vielleicht ist ihre grundsätzliche Haltung auch, dass ihr Zeit ihres Lebens immer etwas „im Nacken sitzt", ihr also dauernd etwas zusetzt.
- Ein Mensch mit Schmerzen in den Händen hat vielleicht Probleme damit, das Leben „in den Griff" zu kriegen.
- Menschen mit Herzproblemen haben oft zu viele Verluste in der Liebe erlitten.
- Beschwerden mit den Füßen zeigen meist ein, dass eine Person Schwierigkeiten mit der Erdung oder Bodenständigkeit hat. Sie fühlt sich einfach nicht wohl dabei, festen Boden unter den Füßen zu haben.
- Menschen mit Gelenkproblemen tendieren dazu, ihre Emotionen zu blockieren. Ihre emotionale Unbeweglichkeit zieht in die Gelenke, und sie werden körperlich steif.
- Menschen, die Probleme mit ihrer Vision haben, tendieren dazu, etwas Wichtiges in ihrem Leben zurückzuhalten oder zu blockieren, das sie nicht sehen wollen.
- In gleicher Weise gibt es bei Menschen mit Ohrenschmerzen oft etwas, was sie nicht hören wollen.
- Menschen, die gesundheitliche Probleme mit ihrem Mund, ihrem Kinn oder der Kehle haben, neigen dazu, einen wichtigen Ausdruck ihres Selbst zurückzuhalten – sie „ersticken" buchstäblich an Worten, die dadurch ungesagt bleiben.
- Schmerzen im unteren Rückenbereich hängen mit Macht- und Kontrollfragen zusammen – wie wir unseren unteren Rücken umgürten, um die Anforderungen des Lebens zu „stemmen".

In den meisten Fällen ist die „symbolische" Maßnahme des unterbewussten Geistes, eine Krankheit im Körper zu deponieren, sehr offensichtlich. Dafür gibt es einen guten Grund: Die Krankheit wird symbolisch platziert, um dem bewussten Geist mitzuteilen, dass ein geistiges Un-Wohlsein oder eine Disharmonie nach Aufmerksamkeit ruft. Das ist ein lauter Weckruf. Der unbewusste Geist will uns nicht schaden. Er will uns stattdessen auf ein Problem aufmerksam machen und uns wieder auf Kurs bringen. Denken Sie daran, wenn Sie die hypnotische Einschätzung am Ende dieses Kapitels machen.

Wechselbeziehungen

Aufgrund der Art, wie die Energie durch den Körper fließt, sind die Energiezentren in permanenter Kommunikation miteinander. Un-Wohlsein in einem Energiezentrum führt zu Problemen in anderen.

Eine Frau Mitte vierzig namens Joan kam vor zwei Jahren zu mir und klagte über starke Schmerzen in der Lendenwirbelsäule. Sie war eine passionierte Reiterin und besaß eine Farm mit Ställen und Pferden. Sie war jahrelang Turniere geritten, bis der Schmerz in ihrer Lendenwirbelsäule so akut geworden war, dass sie nicht mehr reiten konnte. Als sie zu mir kam, war sie schwer deprimiert, weil sie gezwungen war, ihre größte Leidenschaft aufzugeben. Aus ihrer Perspektive waren die Dinge so schlimm, dass sie am liebsten gestorben wäre. Ihr Orthopäde hatte einen degenerativen Bandscheibenvorfall diagnostiziert – der Beginn ihres Leidens hing zweifellos mit den Erschütterungen in ihrer Wirbelsäule zusammen, die das Reiten verursachte. Er sagte ihr, dass die einzige Möglichkeit eine Operation wäre und dass es gut möglich wäre, dass sie nie wieder reiten könnte.

Die Ursache für die Krankheit, über die der Orthopäde gesprochen hat, leuchtete zwar ein, aber gleichzeitig bekommen die meisten Reitsportler keine schweren Bandscheibenprobleme. Offensichtlich lag der Schlüssel für Joans Dilemma in ihrer *Geschichte hinter der Geschichte*. Ich diagnostizierte ihren energetischen Zustand und entdeckte eine Menge geballter Negativität im dritten Energiezentrum (dem Magen und der Lendenwirbelsäule). Dort trug sie viel Schmerz und Angst mit sich herum. Das medulläre Energiezentrum unten an ihrem Kopf war teilweise blockiert – dort floss wenig Energie hindurch, weil die Angst in ihrem Magen und unteren Rücken durch die Wirbelsäule kanalisiert wurde und dieses sensible Zentrum blockierte. Zudem hatte sie noch eine Menge negativer Energie in der Kehle angesammelt, was darauf hinwies, dass sie ein starkes Gefühl unterdrückte.

Ich stellte ihr einige Fragen über ihr Leben. Sie lebte gemeinsam mit ihrem Mann auf ihrer Farm. Als Prominenter war er oft nicht zu Hause. Joan musste sich daher um die gesamte Hausarbeit kümmern. Aber zusätzlich zu ihren Pflichten, die mit der Farm und den Pferden verbunden waren, hatte sie sich inzwischen ein Einzelhandelsgeschäft aufgebaut. Sie hatte eine sehr dominante Mutter und eine ebenso dominante Schwiegermutter, die beide bei ihnen lebten. Ihr Kind litt unter emotionalen Problemen. Und als ob das nicht schon genug wäre, war Joan auch noch eine Perfektionistin, die alles richtig machen wollte. Es gab einfach keine Möglichkeit für sie, alles, was sie „auf dem Rücken trug", auch adäquat zu meistern. Daher brach ihr Rücken letztendlich unter dieser Verantwortung zusammen.

Ich begann mit Energiearbeit an Joans Wirbelsäule, um ihr zunächst einmal Erleichterung von den Schmerzen zu verschaffen und mit der Heilung ihres Körpers zu beginnen. Um an die zugrunde liegende Ursache ihres Problems heranzukommen, versetzten wir sie in Hypnose und benutzten verschiedene kathartische Techniken (Sie werden in Kürze mehr darüber erfahren), um sie von der aufgestauten Angst zu befreien. Sie setzte auf eine hypnotisch geführte Meditation, um ihren Stress zu reduzieren. Die ganze Zeit über lehrte ich sie, dem Leben neu zu begegnen und dafür zu sorgen, dass andere mehr Verantwortung für ihr eigenes Wohl übernahmen. Ich sagte zu ihr: „Wenn Gott gewollt hätte, dass Sie als Lasttier dienen, wären Sie als Esel geboren worden." Sie hörte auf mich und lernte, das Leben ein wenig leichter zu nehmen. Letztendlich konnte sie sich auch wieder Gehör verschaffen und erholte sich von ihrer Depression. Sie und ihr Mann kümmerten sich darum, dass ihre Mütter einen anderen Wohnsitz fanden. Ihr Rücken erholte sich, und sie konnte wieder reiten. Ihre Lebensperspektive verbesserte sich enorm.

Hypnotische Selbsteinschätzung

Bevor Sie mit der hypnotischen Selbsteinschätzung anfangen, sollten Sie sich ein wenig Zeit nehmen, um sich die Ergebnisse Ihrer Arbeit aus Kapitel 2 (besonders die Übung 4: Energie von innen spüren), Kapitel 3 (hypnotische Einschätzung von Energie im Körper) und Kapitel 5 (bewusste Einschätzung) noch einmal anzuschauen. Diese kurze Rückschau wird Ihnen wichtige Bezugspunkte für die Arbeit liefern, die Sie als Nächstes erledigen werden, und die Ergebnisse verbessern.

Durch die hypnotische Selbsteinschätzung werden Sie die Beziehung zwischen Ihren Körperenergien und Ihrer *Geschichte hinter der Geschichte* erkennen. Nehmen wir zum Beispiel an, dass Sie sich während Übung 4 und der Einschätzung der hypnotischen Energie unbehaglich in Ihrem Herzen gefühlt haben. Ihr Arzt hat bei Ihnen Ablagerungen in den Arterien festgestellt und Ihnen Medikamente dagegen verschrieben. Ihre Autobiografie zeigt, dass Sie schon immer Schwierigkeiten mit Ihrer Mutter hatten, die nie eine richtige emotionale Beziehung zu Ihnen aufbauen konnte. Vielleicht haben Sie ihr vergeben, haben einfach weitergelebt und gedacht, damit hätte sich die Geschichte erledigt. Aber dann lassen Sie sich hypnotisieren.

Wenn Sie Ihr Herz unter Hypnose untersuchen, entdecken Sie, dass die Beziehung zu Ihrer Mutter schmerzvoller ist, als Sie zugeben wollten. Diesen Schmerz haben Sie abgeblockt. Ihr Herz fühlt sich verengt an, es spannt sich gegen seine Wände als wäre es in einer Festung eingeschlossen. Vielleicht taucht kurz das Bild Ihrer Mutter in Ihrem Geist auf, während Sie sich auf dieses verengte Gefühl konzentrieren. Sie werden sehen, dass die Dynamik mit Ihrer Mutter Ihr Verhalten bei der Partnersuche beeinflusst hat, als Sie älter wurden. Manchmal waren Sie grob und abweisend zu Menschen, mit denen Sie eine Beziehung hatten. Sie fanden einen Weg, um damit umzugehen, und wurden ein bisschen offener und liebevoller, aber es überrascht Sie, zu erkennen, wie viel Schmerz Sie noch immer mit sich herumtragen, wie viel Sie immer noch zurückhalten. Mit schonungsloser Deutlichkeit erkennen Sie, dass dieser Schmerz einer offeneren Beziehung zu Ihrem Ehepartner im Weg steht. Das sind gewaltige und wichtige Enthüllungen.

Unter Hypnose ist die Tür zum Unterbewusstsein weit geöffnet. Während Sie auf eine konzentrierte Art und Weise über jeden Schmerz nachdenken, den Sie vielleicht entdecken werden, kann es sein, dass er Ihnen Symbole oder Bilder liefert, die Ihnen noch größere Einsicht schenken. Vielleicht erblicken Sie das Bild eines gebrochenen oder gefangenen Herzens, oder Sie sehen sich selbst, wie Sie ganz isoliert auf einer Insel leben. Es ist eindeutig, dass dieser symbolische Zugang zum Leben einen unglaublich negativen Einfluss auf Ihre Gesundheit gehabt hat.

Die Tür zum Überbewusstsein ist während Ihrer hypnotischen Einschätzung ebenfalls offen. Es kann sein, dass Sie sich daran erinnern, wie Sie als Kind gewesen sind, wie ausgelassen, optimistisch und entzückt Sie den einfachen Freuden des Lebens begegnet sind. Vielleicht haben Sie inzwischen ja eine Ahnung davon, dass das Ihre wahre Natur ist. Dann erkennen Sie, dass der Schmerz, den Sie im Herzen tragen, Ihre natürliche Begeisterung für das Leben, Ihre Suche nach Sinn und andere Dinge dämpft, an denen Ihnen einmal viel gelegen war, aber die Sie schon seit langem verloren haben. Sie würden mit völliger Deutlichkeit erkennen, dass Ihre Lektionen den Zweck verfolgen, den alten Schmerz zu heilen und die tieferen, besseren Teile von Ihnen aufzurufen, damit Sie das erfolgreichste, glücklichste Leben führen können, das Sie sich vorstellen können. Es ist nicht erforderlich, dass Sie eine Insel sind, Sie sind in sich ein optimistischer, liebevoller Mensch. Sie fangen an, die Notwendigkeit zu sehen, Ihre höchste Natur für sich zurückzuverlangen. Noch einmal: Das sind große Entdeckungen. Dank der hypnotischen Einschätzung sind Sie nicht nur möglich – sie sind *sehr wahrscheinlich*.

Wenn Sie diese Untersuchung unter Hypnose vornehmen, sehen Sie vielleicht alle möglichen Querverbindungen zwischen Ihren körperlichen Problemen und dem Grad des mentalen Unwohlseins, das Sie in sich tragen. Das wird Sie zu einer unglaublichen Entdeckung führen. Erforschen Sie es ganz offen, und Sie werden aus diesem Prozess mit einer Sammlung wertvoller Erkenntnisse hervorgehen, die Ihnen großen Einfluss auf Ihr Wohlbefinden verleihen werden.

Diese Art von Erfahrung ist normalerweise mit einer Art abenteuerlicher Ehrfurcht verbunden. Ähnlich wie bei Christoph Kolumbus, als er zum ersten Mal die Westindischen Inseln sah – ein Gefühl von „Heureka, ich hab's gefunden!". Wie dem auch sei, welche Krankheiten Sie auch in diesem Prozess entdecken sollten, Sie sollten wissen, dass ich Ihnen im restlichen Teil des Buches die Mittel in die Hand geben werde, um diese zu heilen. Das wird Sie in die Lage versetzen, das Leben zu leben, für das Sie geboren wurden. Sie tun sich selbst unglaublich viel Gutes auf dieser „Entdeckungsreise".

Laden Sie für die hypnotische Selbsteinschätzung die Induktion Beta-I auf *www.koerpergeist-heilung.de* herunter und brennen Sie sie auf eine CD. Dann bereiten Sie das Zimmer wieder so vor, dass Sie ganz privat und ungestört sein können, genau wie bei den anderen hypnotischen Übungen. Jetzt spielen Sie die CD ab. Ich werde Sie zuerst in die Hypnose und dann auf eine geführte Tour durch die Energiezentren in Ihrem Körper mitnehmen.

Wahrscheinlich wollen Sie Ihre Beobachtungen während dieses Prozesses festhalten. Das können Sie auf zwei verschiedene Arten machen. Entweder verwenden Sie einen Notizblock und einen Kuli, um Ihre Erkenntnisse aufzuschreiben, oder Sie schalten ein Tonbandgerät für die Beobachtungen ein, die Sie während des Prozesses machen werden (später können Sie sich das Tonband noch einmal anhören, oder die Aufnahme auch zu Papier bringen).

Wenn Sie sich dazu entscheiden, Ihre Beobachtungen aufzuschreiben, werden Sie während des Schreibens voll hypnotisiert bleiben. Obwohl ich Sie zu Beginn innerhalb einer ruhigen Umgebung mit der Hypnose vertraut gemacht habe, hypnotisiere ich meine Klienten oft auch in ihren eigenen Lebenswelten. Falls ich Ihnen zum Beispiel dabei helfen soll, Ihre Arbeit besser zu erledigen, würde ich Sie hypnotisieren, wenn Sie im Büro sind. Während ich Sie durch die hypnotische Einschätzung führe, mache ich in gewissen Abständen eine Pause und lade Sie dazu ein, Ihre Beobachtungen aufzuschreiben oder über sie zu sprechen. Dann werde ich Sie nach jeder Pause wieder in den tiefen hypnotischen Zustand zurückführen. Sie verlieren dabei nichts.

Die Geschichte hinter der Geschichte wird enthüllt

Am Ende dieses Prozesses werden Sie eine große Menge an Informationen gesammelt haben – Ihre bewusste Einschätzung aus Kapitel 5 und die hypnotische Einschätzung, die Sie gerade abgeschlossen haben. Jetzt haben Sie eine unglaublich tiefgehende, wertvolle Analyse, die Aufschluss über Ihre eigene *Geschichte hinter der Geschichte* gibt. Sie sind sehr nahe daran, den wirklichen Grund des mentalen Un-Wohlseins zu entdecken, der zu Ihrem schlechten Gesundheitszustand geführt hat.

Jetzt ist es an der Zeit, Ihre Geschichte zu schreiben. Aber bevor Sie damit anfangen, möchte ich Sie vor zwei Dingen warnen. Zuerst sollten Sie das „Medizinstudent-Syndrom" vermeiden. In der Medizin führt das Studium angehende Ärzte oft zu dem Schluss, dass sie selbst die Krankheit haben, mit der sie sich gerade beschäftigen, nur weil sie einige der Symptome bei sich bemerken. Achten Sie immer darauf, dass Sie Ihre eigene Geschichte verfassen und nicht die eines anderen. Unter Milliarden Menschen auf der ganzen Welt sind Sie völlig einzigartig. Schauen Sie tief in die Struktur Ihres Lebens hinein, um Ihre eigene einzigartige Geschichte zu finden.

Die zweite Mahnung betrifft die sehr menschliche Tendenz, das eigene Leben mit den Leistungen oder Erwartungen anderer zu vergleichen. Wenn es darum geht, ein genaues, ehrliches Verständnis Ihrer Geschichte zu entwickeln, müssen Sie aufpassen, dass Sie keine unrealistischen Vergleiche mit anderen anstellen. Ram Dass hat einmal eine Geschichte erzählt, die in diesem Zusammenhang von Bedeutung ist. Erinnern Sie sich daran, er kam aus einer sehr wohlhabenden Familie und begegnete daraufhin auch anderen reichen Leuten. Eines Tages saß er mit einem Freund, der zur Familie Medlon gehörte, im Flughafen von Pittsburgh. Sie befanden sich im Privatjet seines Freundes, einer luxuriösen Maschine mit 22 Sitzplätzen. Ram Dass war natürlich sehr beeindruckt von dem Flugzeug. Er bewunderte die exklusive Einrichtung und die tolle Ausstattung. „Du hast wirklich Glück, dass du so ein schönes Flugzeug besitzt", sagte er zu seinem Freund. „Ja ja", erwiderte sein Freund, „aber dieses Flugzeug ist längst nicht so toll wie das von meinem Onkel." Er wies auf ein anderes Flugzeug auf dem Rollfeld. „Es hat 40 Sitzplätze und ist viel luxuriöser ausgestattet. Ein solches Flugzeug könnte ich mir nie leisten." Das Ausmaß, in dem wir unsere eigene Geschichte herabsetzen, trivialisieren oder ihr den Glanz nehmen, wenn wir sie neidisch mit der anderer vergleichen, kann praktisch unendlich sein. Wenn wir das tun, lassen wir nicht nur den Wert und die Größe unserer eigenen Geschichte außer Betracht – wir bedenken auch nicht, was hinter der Geschichte der Menschen liegt, die wir beneiden (viele, die alles zu haben scheinen, sind in anderer Hinsicht völlig gebrochen). Versuchen Sie bei der Einschätzung Ihrer Geschichte, den Einfluss der anderen völlig herauszuhalten. Hier geht es eindeutig nicht um Konkurrenz.

Schreiben Sie es auf

Jetzt sind so weit, dass Sie schreiben können. Nehmen Sie sich ein Blatt Papier oder fahren Sie den Computer hoch und schreiben Sie die wichtigsten Dinge auf, die Sie über Ihre *Geschichte hinter der Geschichte* verstehen. Fokussieren Sie sich auf die wichtigsten Themen, auf die Dinge, die Sie an Ihrem Leben als eine epische Reise in Sachen Selbstentdeckung schätzen. Sie müssen nicht allzu viel schreiben – höchstens zwei Seiten.

Fangen Sie, wenn möglich, mit dem an, was Sie als Ihre eigene essenzielle Natur bezeichnen. Sind Sie ein Sucher, ein Lehrer, eine Friedensstifterin, eine Geliebte, ein Schriftsteller, ein Wissenschaftler, ein Sozialreformer, ein Ernährer/Elternteil, eine Unternehmerin, ein Staatsmann oder ein Heiler? Vielleicht sind Sie ja ein Mensch aus der Renaissance, der mehr als eine „Berufung" im Leben hat. Vielleicht haben sich Ihre Ziele im Laufe der Zeit verändert. Falls ja, notieren Sie diese Weiterentwicklung. Sie wollen Ihr eigenes Leben als ein Streben nach dem begreifen, was Sie am allermeisten werden wollen.

Listen Sie die geschichtlichen Triumphe und größeren Hindernisse (Personen und Ereignisse) auf – wie sie sich zu Ihrem Verständnis desjenigen verhalten, der Sie waren, der Sie werden und der Sie sein wollen. Was die Hindernisse angeht, werden Ihnen wahrscheinlich einige wiederkehrende Muster auffallen (das Leben wird uns immer wieder herausfordern, bis wir die Lektion verstehen, die ihm zugrunde liegt). Schauen Sie sich noch einmal Ihre Stärken und Herausforderungen unter dem Aspekt an, was sie über Ihre Größe enthüllen – den Held in Ihnen –, und schauen Sie sich Ihre Herausforderungen in Bezug auf die Aspekte an, die Ihnen offenbaren, in welchen Bereichen Sie sich ändern müssen. Was sollen Sie verstehen, was Sie bisher noch nicht begreifen konnten? Welche sind die zugrunde liegenden Lektionen, die das Leben versucht, Ihnen beizubringen, und die Sie noch lernen müssen?

Gehen Sie nun wieder zu den Skalen in Kapitel 5 zurück und schreiben Sie einen Satz zu jeder Skala auf, der erklärt, warum Sie sich so und nicht anders bewertet haben. Wenn Sie zum Beispiel der Liebe in Ihrem Leben einen niedrigen Wert beigemessen haben, fragen Sie sich, warum das so ist, und beantworten Sie es in einem Satz. (Beispielsweise: „Ich habe auf die emotionale Distanz meiner Eltern reagiert, indem ich mein Herz verschlossen und mich von anderen distanziert habe.") Machen Sie das auch bei den Skalen, die Ihren Schmerz und Ihre Beweglichkeit bewerten. Inzwischen wissen Sie bestimmt ganz genau, warum Sie Schmerzen haben oder in Ihrer körperlichen Beweglichkeit und Funktionalität eingeschränkt sind. In gleicher Weise sollten Sie alles aufschreiben, was Sie über die metaphorischen und symbolischen Erscheinungsbilder von Krankheit in Ihrem Körper gelernt haben. Haben Sie eine schlimme Arthritis, weil Sie Ihre emotionale Unbeweglichkeit auf Ihre Gelenke übertragen haben? Leiden Sie unter lähmenden Schmerzen im unteren Rückenbereich, weil Sie dem Leben immer in Kämpferpose gegenübertreten und einen starken Rücken brauchen, um die Last zu tragen?

Als Letztes beschreiben Sie, was Sie sich am allermeisten vom Leben wünschen: finanzielle Sicherheit, Frieden, Liebe, Mut, Anerkennung, weltliche Errungenschaften, Abenteuer und so weiter ...

Jetzt lehnen Sie sich eine Minute lang zurück und denken Sie darüber nach, was Sie gerade gemacht haben. Sie sind genau wie Kolumbus. Sie haben es gewagt, unbekanntes Terrain zu erkunden, Sie haben stürmische Meere durchquert und sind in einer bemerkenswerten neuen Welt gelandet. Sie haben Ihre *Geschichte hinter der Geschichte* entdeckt. Ihr Leben wird nie mehr dasselbe sein.

Von dieser neuen Welt aus können Sie die Teile Ihrer Geschichte angehen, die angegangen werden müssen, um Ihre Gesundheit zu verbessern. Sie können aufdecken, was Sie tun müssen, um Ihre Geschichte noch authentischer zu leben; Sie können sogar die Teile der Geschichte, die Sie für notwendig halten, ändern. In den folgenden Kapiteln zeige ich Ihnen, wie das geht.

Herzlichen Glückwunsch! Das ist ein ganz besonderer Moment! Nehmen Sie sich ein bisschen Zeit, um sich in dem Erreichten zu sonnen und sich über Ihre Entdeckungen zu freuen.

Und dann werden wir anfangen, gemeinsam die Straße zu wahrer Gesundung zu beschreiten.

Teil drei
Behandlung

KAPITEL 7

Wie es Ihnen gleich ein wenig besser geht

Da Sie jetzt Ihre Fähigkeiten herausgebildet und die Schlüssel zur Selbstanalyse erhalten haben, ist es an der Zeit für Sie, zu heilen. In diesem Abschnitt des Buchs werden Sie ein neues Instrumentarium lernen – basierend auf den Grundlagen, die Sie bereits gelernt haben –, das Sie benutzen können, um jede Form von Krankheit zu überwinden. Nachdem Sie mit diesen Werkzeugen experimentiert haben, werde ich Ihnen dabei helfen, einen Behandlungsplan zu entwerfen, der sich am besten für Ihre *Geschichte hinter der Geschichte* eignet.

Wir werden mit viel Schwung in diesen Behandlungsprozess einsteigen, indem ich Sie durch eine hypnotische Übung leite, die Ihnen dabei helfen wird, sich sofort besser zu fühlen. Wir werden Hypnose einsetzen, um Ihren Stress erheblich zu verringern. Diese Übung nenne ich den Stresskiller. Der Ablauf ähnelt ein wenig den kurzen Erfolgsübungen, die wir in den Vorworten der früheren Kapitel gelernt haben, aber er ist sehr viel wirkungsvoller. Wenn Sie den Stresskiller einsetzen, wird sich Ihr Leben ganz schnell entspannen. Sie werden sich sofort wesentlich besser fühlen und können viel zu Ihrer Genesung beitragen. Es geht ganz leicht und ist ein toller Weg, um sich für die folgenden Behandlungsmethoden in Form zu bringen.

Total gestresst

Stress ist wahrscheinlich das größte gesundheitliche Risiko, mit dem unsere Gesellschaft zu tun hat. Wir reden in unserer Kultur zwar oft über Stress, aber wir tun nicht genug, um ihn zu bekämpfen, und die meisten Leute wissen auch gar nicht genau, wie er sich äußert.

Stress kommt dann auf, wenn eine nicht akzeptable Differenz zwischen Ihren Erwartungen und Ihrem tatsächlichen Erleben existiert. Es gibt durchaus so etwas wie positiven Stress – die Herausforderungen, die in unserem Leben auftreten, haben das Potenzial, unsere körperliche und geistige Funktionalität zu verbessern. Trotzdem kann es sein, dass chronischer, übermäßiger Stress schließlich großen Schaden an Körper und Geist anrichtet und dass es wichtig für Sie ist, effektiv damit umzugehen.

Stress ist in unserer Gesellschaft zum einen deshalb so weit verbreitet, weil wir mit hoher Geschwindigkeit agieren, und zum anderen, weil wir unendlich viele Möglichkeiten zur Verfügung haben. Diese Möglichkeiten schaffen sehr hohe Erwartungen. Interessanterweise leben Menschen in armen ländlichen Kulturen, wo es praktisch keine Möglichkeiten gibt, ohne große Bedürfnisse. Trotzdem leiden sie unter weniger Stress, weil sie nicht die Erwartung haben, dass das Leben anders sein könnte oder sollte. Ein Mensch, der mit seinen persönlichen Erwartungen im Einklang lebt, hat keinen Stress, selbst wenn seine Lebensbedingungen ungünstig sind.

Stress hat sowohl eine geistige als auch eine körperliche Komponente. Die geistigen Bestandteile schließen Dinge ein wie Ärger oder Wut, Furcht oder Terror, fragmentiertes oder verzerrtes Denken, Ungeduld, Launenhaftigkeit, Gedächtnisverlust, Angst und Depression. Auf der körperlichen Ebene aktiviert Stress den sympathischen Teil des Nervensystems und setzt Stresshormone frei, die die Produktion von Adrenalin und die Durchblutung der wichtigsten Muskelgruppen erhöhen. Der Körper benötigt Kraft, weil er „glaubt", dass er vor etwas weglaufen oder etwas bekämpfen muss. Das ist die sogenannte Kampf-oder-Flucht-Reaktion. In diesem Modus fließt mehr Blut zum Herzen und den größeren Muskeln und dementsprechend weniger zum Verdauungssystem und anderen wichtigen Organen, die nicht unmittelbar zum Fliehen oder Kämpfen gebraucht werden. Wir kennen alle die direkten Auswirkungen: trockener Mund, motorische Aufgeregtheit, Schwitzen, erhöhter Herzschlag, höherer Blutdruck, vergrößerte Pupillen, Schlaflosigkeit und geistige Unruhe.

Das Problem ist, dass unser Lebensstil viele Stressfaktoren beinhaltet, die die Kampf-oder-Flucht-Reaktion permanent aktivieren. Dauerhafter Stress führt zu schlechter Verdauung, Problemen mit dem Autoimmunsystem, Drüsenkrankheiten, verlangsamten Heilprozessen und einer mangelhaften Funktionsweise maßgeblicher Organe.

Die Auswirkungen von Stress nehmen nach und nach zu und sind recht heimtückisch. Körper und Geist kennen einen Weg, sich an chronischen Stress zu gewöhnen – bis das System ihn nicht länger erträgt und mit einem Nervenzusammenbruch, körperlichen Störungen oder einer schweren Krankheit reagiert. Stress fängt in der Kindheit an und wächst schrittweise – so schleichend, dass Sie zuerst gar nicht merken, wie er sich aufbaut. Es ist wie in der alten Parabel mit dem Frosch und dem Topf Wasser. Wenn man einen Frosch in einen Topf mit kochendem Wasser wirft, so heißt es in dieser Parabel, dann springt er sofort heraus. Wenn man ihn jedoch in einen Topf mit kaltem Wasser wirft und das Wasser dann langsam erhitzt, bis es zu kochen anfängt, wird der Frosch im Topf bleiben und zu Tode verbrühen. Dasselbe gilt für Sie und den Stress. Wenn die Menge von Stress, die Sie in Ihrem ganzen Leben angehäuft haben, Sie auf einen Schlag treffen würde, würde Sie das überwältigen. Der Stress würde Sie dazu zwingen, auf der Stelle mit ihm fertig zu werden. Aber da er sich schrittweise erhöht, spüren Sie gar nicht, dass Sie „am Kochen sind". Das ist besonders problematisch, wenn Sie bereits erkrankt sind; dann können Sie sich einfach keinen zusätzlichen Stress leisten.

Stress hat ganz unterschiedliche Quellen. Hohe Verantwortung und große Verpflichtungen stehen ganz oben auf der Liste: unbezahlte Rechnungen, ein chronisch krankes Kind oder kranker Partner, eine Reihe wichtiger Projekte mit zeitigen Abgabeterminen bei der Arbeit, für die zu wenig Personal vorhanden sind, und so weiter. Schwierige Beziehungen sind ein weiterer Übeltäter – wenige Dinge im Leben stressen uns mehr als ein gefühlloser, gewalttätiger Elternoder Geschwisterteil, ein untreuer oder betrügerischer Ehepartner oder ein wütender Chef.

Alle wichtigen Ereignisse im Leben – zum Beispiel ein Umzug, ein Todesfall in der Familie oder eine Scheidung – sind stressig. Selbst so positive Ereignisse wie eine Hochzeit oder die Geburt eines Kindes verursachen Stress. Unglücke wie Autounfälle, terroristische Anschläge oder Naturkatastrophen sind äußerst stressig und schädlich und haben schwere negative Konsequenzen für Individuen, Familien und große Teile der Bevölkerung.

Unsere Umgebung produziert ebenfalls Stress – zu viel Lärm, Stau in der Hauptverkehrszeit, lange Schlangen. Irgendwann verinnerlichen wir die gesellschaftlichen Erwartungen. Daher stresst es uns auch, wenn wir versuchen, ein anständiges Gehalt zu verdienen, in einer guten Nachbarschaft zu wohnen, modische Kleidung zu tragen, die perfekte Frisur zu haben, das richtige Auto zu fahren und aktiv in den Angelegenheiten von Schule, Kirche und Gemeinde mitzuarbeiten.

Fortgeschrittenes Alter und eine chronische Erkrankung sind aus unverkennbaren Gründen stressig. Wenn der Körper den alltäglichen Anforderungen nicht mehr gewachsen ist, wird die Kluft zwischen unseren Erfahrungen und unseren Erwartungen immer größer. Chronischer Schmerz ist in und an sich bereits ein wichtiger Stressfaktor. Akuter Schmerz der Art, wie man ihn bei einer Geburt, bei einer Verletzung oder einer Operation erlebt, löst ebenfalls Stress als typische Reaktion aus. Stress kann außerdem das Ergebnis von schlechter Ernährung, zu wenig Schlaf oder zu wenig körperlicher Betätigung sein, und er kann sogar durch Erfahrungen ausgelöst werden, die man sich nur einbildet, wie schreckliche Träume oder Horrorfilme. Eigentlich kann uns alles stressen.

Ich arbeite sehr viel mit Kriegsveteranen. Vor etwa zwei Jahren kam ein 55-jähriger Vietnamveteran zu mir, weil er unter einer Posttraumatischen Belastungsstörung (PTBS) litt, einem Problem, an dem viele Kriegsveteranen leiden. Es handelt sich in diesen Fällen immer um eine Wiederholung der bewussten und unbewussten Traumata, außerdem existiert bei solchen Menschen eine erhöhte

Anfälligkeit für jede Form von Stress. Dieser Mann, der mit vielen Tapferkeitsmedaillen ausgezeichnet worden war, hatte nach dem Krieg eine erfolgreiche Karriere als Vizepräsident einer großen Elektronikfirma durchlaufen. Er hatte sich verliebt, geheiratet und eine Familie gegründet, aber die Symptome der PTBS verfolgten ihn noch immer. Dreißig Jahre nach dem Krieg konnte er immer noch nicht durchschlafen. Wieder und wieder durchlebte er die Erinnerungen an die schrecklichen Situationen auf dem Schlachtfeld. Er hatte mit ansehen müssen, wie sein bester Freund direkt neben ihm in die Luft gesprengt worden war. Er hatte es nie geschafft, sich von der Schuld zu befreien, die er verspürte, weil es ihm nicht gelungen war, seinen Freund oder andere Mitglieder seiner Einheit zu retten. Er wurde von Angstschüben und Wutanfällen übermannt. Tabletten gegen die Angst hatten ihm nicht wirklich helfen können. Obwohl er alles versucht hatte, um seine Symptome in den Griff zu bekommen, schadete er mit seinem launischen Verhalten den Menschen, die er liebte. Seine Ehe und die Beziehung zu seinen Kindern fielen im wahrsten Sinne des Wortes dem Vietnamkrieg zum Opfer. Der ständige Druck auf sein Herz durch das chronisch hohe Stressniveau führte schließlich zu einem schweren Herzanfall, der ihn dazu zwang, sich frühzeitig pensionieren zu lassen. Danach musste er alles langsamer angehen, nahm Tabletten für sein Herz und litt unter einer Angina sowie schweren Schwächeanfällen, wenn er sich überanstrengte.

Er war ein rechtschaffener, mutiger Mann und ich empfand unglaublich viel Mitgefühl für ihn. Unsere gemeinsame Arbeit beinhaltete auch den Einsatz von Hypnose, um seine Kriegserlebnisse, die sich immer wieder in seinem Unterbewussten abspielten, ausfindig zu machen und loswerden zu können. Dabei gelang es uns, das chronische Stressreaktionssyndrom, das für seinen schlechten emotionalen und körperlichen Gesundheitszustand verantwortlich war, abzubauen. Wir versetzten ihn auch in Hypnose, um ihm dabei zu helfen, Zugriff auf das Überbewusstsein zu erlangen, wo er den Frieden und die Freude fand, die er so lange vermisst hatte. Er fing an, regelmäßig zu meditieren. Er entdeckte seine *Geschichte hinter der Geschichte* und begann, authentisch zu leben – der Kern seiner Suche bestand darin, vom Kämpfer zum Liebhaber zu werden. Der Zustand seines Herzens verbesserte sich so sehr, dass er keine Schmerzen oder Schwächephasen mehr hatte. Er konnte wieder durchschlafen und setzte die angstlösenden Medikamente ab. Die Symptome seiner Posttraumatischen Belastungsstörung verschwanden schließlich ganz, und er startete eine neue Karriere. Er fand eine neue Freundin und war endlich befreit von dem Stress, der ihn über 30 Jahre lang geplagt hatte.

Wie hört sich diese Geschichte für Sie an? Hatten Sie als Kind, Jugendlicher oder junger Erwachsener mit extremen Schwierigkeiten zu kämpfen? Das Schlachtfeld des Lebens hat viele von uns in unserer Jugend in Angst und Schrecken versetzt. Ein Großteil der Angst und der Depressionen, unter denen wir als Erwachsene leiden, stammt aus frühen Traumata, die unaufgelöst bleiben.

Stress hat zwei Stadien. Als Erstes ereignet sich die stressreiche Erfahrung selbst. Nehmen wir an, Ihre Mutter starb, als Sie neun Jahre alt waren, und das war für Sie sehr belastend. Das zweite Stadium schließt ein, wie Sie darauf reagiert haben. Wenn Ihr Vater und der Rest der Familie Sie liebevoll unterstützt hätten, hätte Ihnen das dabei geholfen, zu verstehen, dass der Verlust nichts mit Ihnen zu tun hatte. Sie hätten Sie geliebt und beschützt. Vielleicht hätte Ihr Vater sogar einen Psychotherapeuten mit Ihnen aufgesucht oder mit Ihnen Trauerarbeit geleistet, um die ganze Sache aufzuarbeiten. So wäre Ihr Vater immer ein Fels der Liebe geblieben, auf den Sie sich in Ihrem ganzen Leben verlassen konnten. Wenn all das sich genau so zugetragen hätte, hätten Sie sehr wahrscheinlich von dem Stress geheilt werden können, den der Tod Ihrer Mutter ausgelöst hatte. Außerdem hätten Sie Ihre emotionale Intelligenz weiterentwickeln können – wahrscheinlich wären Sie ein Profi für stressige Lebenslagen geworden.

Aber was wäre passiert, wenn Ihr Leben nach dem Tod Ihrer Mutter weniger liebevoll, dafür aber ein wenig komplizierter geworden wäre? Vielleicht war Ihr Dad ja zu sehr mit seinem eigenen Leid beschäftigt, um auf Ihre Bedürfnisse einzugehen, und er ließ Sie mit sich allein, sodass Sie selbst herausfinden mussten, wie Sie mit dem Problem fertig werden sollten. Es ist sehr gut möglich, dass

Sie in diesem Vakuum mit den folgenden Störungen in Bezug auf Ihre Gedanken und Gefühlen umgehen mussten: „Ich muss etwas falsch gemacht haben, weil das passiert ist ... das ist mein Fehler ... bestimmt werde ich in der Hölle schmoren, weil ich mich vor ihrem Tod noch mit Mutti gestritten habe ... ich verdiene das ... Dad wird sich nie wieder beruhigen ... ich muss mich um Dad und meinen kleinen Bruder kümmern ... ich bin total am Ende." Sie würden von Scham, Schuld, Verwirrtheit und Ohnmacht überwältigt werden und sich verlassen und verloren fühlen, so als ob das Leben bereits vorbei wäre. Diese Muster würden ganz tief in Ihr Unterbewusstsein einsinken und Sie das ganze Leben lang verfolgen. Immer wenn das Leben Ihnen einen Ball zuspielen würde – wenn Ihr Chef Ihnen zum Beispiel sagen würde, dass Sie schlechte Arbeit für ein wichtiges Projekt geleistet hätten –, würden Sie wieder dieselbe Scham, Schuld, Verwirrtheit, Ohnmacht, das Gefühl des Verlassenseins und die Angst verspüren, dass das Leben vorbei sei. Wenn Sie aus Ihrer Jugend ein Trauma, eine Missbrauchserfahrung oder andere extrem stressbelastete Vorfälle, mitbringen und dieses nicht bewältigt haben, verbindet Sie höchstwahrscheinlich mehr mit diesem Kriegsveteranen, als Sie sich vorstellen können.

Wie man damit umgeht

Es gibt viele Wege, um Stress zu bekämpfen. Die Methoden, die in diesem Buch angeboten werden, sind in der Lage, ihn vollständig und dauerhaft zu vertreiben – unabhängig davon, wie stressig Ihr Leben ist und wie viel Stress sie aus Ihrer frühesten Jugend mitbringen. Sie können von all dem befreit sein. Aber in diesem Kapitel geht es darum, den Stress, die Sie mit sich herumtragen, um mindestens 50 % zu reduzieren, indem Sie eine ganz einfache hypnotische Übung machen. Das ist ein gelungener Start, und ich verspreche Ihnen, dass wir uns später um den Rest kümmern werden.

Um zu verstehen, wie diese Übung funktioniert, müssen Sie wissen, wie man Stress am besten minimiert. Zwei ganz normale Reaktionen auf Stress werden bei Ihnen einfach nicht gut genug funktionieren. Bei der einen versucht man, sich einen Weg aus der stressigen Situation „herauszudenken". Das kann manchmal zwar hilfreich sein, aber Sie können nicht jedes Problem mittels Logik lösen. Lassen Sie uns davon ausgehen, dass Ihr Problem einfach bestehen bleibt, egal wie sehr Sie es analysieren und logisch damit befassen. Wenn Sie einem unlogischen Problem immer wieder mit Logik begegnen, wird Ihr Denken verzerrt. An diesem Punkt werden Sie wie der Mann enden, der sich in den Nebenstraßen von West Virginia verirrt hat. Er fährt nach links und nach rechts, den Hügel rauf und wieder runter und versucht, ohne Karte und einem kaputten Kompass den Weg aus den Bergen herauszufinden.

Die zweite Reaktion, die selten greifbare Resultate bringt, ist zu versuchen, sich mit Willenskraft einen Weg aus einer stressigen Situation „freizukämpfen". Diese Herangehensweise hilft Ihnen vielleicht, die gegenwärtige Krise zu überstehen, aber sie wird letztlich nur noch mehr Stress erzeugen. Wenn regelmäßig stressige Ereignisse auf Ihrem Radarschirm auftauchen (wie bei den meisten von uns), können Sie sie nicht allein durch Willenskraft überwinden. An einem bestimmten Punkt wird der ganze angesammelte Stress Sie wieder einholen. Sie müssen runterkommen und lang genug das Tempo drosseln, um ihn in den Griff zu kriegen.

Genau an diesem Punkt tritt der Stresskiller auf den Plan.

Um sich von Stress zu befreien, müssen Sie ganz aus dem Bewusstsein heraustreten. Ihnen stehen dabei zwei Optionen zur Verfügung. Sie können meditieren, um Zugang zum Überbewusstsein zu erlangen (wie wir es in Kapitel 4 besprochen haben), oder Sie können Vorstellungskraft und Visualisierung einsetzen, um ins Unterbewusstsein einzutreten. Meditation wird mit Sicherheit funktionieren, aber ihre wahren Vorteile erscheinen erst, nachdem Sie sie wirklich viele Stunden praktiziert haben. In diesem Kapitel werden wir hypnotisch geführte Visualisierungen verwenden, um das Unterbewusstsein anzuzapfen und Sie deutlich messbar *sofort* von Stress zu befreien.

Der Stresskiller

Sie werden unglaublich ent-stresst aus dieser Hypnoseübung hervorgehen. Sehr wahrscheinlich sagen Sie dann zu sich selbst: „Ich hatte ja keine Ahnung, dass ich am Anfang so sehr unter Stress stand." So viel besser werden Sie sich hinterher fühlen!

Laden Sie die Induktion Gamma-I auf *www.koerpergeistheilung.de* herunter. Stellen Sie das Telefon ab, dimmen Sie das Licht, unterbinden Sie so viele Ablenkungen wie möglich, machen Sie es sich gemütlich und spielen Sie den Download ab. Er wird Sie in einen hypnotischen Zustand führen, der Ihnen erlauben wird, Ihren Stress einfach dahin schmelzen zu lassen.

Wenn Sie den hypnotischen Stresskiller wieder verlassen, achten Sie auf Ihre körperliche Verfassung. Es sollte Ihnen wesentlich besser gehen. Die meisten Leute berichten von einer 50%igen Reduzierung von Stress oder einer entsprechenden Verbesserung Ihrer allgemeinen Funktionsfähigkeit. Vielleicht können Sie Ihren Arm höher heben als vorher, leichter atmen oder Treppen steigen, ohne müde zu werden. Wenn Sie diese Hypnoseübung häufig wiederholen, wird ihre Heilkraft immer stärker.

Dem Programm folgen und jeden Tag gesünder werden

Sie haben bereits begonnen, Meditation zu praktizieren. Wenn Sie dreimal die Woche meditieren, haben Sie bestimmt gespürt, dass sich Ihr Gesundheitszustand gebessert hat. Jetzt sollten Sie den Stresskiller zu Ihrem wöchentlichen Programm hinzufügen. Sie werden merken, dass die Wirkung durchschlagend ist. Meditieren Sie auch weiterhin drei oder vier Mal in der Woche (oder benutzen sie die hypnotisch geführte Meditation, wenn Sie das vorziehen) und setzen Sie den Stresskiller in den Tagen dazwischen ein. Machen Sie das etwa eine Woche und achten Sie darauf, was mit Ihnen geschieht. Beobachten Sie, wie sich Ihr Stress auflöst und Ihre Gesundheit sich erheblich verbessert. Ihnen wird auffallen, wie glücklich und froh Sie plötzlich sind.

Bestimmt werden Sie auch merken, dass Sie erfüllt sind von positivem Denken. Diese Methoden werden Ihnen unglaubliche Ebenen von Inspiration eröffnen, weil sie Ihnen zeigen, was möglich ist, wenn Sie die Praxis nur weiter verfolgen. Während Sie sich jeden Tag besser fühlen, denken Sie darüber nach, dass das Ausmaß an Verbesserung, das Sie erzielt haben, nur die Spitze des Eisbergs ist. Sie haben noch nicht einmal begonnen, die fortgeschrittenen Methoden zu benutzen, die Sie auf den nächsten Seiten lernen – Methoden, die Sie auf wunderbare Heilungsebenen führen werden.

Ihre körperlichen Gebrechen haben Sie vielleicht entmutigt und gestresst, und Sie machen sich Sorgen über Ihren Zustand. Es wäre nicht menschlich, wenn dem nicht so wäre. Aber wenn man bedenkt, was Sie inzwischen über die Macht des Geistes wissen, realisieren Sie jetzt, dass all diese Sorgen gegen Sie gearbeitet und es Ihnen erschwert haben, gesund zu werden. Mit den Übungen in diesem Kapitel und der wirklichen Verbesserung, die Sie verspüren, werden Sie in Schwung kommen und Ihre Gesundheit in die richtigen Bahnen lenken. An diesem Punkt sollten Sie sich selbst sagen, dass Sie *tatsächlich* gesund werden. Sie sind es wert; Sie verdienen es, gesund und glücklich zu sein. Sie wissen, dass Sie die Macht haben, Ihre Ziele zu erreichen.

Und das Beste kommt erst noch.

KAPITEL 8

Hypnotisches Vorgespräch

Die Menschen werden tief in die Hypnose eintauchen und auch in der Lage sein, ihre Vorteile zu genießen, wenn sie wissen, was sie erwarten können und wie es funktioniert. Dieses Vorgespräch mache ich als Einführung mit all meinen Klienten. Lesen Sie sich die folgenden Seiten durch, auch wenn Sie glauben, dass Sie bereits genug über Hypnose wissen. Ein gutes hypnotisches Vorgespräch ist *absolut* wichtig für den Erfolg.

Ich werde Ihnen diese Informationen auf zwei Ebenen präsentieren – auf der Ebene des Bewusstseins und des Unterbewusstseins. Auf der bewussten Ebene werden Sie ein paar faszinierende Dinge darüber lernen, wie der Geist funktioniert, und Sie werden Wissen erwerben, das sich sofort positiv auf Ihr Befinden auswirken wird. Der größte Teil des Vorgesprächs „spricht" jedoch zu Ihrem Unterbewusstsein, um Zweifel und andere mentale Blockaden zu beseitigen, die jemand davon abhalten, tief in die Hypnose zu sinken und optimal davon zu profitieren. Auf den folgenden Seiten werden Sie sehen, dass ich Ihnen diese Botschaft auf viele unterschiedliche Weisen vermittle. Ich erzähle Ihnen eine Geschichte oder benutze Metaphern, um Ihnen ein Argument zu verdeutlichen, das ich bereits vorgetragen habe. Warum? Das Unbewusste reagiert auf diese Wiederholungen und „lauscht" den Geschichten und Metaphern. Auch hier bitte ich Sie, bleiben Sie dran. Ich mache das nicht, um Ihnen zu beweisen, wie viel ich weiß. Ich mache es, weil es Ihnen helfen wird.

Ich habe so lange darauf gewartet, um Ihnen diese Informationen zu vermitteln, weil ich wollte, dass Sie in der Lage sind, sich an den Wundern dieser schnell wirkenden Methoden zu erfreuen, die wir in den Vorworten der vorherigen Kapitel eingesetzt haben. Aber jetzt, da wir kurz davor sind, einen Sprung in die Tiefe zu wagen, möchte ich, dass Sie komplett vorbereitet sind.

In diesem Kapitel werde ich mit dem Mythos der Hypnose aufräumen und Ihnen ein paar Einzelheiten über die geschichtliche Entwicklung dieses wichtigen klinischen Werkzeugs erzählen. Danach werde ich beschreiben, wie sich die Hypnose anfühlt, und ein wenig über die verschiedenen Stadien der Hypnose sprechen. Ich werde den Prozess beschreiben und Ihnen sagen, wie Sie sich selbst in einen tiefen hypnotischen Zustand versetzen können, damit Sie seine Vorteile genießen können. Danach können Sie loslegen.

Mythen über Hypnose

Sie werden tief in die Hypnose eintauchen, wenn Sie erst wissen, worum es sich dabei genau handelt – und das ist eben nicht das, was die Leute darüber denken. Es gibt verschiedene Mythen über Hypnose in unserer Kultur. Sie entspringen zwei Quellen: Missverständnisse in Bezug auf überholte hypnotische Methoden und das gewagte Theater der Hypnose, die auf der Bühne präsentiert wird.

Mindestens seit dem letzten Jahrhundert beherrschen Leute, die in Hypnose trainiert waren, auch Methoden der Bewusstseinskontrolle oder das, was man „autoritäre Hypnose" nennt. Hypnotiseuren, die diese Methode beherrschen, wurde ursprünglich beigebracht, einer Person (die hypnotisiert wird) vorzutäuschen, dass der Hypnotiseur die Kontrolle über dessen Geist hat. An diesem Punkt gab die Person die Kontrolle über den eigenen Geist auf, weil sie glaubte, dass der Hypnotiseur diese bereits übernommen hätte. Am Ende der Sitzung suggerierte der Hypnotiseur dem Probanden posthypnotische Amnesie und führte ihn dann aus der Hypnose heraus. Das ist der Moment, an dem die Person dann sagt: „Herr Doktor, wo bin ich gewesen?"

Autoritäre Hypnose wird schon *lange* nicht mehr in Kliniken der USA eingesetzt. Der Anteil der autoritären Hypnose an den Hypnosetechniken, die heute in Praxen von Therapeuten eingesetzt werden, beläuft sich auf weniger als 10 %. Dennoch leiten sich die meisten Mythen, die sich um die Hypnose ranken, von dieser Methode ab, teilweise weil sie noch immer in Form der Bühnenhypnose, also als Unterhaltungsprogramm, weiterlebt. Wie ich bereits in Kapitel 3 erwähnt habe, gibt es einen großen Unterschied zwischen der Bühnenhypnose und der therapeutischen Hypnose, die wir anwenden werden.

Autoritäre Methoden (der Bewusstseinskontrolle) funktionieren nicht bei jedem. Ein ausgezeichneter Hypnotiseur wird in der Lage sein, weniger als 70 % der Menschen mit diesen Methoden in Trance zu versetzen. Sie funktionieren einfach nicht bei Leuten wie mir, die nicht gern die Kontrolle abgeben. Ich habe eine sehr starke Psyche und fühle mich schon nicht wohl dabei, die Kontrolle über meinen kleinen Finger abzugeben. Wenn es Ihnen ebenso geht, würde die autoritäre Methode auch bei Ihnen nicht anschlagen. Ein Grund, warum die Bühnenshows funktionieren, besteht darin, dass Bühnenhypnotiseure vorher schon Teilnehmer nach dem Kriterium der „Suggestibilität" (Beeinflussbarkeit) auswählen. Menschen, die sich leicht etwas erzählen lassen, reagieren gut auf autoritäre Methoden. Von denen, die mit diesen Methoden hypnotisiert werden *können,* wird nur ein Viertel in die tiefe Hypnose eintauchen. Dieser Prozentsatz ist zu klein, um für unsere gemeinsame Arbeit nützlich zu sein. Wenn Sie die Vorteile der Hypnose genießen wollen, müssen Sie in der Lage sein, sich vollkommen darauf einzulassen.

Hier kommen die drei Mythen, die der gängigen Verwendung der autoritären Hypnosemethoden entstammen:

- Wenn Sie hypnotisiert werden, haben nicht Sie, sondern hat der Hypnotiseur die Kontrolle.
- Sie wissen nicht, was um Sie herum passiert, während Sie sich in Hypnose befinden.
- Sie werden sich nicht daran erinnern, was geschehen ist, während Sie hypnotisiert waren.

Diese Mythen sind Artefakte der autoritären Methode. Wenn Sie dieses Beförderungsmittel nicht benutzen, bekommen Sie diese Ergebnisse nicht. Wir verwenden keine autoritären Methoden, daher werden wir auch die komplette Kontrolle behalten.

Wir nutzen die modernen klinischen Methoden. Dabei werden Sie die ganze Zeit die Kontrolle haben, sich voll bewusst sein, was passiert, und sich an alles erinnern. Bei dieser Show führen Sie die Regie.

Zwischen 1978 und 1985 bewegte sich das Feld der klinischen Hypnose weg vom Gebrauch der autoritären und hin zum Einsatz der „permissiven Methoden". 1978 kam die Generation der Babyboomer an die Macht – die erste antiautoritäre Generation, die dieser Verlagerung der klinischen Methoden gefolgt ist. Wir waren gegen die Regierung, gegen den Krieg und gegen die Diskriminierung. Und in medizinischen Kreisen waren wir gegen die Bewusstseinskontrolle. Und wir hatten Recht mit dem, was wir fühlten: Es ist keine gute Idee, Macht über jemand anderes Bewusstsein auszuüben. Der freie Wille ist das, was die Erleuchtung voranbringt.

Am Ende der 1970er-Jahre bewegte sich das gesamte Fachgebiet hin zu den permissiven Behandlungsarten. Methoden der Progressiven Muskelentspannung (PME), die sich stark auf die Verwendung geführter Visualisierungen stützen, sind die gängigste permissive Herangehensweise, die in der Hypnose genutzt wird. In Kapitel 7 habe ich PME verwendet (ein warmes, entspannendes Gefühl ergreift Sie, während Sie an einem tropischen Strand liegen und den Wellen lauschen, die ans Ufer spülen). Fast 80 % der hypnotischen Induktionen, die heute in der Praxis eines Therapeuten eingesetzt werden, stützen sich auf diese PME-Methoden. Warum? Sie sind leicht, zulassend (lassen dem Klienten die Kontrolle) und entspannend, deshalb mögen die Leute sie. Etwa 90 % der Menschen lassen sich mittels permissiver Methoden in Hypnose versetzen. Dass dieser Prozentsatz höher ist als der der autoritären Methode, hat damit zu tun, dass er die Menschen mit einbezieht, die es nicht mögen, die Kontrolle aufzugeben. Die restlichen 10 %, die sich immer noch nicht mit permissiven Methoden in Hypnose versetzen lassen können, sind Leute, die Probleme haben, sich zu entspannen.

Ende der 1980er-Jahre fing das Feld der klinischen Hypnose an, sich in die dritte Phase seiner Entwicklung zu bewegen, basierend auf den letzten Ergebnissen der Hirnforschung. Das Ergebnis: eine moderne klinische Hypnose, die heute von fortschrittlichen Praktizierenden in einer klinischen Umgebung eingesetzt wird. Diese Form der Hypnose werden wir verwenden. Wir werden permissive Methoden benutzen, bei denen Sie die Kontrolle behalten, zusammen mit modernen Techniken, um Ihren Trancezustand zu vertiefen. Mit dieser Methode sinken fast 100 % der Probanden schnell in die tiefe Hypnose – ohne einzuschlafen. Und im Rahmen dieser Herangehensweise können Sie den Weg hinein entspannt oder kontrolliert angehen, was immer Sie auch vorziehen.

Bei 90 % der Leute werden die Methoden, die wir benutzen, ein schönes, entspanntes Gefühl auslösen. Wenn ich Leute in die Hypnose führe und sie wieder daraus entlasse, erzählen sie mir anschließend häufig, was für ein wunderbar entspanntes Gefühl sie haben. Aber rein fachgerecht ist dieses „Sich-entspannt-Fühlen" ein Nebenprodukt und nicht Sinn und Zweck der Hypnose selbst. Manche Leute können sich nicht vollständig entspannen, besonders wenn sie unter einer hohen Belastung mit mentalem oder körperlichem Stress in diesen Prozess einsteigen. Wenn Sie dazugehören, werden Sie trotzdem in die tiefe Hypnose sinken. Und sobald Sie das, was Sie unter Hypnose erreichen können, geschafft haben, wird Ihr Stress (und selbst der Schmerz in Ihrem Körper) verschwinden.

Das führt mich zu zwei anderen Mythen über Hypnose: dass Hypnose und Entspannung ein und dasselbe sind und dass Sie entspannt sein müssen, um tief in die Hypnose gehen zu können. Das ist kompletter Unsinn. Wenn Hypnose und Entspannung dasselbe wären, würden wir uns mit der Hypnose gar nicht aufhalten. Wir würden die Leute an den Strand schicken und Ihnen sagen, Sie sollten sich massieren lassen oder sich im Whirlpool vergnügen. Das ist total absurd, aber dennoch werden Sie es von Praktizierenden hören, die meiner Meinung nach nicht gut genug trainiert sind. Sie müssen nur dann entspannt sein, um sich hypnotisieren zu lassen, wenn Sie entspannungsorientierte Methoden wie die Progressive Muskelentspannung benutzen. Mit den Methoden, die wir anwenden, werden Sie auf jeden Fall tief gehen.

Jetzt lassen Sie uns einmal die beiden anderen Befürchtungen in Betracht ziehen, die jemanden davon abhalten können, in die tiefe Hypnose zu gehen. Zuerst einmal fragen sich die Leute oft, ob Sie in der Lage sind, sich hypnotisieren zu lassen. Ohne Sie zu kennen, kann ich Ihnen sagen, dass die Antwort Ja lautet. Jeder kann hypnotisiert werden. Hypnose ist ein ganz natürlicher Zustand des menschlichen Bewusstseins. Wir alle gehen den ganzen Tag über in die Hypnose und wieder hinaus (eine Tatsache, die ich im nächsten Abschnitt dieses Kapitels untersuchen werde). Wenn Sie versucht haben, sich hypnotisieren zu lassen, und es fehlgeschlagen ist, dann aus dem Grund, dass ihr Therapeut nicht besonders gut war oder dass Sie nicht wollten, dass es gelingt. „Ich kann nicht hypnotisiert werden", höre ich häufig von Leuten, kurz bevor ich sie zum ersten Mal tief in Hypnose versetze. Wenn Sie die Hypnose ausprobieren wollen und sich von einer gut ausgebildeten klinischen Fachkraft anleiten lassen, wird es bestimmt auch bei Ihnen gelingen.

Eine zweite Sorge wird häufig von Leuten geäußert, die Angst haben, dass sie, wenn sie einmal hypnotisiert wurden, in diesem Zustand gefangen sind und nicht wieder herauskommen. Das ist unmöglich – die permanente Stimme des Hypnotherapeuten ist vonnöten, um Sie unter Hypnose zu halten. Ansonsten wachen Sie nämlich schon nach ein paar Minuten wieder aus der Hypnose auf oder schlafen ein und wachen zehn Minuten später wieder auf und fühlen sich erfrischt. Natürlich gibt es eine sehr tiefe Ebene von Hypnose, die so wohltuend und heilend für Körper und Geist ist, dass Sie vielleicht gar nicht zurückkommen *wollen*. In diese Zustände versetze ich Leute recht oft. Sie sagen dann zu mir: „Hol mich ja nicht hier raus, Rick. Das ist fantastisch. Ich will gar nicht zurück!" Aber natürlich können Sie ohne die Hilfe eines Therapeuten gar nicht in der Hypnose bleiben. Sie können nicht *in der Hypnose gefangen* sein.

Wie fühlt es sich an?

Manche Leute glauben, dass Sie sich wie in irgendeinem komischen Traumzustand fühlen, wenn Sie in der Hypnose sind. Nichts könnte weniger wahr sein. Ein Mensch unter Hypnose ist sehr fokussiert und sich dessen bewusst, worauf er sich konzentriert.

Wir alle bewegen uns durch hypnotische Zustände, auf unterschiedlichen Ebenen, jeden Tag. Es gibt drei grundsätzliche Ebenen der hypnotischen Tiefe: tiefe, mittlere und leichte Trance.

Jeder Mensch geht kurz vor dem Einschlafen (hypnagoger Zustand) und kurz vor dem Aufwachen (hypnopomper Zustand) in die tiefe Hypnose. Ihr Bewusstsein geht nicht direkt vom Wachzustand in den Schlaf über oder umgekehrt. Stattdessen gehen Sie vom Wachzustand in die tiefe Hypnose und dann in den Schlaf über. Wenn Sie schlafen, müssen Sie in die tiefe Hypnose gehen, um aufzuwachen. Ohne den Übergang in die tiefe Hypnose könnten Sie also gar nicht einschlafen oder aufwachen. Wenn Sie jede Nacht schlafen, erfahren Sie wenigstens zweimal am Tag den Zustand tiefer Hypnose.

Wir alle kennen mittlere hypnotische Zustände. In Kapitel 3 habe ich Ihnen das bekannte Beispiel der hypnotischen Wirkung der Autobahn genannt: Sie biegen in Ihre Einfahrt ein und können sich nicht erinnern, wie Sie nach Hause gefahren sind. Immer wenn Sie den „Autopilot anschalten", ohne bewusst darüber nachzudenken, sind Sie in einem mittleren Zustand der Wachhypnose – während Ihr bewusster Geist total mit etwas beschäftigt ist, übernimmt der unbewusste Geist die Kontrolle und erledigt den Job – und Sie merken fast gar nichts davon. Haben Sie noch nie eine ganz normale Tätigkeit absolviert, wie zum Beispiel den Abwasch nach einem feierlichen Essen, als Ihre Gedanken abgewandert sind – und eh Sie sich versehen, ist das Geschirr abgewaschen, und Sie können sich kaum daran erinnern, dass Sie das getan haben? Das ist ein Zustand mittlerer Hypnose.

Leichte hypnotische Zustände kommen sehr häufig vor. Beispielsweise arbeiten Sie im Café um die Ecke auf Ihrem Notebook an einem wichtigen Projekt. Es ist Mittagszeit und es herrscht ziemlich viel Lärm im Hintergrund – Musik, viele Gäste, Kellner, die Bestellungen aufnehmen –, aber Sie sind so sehr auf Ihre Arbeit fokussiert, dass Sie nichts davon hören. Der Lärm wird einfach ausgeblendet, als würde er gar nicht existieren. Das ist ein sehr alltäglicher leichter Hypnosezustand.

Das heißt, Sie driften bereits ganz natürlich mehrmals am Tag durch hypnotische Zustände. Diese natürlichen hypnotischen Zustände nennen sich „Wachhypnose". Wenn Sie von einem ausgebildeten Hypnotherapeuten induziert werden, bezeichnen wir sie als „formale Hypnose". Trotzdem ist es derselbe verdammte Zustand – egal wie Sie in ihn gelangen.

Wenn Sie sich daher in Hypnose versetzen lassen, wird es Ihnen nicht wie irgendein komischer veränderter Zustand vorkommen. Sie werden denken: „Oh, das kenne ich ja schon. Ich habe es bisher nicht Hypnose genannt, aber jetzt versteh ich." Sie tun es jeden Tag, mehrmals am Tag, und jetzt werden Sie lernen, wie Sie von sich aus dort hineingelangen können – auf Wegen, von denen Sie immens profitieren können.

Also, was zum Teufel ist es?

Jetzt, da wir die Mythen über Hypnose entlarvt haben, werden wir die Frage „Was ist es?" beantworten. Ich werde Ihnen eine klinische Definition von Hypnose geben und dann erklären, worum es genau geht.

Hypnose ist „die Umgehung des kritischen Faktoren durch das Etablieren der Akzeptanz selektiven Denkens". Ich weiß, dass ist ein Hammer. Lassen Sie es uns klarer formulieren.

Zuerst einmal sollten wir zurückgehen zu unserem Arbeitsmodell des Geistes, das aus drei Teilen besteht: bewusst, unbewusst und überbewusst. Der bewusste Geist, der kleinste und schwächste Teil des Geistes, setzt sich aus der bewussten analytischen Vernunft zusammen. Der unbewusste Geist ist wesentlich größer und mächtiger als der bewusste Geist. Er speichert alte Erinnerungen, Symbole, Gefühle und ein tiefes Verständnis von dem, wer Sie sind und was Ihre Bestimmung im Leben ist. Der überbewusste Geist ist in seiner Macht unendlich. Er erlaubt Ihnen, Ihr eigenes Schicksal, andere Leute, Plätze und Ereignisse zu beeinflussen. Zudem können Sie mit seiner Hilfe mit dem Ozean von Energie verschmelzen, der das gesamte Universum durchdringt.

Aus Gründen, die ich bereits ausführlich in den vorherigen Kapiteln dargelegt habe, müssen Sie in der Lage sein, Zugang zu den Inhalten Ihres unbewussten und überbewussten Geistes zu finden, wenn Sie Ihre Ziel bezüglich Selbstheilung erreichen wollen. Hypnose wird Ihnen dies ermöglichen, indem sie Ihnen gestattet, über die mentalen Grenzen hinauszugehen, die den Zugang zu diesen Inhalten verhindern.

Der Zugang zu dem unbewussten Geist wird von einem „Schwellenwächter" blockiert, einer psychologischen Mauer, die das, was im unbewussten Geist gespeichert ist, davon abhält, in den bewussten Geist zu steigen und umgekehrt. In Laufe Ihres alltäglichen Lebens *wollen* Sie sogar, dass dieser Schwellenwächter an seinem Platz ist. Denn sonst würde jede Erinnerung, jeder alte Song, den Sie irgendwann gehört haben, 24 Stunden am Tag und sieben Tage die Woche ständig in Ihnen aufsteigen. Sie wären so zerstreut, dass sie sich nicht konzentrieren könnten. Aber so, wie es aussieht, ist der Schwellenwächter durchlässig, daher rutschen manche Erinnerungen auch durch. Erinnern Sie sich noch an die Zeiten, in denen die DJs immer dieselben Songs gespielt haben? Der unbewusste Geist reagiert auf Wiederholung. Es gab einmal einen Song namens „Little Star", den ich bestimmt mindestens hundert Mal im Radio gehört habe. Von da an hat er sich immer an meinem Schwellenwächter vorbeigeschoben. Bis heute kommt mir beim Autofahren oder Spazierengehen immer noch ganz plötzlich aus dem Nichts dieser Song in den Sinn. Was für eine Einmischung – ich habe diesen Song gehasst! Sie wollen einfach, dass Ihr Schwellenwächter funktioniert, denn Sie wollen in der Lage sein, solche Sachen auszublenden.

Der Schwellenwächter trifft auch Entscheidungen darüber, was zwischen dem bewussten und dem unbewussten Geist hin und her gehen darf. Oft arbeiten wir im unbewussten Geist an einem Thema, sind uns dessen aber gar nicht bewusst. Das Thema zeigt sich vielleicht im Traum, aber Träume sind häufig nur schwer zu deuten. Wie oft sind Sie schon aus einem Traum aufgewacht und haben gedacht: „Mein Gott, das ergibt für mich überhaupt keinen Sinn!" Nachdem Sie angefangen, in dieser Sache Fortschritte zu machen, sagt der Schwellenwächter allerdings: „Okay, es ist in Ordnung, dies auf einer bewussten Ebene zu wissen", und dann werden Sie sich dieser Sache bewusst. Daher beurteilt der Schwellenwächter auch immer kritisch, was hin und her gehen darf.

Der klinische Fachbegriff dieses Schwellenwächters ist „kritischer Faktor". Wenn Sie zwischen Ihrem bewussten und unbewussten Geist hin und her wandern – genau das passiert nämlich in der Hypnose –, müssen Sie an diesem Schwellenwächter vorbei. Mit anderen Worten, Sie müssen die „Umgehung des kritischen Faktors" erreichen (der erste Teil unserer klinischen Definition).

Was erwirkt diese Umgehung? Gemäß der oben stehenden Definition ist es „das Etablieren der Akzeptanz selektiven Denkens". Wir umschreiben damit fachsprachlich, dass wir den Schwellenwächter durch hypnotische Suggestionen umgehen, die mit Ihren Werten übereinstimmen. Wenn die hypnotische Methode keine Suggestionen verwendet, die mit Ihren Werten übereinstimmen, werden Sie nicht in die Hypnose gehen können. Der Typus von Suggestionen, den wir hier benutzen werden, ist sehr einfach und grundlegend. Er wurde dafür entworfen, mit jedermanns Werten kompatibel zu sein.

Am Ende gibt es nur eine Sache, die Sie tun müssen, um in die tiefe Hypnose zu gelangen: Sie müssen den Schwellenwächter umgehen (indem Sie Suggestionen benutzen, die mit Ihren Werten übereinstimmen). Wenn Sie das tun, werden Sie ganz natürlich Zugang zum unbewussten Geist erhalten, tief in die Hypnose einsteigen und Ihre Arbeit erledigen, egal wie Ihr Ziel aussehen mag. Die Hypnose ist lediglich ein Weg, um Ihren Gedankenprozess dazu einzusetzen, den Schwellenwächter zu umgehen und in den unbewussten Geist vorzudringen. Sobald Sie dort sind, können Sie sich selbst von den Dingen befreien, die Sie zurückhalten, und sich in die Macht und Vision des unterbewussten Geistes einklinken. So einfach ist das, und Sie werden selbst merken, wie schnell Sie auf diese Weise bedeutende Fortschritte machen.

Der Zugang zum überbewussten Geist wird durch einen zweiten Schwellenwächter (oder kritischen Faktor) zwischen dem unterbewussten und überbewussten Geist blockiert. Dieser Schwellenwächter kontrolliert, wie viel überbewusstes Bewusstsein in den unterbewussten Geist strömt – und von da aus in den bewussten Geist.

Sie fragen sich vielleicht, warum dieser Schwellenwächter dort seinen Platz einnimmt. Würde sich nicht jeder wünschen, dass dieser Schwellenwächter geöffnet ist, wenn man bedenkt, was der überbewusste Geist alles anzubieten hat? So erstaunlich sich das auch anhören mag, der untrainierte Geist könnte die Milliarden Megawatt an Power gar nicht aushalten, die durch eine weit geöffnete Tür ins Überbewusstsein geleitet würden. Wir erhalten das, was wir bewältigen können. Wenn Sie tiefer und tiefer in den Prozess einsteigen, den Sie in diesem Buch lernen, werden Sie einen immer größeren Zugang dazu bekommen, denn Ihr Geist und Körper werden unglaublich stark werden.

Seien Sie sicher, der Wächter zum überbewussten Geist ist durchlässig. Wenn dieser Schwellenwächter nicht teilweise geöffnet wäre, könnten Sie keinen Atemzug tun – Ihr Herz würde nicht schlagen. Eine bedeutende Minderheit von Menschen, zum Beispiel die, die einen starken Glauben besitzen oder regelmäßig meditieren, haben einen messbaren Grad an überbewusstem Bewusstsein – für sie ist der Schwellenwächter sogar sehr durchlässig. Jedermanns Schwellenwächter erlaubt dem Überbewussten, hin und wieder „durchzuspähen". Der Beweis dafür wird in Untersuchungen erbracht, die aufzeigen, dass mehr als zwei Drittel von uns eine größere lebensverändernde psychische oder religiöse Erfahrung gemacht haben.

Die Übungen in diesem Buch, besonders die meditativen, sind entworfen, um den Geist zu stärken und abzustimmen, damit er überbewusste Stärke und Bewusstsein anpassen kann. Tiefe hypnotische Zustände können genutzt werden, um den Zugang zum Überbewussten zu erleichtern, indem Ihr Gewahrsein beruhigt, fokussiert und gestärkt wird. An diesem Punkt entspannt sich der Schwellenwächter und gleitet aus dem Weg, weil er nicht länger benötigt wird. Dann können Sie die Ebenen des intuitiven Denkens wahrnehmen, die Sie brauchen, um universelle Weisheit und Macht zu erfahren.

Der Prozess

Die meisten hypnotischen Erfahrungen setzen sich aus drei Teilen zusammen: einer Induktion, einer hypnotischen Erfahrung und dem Wiederauftauchen. Der erste Teil ist eine Induktion, eine formelle Gruppe aus Wörtern, Sätzen und Bildern, die Ihre Aufmerksamkeit weg von der Außenwelt und hin zu einem entspannten, fokussierten inneren Gewahrsein lenkt. Dieser Prozess führt Sie ganz natürlich an beiden Wächtern vorbei. Die Induktionen, die ich benutze, beinhalten immer eine grundsätzliche Methode zur Fokussierung und Entspannung. Ich werde Sie dabei häufig bitten, von zehn bis eins zurückzuzählen, und dabei verschiedene Stimmmodulationen und Aufforderungen sowie einige simple PMR-Methoden einsetzen, um Ihren Körper und Geist zu entspannen.

Die zweite Stufe der Hypnose ist die hypnotische Erfahrung selbst. Ich werde Sie zu einer Erinnerung, einem Thema oder zu einem anderen Ort in Ihrem Geist oder Körper führen, indem ich Visualisierungen, direkte Suggestion oder eine Kombination beider Methoden benutze. Wenn Sie am Ziel angelangt sind, werden Sie ganz natürlich die Weisheit, Kraft und Einsicht des Unterbewusstseins (oder des Überbewusstseins) erleben. Sie werden einfach damit verschmelzen. Manche Leute bewegen sich zwischen dem unbewussten und überbewussten Gewahrsein hin und her, je nachdem, was sie erfahren wollen. Wenn Sie zum Beispiel eine alte Denkgewohnheit verändern wollen, die Sie permanent krank macht, werden Sie fast ausschließlich das Unterbewusstsein erforschen. Wenn Ihr gesundheitliches Problem jedoch mit Themen zu tun hat, die sich mit dem Sinn des Lebens befassen, werden Sie sich wahrscheinlich zwischen dem Unterbewusstsein und dem Überbewusstsein hin und her bewegen, weil beide Ihnen Erkenntnisse liefern können.

Nachdem Sie Ihre Erfahrungen gemacht haben, werde ich Sie aus dem hypnotischen Zustand herausholen. Das Auftauchen ist ein einfacher Prozess, bei dem ich Sie bitte, von eins bis fünf zu zählen, und Ihnen direkte Anweisungen gebe, die Sie zurück in einen normalen Wachzustand führen werden. An diesem Punkt werden Sie sich an alles erinnern.

Wenn Sie diesen Prozess ein paarmal durchlaufen haben, wird es ganz leicht. Dann fließen Sie einfach in ihn hinein.

Wie Sie sich selbst hineinsteuern können

In diesem Prozess bin ich Ihr Führer, und ich bin gut in dem, was ich tue. Aber Sie sind derjenige, der am Steuer sitzt. Sie kontrollieren das Ganze, und Sie müssen ein paar Dinge tun, um das Optimum aus der Hypnose herauszuholen.

Zuerst sollten Sie die richtige Einstellung haben: „Mir gefällt's, ich mach es." Das ist die Haltung, die wir gegenüber allem einnehmen, was wir mögen. Mir geht es so beim Radfahren, beim Basketball, in der Physik und beim Reisen. Denken Sie an alles, was Ihnen wirklich Spaß macht, und überprüfen Sie Ihre diesbezügliche Haltung – ob es sich nun ums Kochen, um Sport, Tanzen, Schwimmen oder regelmäßige Massagen dreht – alles, was Ihnen liegt und was Sie gern tun – ohne zu zögern oder daran zu zweifeln. Das ist der normale hypnotische Zustand für alle: „Mir gefällt's, ich mach es." Wenn Sie sich so fühlen, arbeitet Ihr gesamter Geist für Sie.

Damit die tiefe Hypnose funktioniert, müssen Sie den Wächter umgehen. Dafür benötigen Sie die Einstellung: „Mir gefällt's, ich mache es." Es gibt vier verschiedene Arten von Haltung, die sich in Bezug auf Ihre Fähigkeit oder Unfähigkeit, den Wächter zu umgehen, bewährt haben:

- Die bewusste Haltung 1: „Mir gefällt's, ich mach es." Wenn Sie diese Haltung einnehmen, werden Sie jedes Mal erfolgreich sein.

- Die bewusste Haltung 2: „Ich bin dagegen." Das wird Sie natürlich sofort aus der Hypnose herausschmeißen.

- Die bewusste Haltung 3: „Ich bin neutral." Auch das wird nicht funktionieren. Diese Haltung nehmen Sie ein, wenn Sie zu dick sind und sich sagen: „Na ja, vielleicht ist diese Brokkoli-Blumenkohl-Diät ja was für mich."

- Die bewusste Haltung 4: Hier müssen Sie aufpassen. Die Haltung lautet: „Ich mag's, ich werd es probieren", oder: „Ich mag's, ich hoffe, dass es funktioniert." Eine solche Haltung wird immer scheitern, weil es nur „zu versuchen" und „zu hoffen" nicht reicht. „Versuchen" und „hoffen" beinhalten für den Geist stets Zweifel oder Angst. Denken Sie an Ihren Erfolg mit den Körper-Geist-Methoden anstatt ans Scheitern.

Das Problem mit dem Unterbewusstsein ist, dass es nicht zwischen dem, was tatsächlich passiert, und dem, was gehört oder gesehen wird, unterscheiden kann. Das Unterbewusstsein hat keinen guten Kontakt zur Außenwelt. Es verlässt sich auf die Interpretationsfähigkeit des Bewusstseins und ist „empfänglich" für bewussten Input. Ein gutes Beispiel dafür ist der Basketballprofi, der seine Trefferquote erhöhen will. In vergleichenden Studien wurden professionelle Spieler drei unterschiedlichen Trainingsmethoden ausgesetzt: das Training auf dem Spielfeld, wo sie Körbe werfen mussten, das Wurftraining verbunden mit einem Video erfolgreicher Ballwürfe, das sie sich ansehen mussten und das Schauen des Videos mit guten Würfen allein. Die Sportler, die sich nur das Video ansahen, verbesserten ihre Trefferquote am meisten, denn die beiden anderen Trainingsmethoden (zu denen natürlich auch ein paar Fehlwürfe gehörten) führten ein Element des Scheiterns ins Unterbewusstsein ein.

Daher wird das Unterbewusstsein das akzeptieren, was Sie ihm sagen, selbst wenn Sie Zweifel haben oder ein wenig Angst verspüren. Wenn Sie ihm bestätigen: „Ich mag das, ich mach es", und dabei Zuversicht verspüren, werden Sie das Unterbewusstsein davon überzeugen, es zu akzeptieren.

Die zweite Sache, die Sie tun müssen, um tief in die Hypnose einzutauchen und optimal von ihr profitieren zu können, besteht darin, die Vorstellungskraft und nicht den Willen einzusetzen. Der Wille allein wird nicht ausreichen – er ist ein Werkzeug des Bewusstseins. Willenskraft ist toll, wenn Sie um kurz vor Mitternacht vor einem Spülbecken mit ungewaschenem Geschirr stehen. Sie wird Ihnen dabei helfen, den Abwasch zu machen. Aber wenn Sie sich in

Hypnose auf Ihre Willenskraft verlassen, werden Sie sich selbst sabotieren, weil es Sie im Bewusstsein gefangen halten wird. Welche Suggestionen während der Induktion auch gemacht werden, versuchen Sie nicht, sie wirken lassen zu „wollen". Stellen Sie sich einfach vor, dass es von selbst geschieht. Einstein hat gesagt: „Vorstellungskraft, nicht Vernunft, ist der Schlüssel zum Wissen." Er wusste, wovon er sprach. Wenn ich Sie während einer hypnotischen Induktion bitte, sich zu entspannen, und Sie das durch Ihren Willen erreichen wollen, werden Sie „verkrampfen". Stellen Sie sich einfach vor, dass Sie entspannt sind, gleiten Sie sanft in die Hypnose hinein, dann wird es auch geschehen.

Hier der dritte Schlüssel für eine erfolgreiche Hypnose: Lassen Sie das Erlebnis sich entfalten, ohne lange darüber nachzudenken oder den Prozess zu analysieren, während Sie mittendrin sind. Dafür wird später noch genug Zeit sein. Sie werden sehen, dass Ihr Erleben unter Hypnose sehr real und authentisch ist, wenn Sie es zulassen. Sie können dazu entweder eine aktive oder eine passive Grundhaltung einnehmen. In der aktiven Grundhaltung werden Sie über Fragen nachdenken und sie auch beantworten. In der passiven Haltung werden Sie sich eher so fühlen, als würden Sie sich einen Film anschauen oder Gedanken oder Eindrücke „empfangen". Jede Kombination von beiden Erfahrungen hat ihren Wert.

Viele Leute rechnen damit, beeindruckende Bilder zu erleben – Full-HD-Qualität mit Dolby Surround – und wenn das nicht passiert, sind sie frustriert und verschließen sich der Erfahrung. Vielleicht erleben Sie Full-HD-Qualität, vielleicht aber auch nicht. Sehr rationale Leute tendieren dazu, hypnotische Einsichten, sogar Erinnerungen, mehr als Gedanken oder Ideen zu erfahren. Manche Leute erhalten nur symbolische Ausdrucksformen. Mit ein wenig Geduld werden sich Ihre Arten der Wahrnehmung unter Hypnose entfalten, und Sie werden in der Lage sein, mit vielen unterschiedlichen Bewusstseinszuständen zu experimentieren.

Ein letzter Schlüssel zu Ihrem Erfolg betrifft den Umgang mit einer Situation, in der meine Vorstellung von einer „akzeptablen Denkweise" nicht mit der Ihren übereinstimmt. In den hypnotischen Downloads, die dieses Buch begleiten, habe ich versucht, eine Sprache zu benutzen, die für jeden akzeptabel ist. Trotzdem kann es natürlich geschehen, dass ich während des hypnotischen Prozesses irgendetwas sage, womit Sie nicht einverstanden sind. In diesem Fall sollten Sie es einfach ignorieren und durch etwas ersetzen, das Ihren Werten entspricht. Kreieren Sie Ihre Neuinterpretation und akzeptieren Sie sie. In diesem Prozess sind Sie total präsent. Sie wissen, was während der Hypnose passiert, und Sie werden sich selbst helfen, wenn Sie sich auf diese Art und Weise darauf einlassen.

So sollten Sie sich selbst steuern:

- Nehmen Sie die richtige Haltung ein.
- Setzen Sie Ihre Vorstellungskraft und nicht Ihre Willenskraft ein.
- Lassen Sie die Erfahrung sich entfalten.
- Formulieren Sie jede Suggestion, der nicht mit Ihren Werten übereinstimmt, neu.

Mit ein wenig Übung wird Ihnen das in Fleisch und Blut übergehen, und Sie werden ganz leicht in die tiefe Hypnose hineingleiten.

Ich hoffe, dass die Methoden, die Sie bisher gelernt haben, Ihnen zu wesentlich besserer Gesundheit, zu mehr Frieden und Wohlbefinden verholfen haben. Trotzdem war das bislang nur die Aufwärmphase. Jetzt sind Sie bereit, die Methoden der Selbstheilung zu erlernen, die so stark sind wie ein Kraftwerk.

Lassen Sie uns nun zur Hauptattraktion weitergehen.

KAPITEL 9

Direkte Suggestion und heilende Visualisierungen in der Hypnose

Da Sie jetzt mehr über Hypnose wissen und etwas Erfahrung mit diesem mächtigen Werkzeug haben, können Sie anfangen, sie für spezielle Heilzwecke einzusetzen. In diesem Kapitel werde ich Sie in hypnotische Methoden einführen, die direkte Suggestion und heilende Visualisierungen miteinander verbinden, um drei bestimmte Ziele zu erreichen:

- eine Krankheit im Körper zu identifizieren und zu eliminieren,
- Schmerzen zu lindern,
- abzunehmen.

Jede dieser Methoden ist sehr kraftvoll. Welche Sie verwenden und wie oft, wird von Ihren individuellen Bedürfnissen und Vorlieben abhängen. Wenn Sie mit diesen Methoden experimentieren, werden Sie wissen, ob sie geeignet für Sie sind oder nicht, und Sie werden in der Lage sein, sie nach Ihren Bedürfnissen einzusetzen.

Bevor wir damit anfangen, sollten wir uns unsere Selbsteinschätzungen aus den Kapiteln 5 und 6 noch einmal anschauen – besonders die Selbstbewertungsskalen aus Kapitel 5. Sie stellen die allgemeine Grundlage für Ihr Wohlbefinden dar, und wenn Sie die Werkzeuge auch weiterhin im Verlauf des Buchs einsetzen, wollen Sie bestimmt Ihren Fortschritt mit dieser Grundlage vergleichen. An diesem Punkt sollten Sie auch andere Informationen bezüglich Ihrer Gesundheit in den Prozess mit einbeziehen. Wenn Sie zum Beispiel Diabetiker sind, kennen Sie Ihren Blutzuckerspiegel, wenn Sie Probleme mit dem Herzen haben, kennen Sie Ihren Blutdruck und Ihren Cholesterinspiegel. Wenn Sie an grünem Star leiden, kennen Sie das Ergebnis Ihrer letzten Augenuntersuchung und so weiter. Alle medizinischen Fakten und Zahlen, die Sie zur Verfügung haben – beispielsweise die Bilder einer Röntgenuntersuchung, die noch nicht allzu lang zurückliegt, das Resultat einer Kernspintomographie, einer Positronenemissionstomographie oder einer Computertomographie, Laborwerte oder der Bericht Ihres Arztes –, sollten Teil dieser Grundlage sein. Mit Ihrer Hilfe können Sie Ihren Fortschritt messen und ein größeres Mitspracherecht in Bezug auf Ihre Gesundheit entwickeln.

Die Techniken in diesem Kapitel

Die Methoden in diesem Kapitel gehen auf eine Kombination der zwei meistverwendeten hypnotischen Techniken zurück. Direkte Suggestion und geführte heilende Visualisierung. Direkte Suggestion, wie der Name bereits impliziert, beinhaltet die Verwendung von positiven Suggestionen an den Geist unter Hypnose. Wie ich bereits in Kapitel 8 erwähnt habe, werden wir nur Suggestionen benutzen, die mit Ihren Werten übereinstimmen. Die direkten Suggestionen, die wir einsetzen werden, sind einfach, medizinisch angemessen und universell akzeptabel – zum Beispiel: „In Ihnen wächst ein Gefühl von Leichtigkeit, Geborgenheit und Stärke." Suggestionen wie diese entsprechen dem positiven Denken. Wenn Sie positives Denken unter Hypnose einsetzen, ist die Wirkung *exponentiell* stärker als im Wachzustand.

Fast jeder kennt die Kraft des positiven Denkens und die Idee, dass etwas Gutes passiert, wenn man nur fest genug daran glaubt. An dieser Vorstellung ist viel Wahres, und wie wir bereits an anderer Stelle diskutiert haben, ist es klug, eine positive Haltung in Bezug auf Gesundheit und Heilung einzunehmen. Allerdings dürfen Sie nicht davon ausgehen, dass Sie *allein* durch positive Gedanken über Ihre Gesundheit auch gesund werden. Wenn das alles wäre, was man braucht, hätten Sie sich bestimmt bereits geheilt.

Erinnern Sie sich daran, dass die meisten Menschen nur auf einer bewussten Ebene „denken" und dass das Bewusstsein den kleinsten Teil des Geistes ausmacht. Das Unterbewusstsein ist fast dreimal so groß und mächtig, und dort „denken" Sie ebenfalls aktiv. Wenn Ihr Unterbewusstsein stur an der Idee der Krankheit im Körper festhält, kann kein noch so großes Maß an positivem Denken auf der bewussten Ebene das Blatt zu Ihren Gunsten wenden.

Das zu verstehen, kann Ihnen dabei helfen, unnötiges Leid zu vermeiden. Erst letztes Jahr kam eine 42-jährige Mutter von zwei jungen Mädchen zu mir. Sie litt unter einem Lymphom und hatte gerade ein Jahr intensive Chemotherapie hinter sich, die nach Aussage ihres Arztes keinen positiven medizinischen Effekt hatte. „Ich verstehe das nicht", sagte sie. „Ich habe die beste medizinische Versorgung, ernähre mich ausgewogen und habe mir stundenlang Kassetten mit positiven Affirmationen angehört. Die ganze Zeit über war ich sehr optimistisch, was meine Gesundheit betrifft – ich war mir sehr sicher, dass ich genesen würde." Diese Frau entdeckte unter Hypnose, dass ihr Unterbewusstsein einen ganz anderen Standpunkt einnahm. Ihre Mutter war an Krebs gestorben, als sie noch ein kleines Mädchen war, und sie hielt noch immer an der Idee fest, dass sie in irgendeiner Weise verantwortlich für ihren Tod war. Außerdem war ihre über zwölfjährige Ehe mit einem Mann, der an regelmäßigen Wutanfällen litt, schmerzhafter und frustrierender, als sie auf einer bewussten Ebene zugeben wollte. Ihr Unterbewusstsein hatte unter der Last von so viel emotionalem Schmerz „aufgegeben". Es arbeitete aktiv gegen ihre Genesung und ihren „bewussten Optimismus", und zwar so sehr, dass es die Wirkung ihrer ausgezeichneten medizinischen Behandlung sabotierte.

Hindern Sie das negative unbewusste Denken daran, Sie zu sabotieren. Sie müssen sowohl das Bewusstsein als auch das Unterbewusstsein dazu bringen, „positiv zu denken", wenn Sie gesund werden wollen. Ein sehr effizienter Weg dorthin ist die direkte Suggestion unter Hypnose. Unter Hypnose steht die Tür zum Unterbewusstsein offen. Es wird akzeptablen positiven Vorschlägen zur Heilung mit großer Wahrscheinlichkeit zustimmen und sie auch annehmen.

Die andere Technik, die wir benutzen werden – geführte heilende Visualisierung – ist enorm wirksam aus Gründen, die für Sie inzwischen auf der Hand liegen dürften. Wie schon in Kapitel 3 erwähnt, setzt sich die „Muttersprache" des Unterbewusstseins aus Bildern, Metaphern und Gefühlen zusammen. Symbolische Bilder liefern uns daher einen direkten Draht zum Unterbewusstsein und können unter Hypnose als Mittel benutzt werden, um den verborgenen Speicher geistiger Stärke zu aktivieren, den Sie besitzen.

Menschen mit großen kognitiven Fähigkeiten, die am besten durch Logik lernen, tendieren dazu, positiv auf direkte Suggestion zu reagieren. Eher sinnlich veranlagte Individuen, die ein ausgeprägtes Bewusstsein für Bildsprache haben (Künstler, Designer etc.), neigen dazu, am ehesten durch visuelle und andere sinnliche Stimuli zu lernen, und werden positiv auf den Gebrauch geführter heilender Visualisierungen reagieren. Die Kombination dieser beiden Techniken unter Hypnose bietet einen guten Einstieg für Lernende beider Typen.

Unter Hypnose sind selbst sehr kognitiv veranlagte Menschen in der Lage, Bilder zu benutzen, um die Macht des Unterbewusstseins anzuzapfen. Nehmen Sie mich zum Beispiel. Ich bin kein Typ, der sehr sinnlich geprägt ist. Ich bin tatsächlich so kognitiv ausgerichtet, dass ich es noch nicht einmal schaffe, die Möbel in meinem Wohnzimmer ordentlich zu arrangieren. Unter Hypnose erlebe ich keine Bildwelten in Full HD und Dolby Surround oder ähnlichen Formen sinnlicher Wahrnehmung. Wenn es Ihnen auch so geht, können Sie sich Ihren Weg durch die geführte Visualisierung unter Hypnose „denken". „Denken" Sie sie einfach ins Sein. Das funktioniert bei mir, und es wird auch bei Ihnen funktionieren.

Sinnlich veranlagte kreative Typen werden es ganz leicht finden, positive direkte Suggestionen unter Hypnose anzunehmen, die von Bildern begleitet werden. Wenn das bei Ihnen der Fall ist, werden Sie merken, dass die direkten Suggestionen einfach ins Unterbewusstsein „hineingleiten", während es von der sinnlichen Erfahrung heilender Bilder unterhalten wird.

Unterm Strich kann man sagen, dass die Kombination von direkter Suggestion und geführter heilender Visualisierung es den meisten Menschen unter Hypnose erlaubt, bahnbrechende Ergebnisse zu erzielen.

Die Krankheit aus dem Körper eliminieren

Diese hypnotische Methode wird es Ihrem Geist ermöglichen, seine Macht dazu zu nutzen, die Krankheit aus Ihrem Körper zu entfernen. Zu viele Leute, die unter einer chronischen oder tödlichen Krankheit leiden, glauben, dass sie keinen Einfluss darauf haben. Diese Methode tritt den Gegenbeweis an. Sie wird Ihre Selbstachtung und Ihr Gefühl persönlicher Einflussnahme stärken. Sie funktioniert, indem sie Ihr Unterbewusstsein und Ihr Überbewusstsein dazu veranlasst, aktiv gemeinsam mit Ihnen gegen die Krankheit und die mentale Disharmonie zu kämpfen, die Sie in Ihrem Körper mit sich herumschleppen.

Hier kommt nun ein wichtiger Aspekt, den sie auf dieser Stufe Ihrer Behandlung verstehen müssen: Regel Nummer eins bei der Heilung ist, dass Sie sich selbst durch Liebe heilen. Merken Sie sich das. Wie wir bereits erwähnt haben, hat die Krankheit in Ihrem Körper eine mentale Wurzel, die mit der *Geschichte hinter Ihrer Geschichte* verknüpft ist. Gegen dieses verzerrte Denken, das Sie behindert, wollen Sie angehen, ohne das Gefühl zu haben, sich selbst anzugreifen. Betrachten Sie die Reise, die Sie jetzt antreten werden, ausgewogen: Es gibt ein edles, kraftvolles, einzigartiges „Sie", das weit entfernt von den mentalen und emotionalen Verzerrungen existiert, die zu Ihrer Krankheit beigetragen haben. Dieses „Sie" hat Ihre beständige Liebe, Ihren Respekt und Ihre Bewunderung verdient. Achten Sie darauf, sich selbst diese Liebe zu schenken. Das ist *unglaublich* wichtig für Ihre Heilung.

Was die Verzerrungen angeht, so brauchen Sie ihnen natürlich keine Liebe zu spenden. Diese Methode wird Sie in die Lage versetzen, der Krankheit in Ihrem Körper kraftvoll entgegenzutreten. Sie wird Sie von dem Gefühl der Machtlosigkeit befreien („Warum passiert gerade mir das?") und Ihnen ein Gefühl der Macht und Selbstkontrolle („Ich kann es beeinflussen!") vermitteln.

Machen Sie sich für diese Übung bereit. Lehnen Sie sich zurück und entspannen Sie sich einen Moment lang. Dann stellen Sie sich eine Metapher oder ein Symbol vor, das Sie mit Ihrer Krankheit assoziieren. Als Nächstes denken Sie darüber nach, wie Sie diese Erkrankung überwinden werden, indem Sie dasselbe Symbol verwenden und schreiben Sie Ihr Konzept auf. Diese fantasievolle Herangehensweise werden Sie unter Hypnose benutzen.

Ich werde Ihnen an ein paar Beispielen zeigen, worüber ich spreche. Ich hatte einmal einen pensionierten Oberst mit schweren Herzproblemen als Patienten. Als er sich auf sein Herz konzentrierte, stellte er sich zwei Armeen vor: die guten Soldaten in den weißen Uniformen (die seine Gesundheit repräsentierten) und die bösen Soldaten in schwarzen Uniformen (die für seine Krankheit standen). Unter Hypnose stellte er sich vor, dass die guten immer mehr Boden auf dem Territorium seines Herzens gewannen und dass die Bösen in alle Himmelsrichtungen flohen (aus seinem Herz und seinem Körper heraus). Diese Methode passte zu seinen Werten, funktionierte gut bei ihm und könnte vielleicht auch bei Ihnen funktionieren.

Andererseits existiert vielleicht am anderen Ende des Spektrums etwas, was Ihnen mehr nutzt. Ich habe einmal einen Musiker mit Leukämie behandelt. Er war ein einfühlsamer, musischer Typ. Als wir diese Methode verwendeten, stellte er sich Welle um Welle reinen, sauberen Wassers vor, das von seinem Kopf durch seinen ganzen Körper bis hin zu den Füßen strömte. Jede Welle trug eine musikalische Note und die Wellen formten eine heilende Melodie. Jede Welle, die bei seinen Füßen ankam, trug einen Teil des Krebses mit sich und wusch ihn von seiner Krankheit rein.

Finden Sie Bilder, die mit Ihrer Weltsicht und Ihren Vorlieben übereinstimmen. Wenn die Visualisierung, die Sie beim ersten Mal benutzen, sich nicht eignet, können Sie sie im Prozess der Hypnose noch verändern, oder Sie versuchen beim nächsten Mal etwas anderes.

Laden Sie sich die Induktion Gamma-II auf *www.koerpergeistheilung.de* herunter, brennen Sie sie auf eine CD und bereiten Sie das Zimmer wieder so vor wie bei den hypnotischen Übungen. Als Erstes werden Sie durch eine Induktion geführt, anschließend hören Sie ein paar Minuten direkte Suggestionen, die dafür geschaffen wurden, Sie zur Selbstheilung zu befähigen. Schließlich werde ich Sie dazu auffordern, etwa zehn Minuten lang Ihre heilenden Visualisierungen vor Ihrem geistigen Auge ablaufen zu lassen. Danach führe ich Sie dann aus der Erfahrung heraus.

Denken Sie daran, dass die „Bilderwelten", die Ihnen während dieses Prozesses vielleicht in den Sinn kommen, nicht unbedingt optischer Natur sein müssen. Es kann sich genauso gut um ein inspirierendes Musikstück, ein wohltuendes Aroma, einen angenehmen Geschmack oder sogar eine Reihe von Ideen handeln. Leute, die stark kognitiv veranlagt sind, werden unterbewusste Weisheit mehr als Ideen oder Gedanken erfahren und weniger als ein sinnliches Gewahrsein. Wenn das Ihre Erfahrung ist, bleiben Sie dabei. Es wird trotzdem hilfreich sein.

Viele Leute sprechen sofort auf diese Methode an. Menschen, die eher kognitiv veranlagt sind, müssen diese Methode ein wenig üben, bevor sie ihre Kraft spüren können. Ich ermutige Sie dazu, damit zu experimentieren, weil sie sehr wirksam ist und Sie wirklich einen Nutzen daraus ziehen können. Selbst diejenigen unter Ihnen mit den ausgeprägtesten kognitiven Fähigkeiten können von der Methode profitieren und von der Macht, die immer stärker wird, je mehr Sie sie einsetzen.

Schmerzlinderung

Wenn Sie unter chronischen Schmerzen leiden, wissen Sie, wie negativ sich das auf Ihr Wohlbefinden auswirkt. Sie können diesen Schmerz erheblich reduzieren – ihn sogar ganz eliminieren –, wenn Sie Hypnose einsetzen.

Nur Menschen mit akuten Schmerzen, die bereits chronisch geworden sind und schon lange andauern, wissen, wie sehr das Leben darunter leiden kann. Ich weiß es, weil es mir auch so ergangen ist. Vor fast 30 Jahren redete ich mir selbst ein, dass ich meinen Körper in Form bringen müsste. Ich beschloss, das Fitnessprogramm der Royal Canadian Air Force zu absolvieren und stürzte mich mit Feuereifer darauf. Ich erreichte mein Ziel: Ich hatte die Stärke und das Durchhaltevermögen eines jungen Soldaten in militärischer Topform. Aber meine große Leistung wurde bald durch meine eigene Dummheit wieder zunichtegemacht. Bei dem Versuch, zu schwere Gewichte zu heben, beschädigte ich meine Lendenwirbelsäule massiv. Was für ein Preis, den ich dafür zahlen musste! Den größten Teil des folgenden Jahrs lebte ich mit Schmerzen, die auf einer Skala von eins bis zehn etwa bei neuneinhalb lagen. Weder betäubende oder entzündungshemmende Schmerzmittel noch Physiotherapie schlugen an. Jeder Moment jedes einzelnen Tags war ein qualvolles Überlebenstraining.

Wenn Sie so tief sinken, neigen Sie durchaus dazu, eine bedauernswerte Skepsis gegenüber dem Leben zu entwickeln. Hypnose hat die Macht, Sie aus dieser Hölle auf Erden zu befreien. Ich wünschte, mir hätte in meiner Jugend eine so gute Methode der Schmerzlinderung zur Verfügung gestanden!

Es gibt umfangreiche Forschungsergebnisse über die vielen Vorteile der Hypnose für Körper und Geist – vor allem in Bezug auf ihre Fähigkeit, Analgesie (Schmerzlinderung) und Anästhesie (Gefühllosigkeit) zu erzeugen. Hypnose lindert den Schmerz, der mit Krebs, neurologischen Problemen, orthopädischen Störungen, Migräne und anderen chronischen Erkrankungen verbunden ist. Außerdem reduziert oder beseitigt sie akute Schmerzen von der Sorte, die man bei schweren Unfallverletzungen, bei der Geburt eines Kindes oder einer Operation erlebt.

Die Schmerzlinderung mittels Hypnose hat viele Vorteile. Wie jeder Neurologe Ihnen bestätigen wird, entzündet intensiver chronischer Schmerz die Nervenenden und „konditioniert" darüber hinaus das Nervensystem so, dass es hypersensibel auf Schmerzen reagiert. Hypnotische Schmerzlinderung ermöglicht dem Nervensystem, sich zu entspannen und wieder normal zu funktionieren. Das wird Ihnen dabei helfen, schneller gesund zu werden. Wenn Sie unter chronischen Schmerzen leiden, werden Sie *sehr viel* mentale und körperliche Energie darauf verwenden, Ihren Schmerz in den Griff zu bekommen und durchzuhalten. Hypnotische Schmerzlinderung wird Sie von diesem Abfließen Ihrer Energie befreien und Ihre mentale und körperliche Energie freisetzen, um Ihren Gesundungsprozess zu forcieren. Hypnotische Schmerzlinderung schafft auch neuen Optimismus und Selbstvertrauen und kann die Depression und Angst, die chronischen Schmerz oft begleiten, erheblich mindern. Und all diese Vorteile der Hypnose erscheinen ohne die negativen Nebeneffekte chemischer Schmerzmittel, Entzündungshemmer und Betäubungsmittel.

Bevor wir uns der Methode zuwenden, müssen wir Sie hier nachdrücklich warnen. Sie ist extrem wirksam! Aus Gründen, die ich Ihnen im weiteren Verlauf erkläre, können Sie sie nutzen, um Schmerzen zu lindern – *unabhängig* davon, ob Sie sich mit den darunter liegenden Gründen Ihres Schmerzes auseinandergesetzt haben. Es gibt immer einen Grund für Schmerz; er ist ein eingebautes Warnsystem, das Ihnen sagt, dass etwas nicht stimmt. Wenn Sie unter chronischen Schmerzen leiden und sich bisher noch nicht mit medizinischem Fachpersonal in Verbindung gesetzt haben, das dafür sorgt, dass Sie die richtige Heilbehandlung bekommen, sollten Sie das jetzt dringend tun.

Setzen Sie diese Methode ein, um gesund zu werden, nicht zur Kaschierung von Symptomen oder als Entschuldigung dafür, dass Sie sich nicht in die richtige medizinische Behandlung begeben haben.

Die Methode funktioniert, indem sie den Geist davon überzeugt, dass der Schmerz im Körper nicht existiert. Tausende von

Frauen, die dank Hypnose eine schmerzfreie Geburt erleben durften, können Ihnen sagen, dass sie lediglich Druck verspürt haben. Wie ist das möglich?

Die Körper-Geist-Verbindung gibt darauf die Antwort. Sie können keinen Schmerz empfinden, wenn der Geist dafür nicht empfänglich ist. Wenn sich im Nervensystem zu wenig Energie befindet, kann der Körper das Gefühl des Schmerzes nicht an das zentrale Nervensystem und das Gehirn kommunizieren. Keine Kommunikation, kein Schmerz. Als ich mich beispielsweise vor Jahren am Rücken verletzt hatte, ist die Verletzung nachts immer wieder aufgebrochen, weil im Schlaf wenig Energie im Nervensystem vorhanden ist. Deshalb empfing mein Gehirn nicht die „Botschaft", dass mein Rücken schmerzte, daher wälzte ich mich im Bett herum und verletzte mich erneut.

In der Narkose passiert für gewöhnlich genau dasselbe. Der Fluss der Energie durch das zentrale Nervensystem und das Gehirn wird so reduziert, dass Sie keinen Schmerz spüren, nicht einmal bei einer Operation. Auf der subatomaren Ebene sind der Geist, das Gehirn und das Nervensystem eins. Der Geist ist in der Lage, den Fluss der Energie im Körper zu reduzieren oder sogar zu stoppen. Wenn der Geist sich weigert, Schmerzimpulse vom Nervensystem anzuerkennen oder zu empfangen, ist es so, als würden diese Impulse gar nicht existieren.

Vor ein paar Jahren kam ein Mann zu mir, der Magenkrebs hatte und eine Chemotherapie machen wollte. Er lebte mit extremen chronischen Schmerzen und kämpfte darum, seine Arbeit als Aufseher eines militärischen Versorgungslagers zu behalten, bei der große Anforderungen bezüglich Stärke, Durchhaltevermögen und Beweglichkeit an ihn gestellt wurden. Bei unserem ersten Termin konnte er nicht einmal eine Rampe für Rollstühle hochlaufen. In seinem Fall war es am allerwichtigsten, zuerst seinen Schmerz zu lindern. Ich brachte ihm die Hypnosemethode bei, die ich Ihnen jetzt zeigen werde. Im Verlauf mehrerer Wochen wurde er dadurch vollständig von seinen Schmerzen befreit. Bei der Arbeit wurde er wieder zu seinem robusten früheren Selbst. Er konnte wieder in verschiedenen Körperhaltungen laufen, schwere Kisten schleppen und wie ein junger Mann über die Stapel von Waren in seinem Lager klettern. Natürlich mussten wir trotzdem noch seine *Geschichte hinter der Geschichte* ergründen, um an die Wurzel seiner Krankheit zu kommen, aber wenigstens konnte er inzwischen eine stabilere Lebensqualität genießen. Zudem war er in der Lage, die Ziele zur Verbesserung seiner Gesundheit zu verfolgen, weil seine schrecklichen Schmerzen verschwunden waren.

Warum sollten Sie weiterhin Schmerzen erleiden? Mit Hilfe dieser hypnotischen Übung werden wir Ihren Schmerz sofort reduzieren. Laden Sie die Induktion Gamma-III auf *www.koerpergeistheilung.de* herunter, brennen Sie sie auf eine CD und nehmen Sie sich den Raum und die Zeit, die Sie für eine Hypnosesitzung benötigen. Dieser Prozess beginnt mit einer Induktion und wird Sie dann durch eine Reihe direkter Suggestionen und geführter Visualisierungen leiten, die den Zweck haben, ganzkörperliche Analgesie (komplette Schmerzlinderung) zu erreichen. Wenn Sie chronische Schmerzen haben, sollten Sie die Methode jeden Tag eine Weile lang anwenden, bis Sie komplett schmerzfrei sind. Danach verwenden Sie sie *pro re nata*, was auf Deutsch so viel heißt wie „nach medizinischem Bedarf" oder „nach Weisung des Patienten".

Gewichtsverlust

Fast zwei Drittel aller Amerikaner sind fett oder übergewichtig. Überschüssiges Gewicht ist schuld an Ausbruch und Schwere vieler gesundheitlicher Probleme: Bluthochdruck, hoher Cholesterinspiegel, Typ-2-Diabetes, Herzprobleme, Schlaganfälle, Erkrankungen der Gallenblase, Osteoarthritis, Atemprobleme und manche Arten von Krebs (Gebärmutterschleimhaut, Brust und Dickdarm). Überflüssiges Gewicht verstärkt auch Symptome, die mit neurologischen oder orthopädischen Problemen einhergehen. Wenn Sie gesundheitlich angeschlagen sind und wieder fit werden wollen, können Sie sich kein überschüssiges Gewicht leisten. Aus all diesen Gründen beende ich dieses Kapitel jetzt mit einer Hypnosemethode zum Abnehmen.

Es ist medizinisch bewiesen, dass man mittels Hypnose abnehmen kann. Die Methode, die ich Ihnen hier vorstelle, wird Ihnen dabei helfen, bis zu zwölf Kilo zu verlieren. Verwenden Sie sie nur, wenn Sie abnehmen müssen, um Ihre Gesundheit und Ihr Wohlbefinden zu steigern. Sie sollten sie auf keinen Fall einsetzen, um unter ihr „Idealgewicht" zu gelangen, das Ihr Arzt Ihnen für Ihre Größe, Ihren Körperbau, Ihr Alter und Geschlecht empfiehlt. Die Methode funktioniert am besten zusammen mit einem gesunden, ausgewogenen Lebensstil, zu dem eine fettarme Diät und körperliche Bewegung gehören. Sie wird Ihnen dabei helfen, Ihr Idealgewicht zu erreichen, aber Sie wird weder den gesunden Menschenverstand ersetzen, noch selbstzerstörerische Verhaltensweisen wie Heißhungerattacken kompensieren.

In diesem Fall werden wir direkte Suggestion in Verbindung mit geführter heilender Visualisierung anwenden, um Ihr Unterbewusstsein davon zu „überzeugen", nur gesunde Verhaltensweisen zu verfolgen, die Ihre Ziele beim Abnehmen unterstützen. Es gibt viele gute Diät- und Sportratgeber auf dem Markt. Wenn Sie abnehmen wollen und bereits einige davon ausprobiert haben, aber gescheitert sind, sollten Sie zwei Dinge machen. Als Erstes sollten Sie Ihren Arzt aufsuchen, um hormonelle oder andere Störungen auszuschließen, die es erschweren, Gewicht zu verlieren. Ein körperliches Problem zu behandeln, erleichtert Ihnen vielleicht die Gewichtsreduzierung. Als Zweites sollten Sie diese Hypnoseübung zum Abnehmen ausprobieren.

Für jedes wichtige Ziel, das Sie im Leben verfolgen, brauchen Sie die Kraft des Unterbewusstseins, das für Sie arbeitet. Lassen Sie uns ehrlich sein: Abnehmen ist schwierig (besonders, wenn Sie älter sind). Sie brauchen Ihre gesamte Kraft, um Ihre Ziele zu erreichen. Wenn Ihr Unterbewusstsein gegen Sie arbeitet, wird es sehr schwer – wenn nicht unmöglich – für Sie sein, Erfolg zu haben.

Es gibt viele Gründe, warum das Unbewusstsein Ihre Versuche, Gewicht zu verlieren, möglicherweise sabotieren könnte. Eine weit verbreitete Quelle unterbewusster Sabotage sind Missbrauch oder Vernachlässigung in der Jugend. Wenn diese Probleme ungelöst bleiben, können Trauer, Angst, Wut, Schuldgefühle oder Scham aus der Kindheit den Hunger des Unterbewussten nach Nahrung und Liebe aufrechterhalten, den wir durch Essen befriedigen. Unterbewusster emotionaler Schmerz dieses Typs führt auch zu einem niedrigen Selbstwertgefühl und einem Gefühl der Ohnmacht, was wiederum einen unbewussten Impuls erzeugen kann, zuzunehmen, um das eigene Selbst vor einem vergeblichen Kampf um das Glück zu „bewahren".

Menschen, die unterbewusste Angst vor Beziehungen haben, essen vielleicht zu viel, um eine Barriere für zwischenmenschliche Interaktion zu errichten. Im Gegensatz dazu fühlen sich manche vielleicht klein und schwach, und durch Gewichtszunahme kommen sie sich größer und mächtiger vor. Andere fühlen sich vielleicht auf einer unterbewussten Ebene so gestresst, dass sie aus emotionalen Gründen zu viel in sich hineinstopfen. Für andere Menschen wiederum hat eine Erziehung, bei der es auf zu viel Junk Food und zu wenig Sport hinauslief, möglicherweise einen Wiederholungszwang im Unterbewusstsein bewirkt, der die ungesunden Muster unbedingt beibehalten will, egal was passiert. Das sind nur ein paar der unzähligen Möglichkeiten, mit denen Ihr Unterbewusstsein möglicherweise gegen Ihr Bestreben, abzunehmen, arbeitet.

Die Macht, die das Unterbewusstsein über den Körper hat, kann erstaunliche Konsequenzen haben. Vor vielen Jahren kam eine hübsche Frau Mitte vierzig mit einem interessanten Problem zu mir. Sie hatte etwa 25 Kilo Übergewicht und wollte das ändern. Unter der Aufsicht ihres Arztes hatte sie drei Monate lang sklavisch eine Diät gehalten, die täglich nur 1.200 Kalorien erlaubte. Sie hatte nicht geschummelt und regelmäßig auch ein wenig Sport getrieben. Tatsächlich hatte sie jedoch eineinhalb Kilo zugenommen. Ihr Arzt war total verblüfft. Ihre Situation entzog sich jeglicher Logik, aber ihre ungewöhnlichen Begleiterscheinungen überzeugten sie auch davon, dass ihr Gewichtsproblem eine geistige Komponente hatte. Deshalb hatte sie sich für die Idee geöffnet, es einmal mit Hypnose zu versuchen, um eine Antwort zu finden.

In der Hypnose stellte sich heraus, dass ihr Vater in ihrer Jugend ihr gegenüber emotional sehr distanziert gewesen war. Um seine Liebe und Aufmerksamkeit zu gewinnen, wurde sie zu einem Menschen, der allen Leuten gefallen wollte. Von da an hatte sie eine Reihe gescheiterter Beziehungen mit Männern erlebt und war zu dem Schluss gekommen, dass sie nie eine funktionierende Liebesbeziehung eingehen könnte. Ihr Unterbewusstsein war auf die verzerrte Überzeugung fixiert: „Wenn ich attraktiv bin, werden Männer mich mögen. Dann lasse ich mich auf sie ein und werde wieder verletzt." Durch diese Verzerrung blieb sie übergewichtig und unattraktiv, obwohl sie nur so wenige Kalorien zu sich nahm.

Als sie diese Verzerrung realisierte, befreite sie sich davon und erkannte, dass sie durchaus in der Lage war, eine gesunde Liebesbeziehung zu einem Mann aufzubauen. Die Hypnosearbeit mit dem Ziel, die Verzerrungen ihrer Jugend aufzulösen, kombiniert mit der Methode, die ich Ihnen jetzt zeigen werde (hypnotische direkte Suggestion und geführte Visualisierung zur Gewichtsabnahme), ermöglichten es dieser Frau, wieder die Kontrolle über ihr Leben zu erlangen, ihr Idealgewicht zu erreichen und sich eine bessere Zukunft zu schaffen.

Um die Hypnosemethode zum Abnehmen zu verwenden, laden Sie die Induktion Gamma-IV auf *www.koerpergeist-heilung.de* herunter, brennen Sie sie auf eine CD und bereiten Sie Ihr Zimmer auf dieselbe Weise vor, wie Sie es bei den anderen hypnotischen Übungen gemacht haben. Als Erstes werden Sie eine Induktion hören, danach folgen mehrere Minuten direkter Suggestion, die Ihr Selbstkonzept stärken, den Respekt für Ihren Körper erhöhen, Ihnen mehr Kontrolle über Ihre Zukunft verschaffen und Sie zu gesunden Essgewohnheiten verpflichten wird. Danach werde ich Sie wieder aus der Hypnose herausführen.

Versuchen Sie, diese Übung jeden Tag zu machen, bis Sie die ersten Ergebnisse erzielen (weniger Hunger, bessere Ernährungsgewohnheiten, erhöhte Vitalität, ein besseres Selbstwertgefühl und Gewichtsverlust). Wenn exzessive Gewichtszunahme ein Problem für Sie war, sollten Sie diese Methode als einen Teil Ihres individuellen Behandlungsplans anwenden, den zu entwickeln ich Ihnen in den nächsten Kapiteln helfen werde.

Der Gebrauch dieser Methoden

Verlassen Sie sich auf eine oder mehrere dieser drei Methoden bis zu dem Grad, zu dem sie sich mit Ihren Zielvorstellungen decken und Ihnen die gewünschte heilende Wirkung liefern. Fast jeder wird bei dem Vorhaben, wieder gesund zu werden, von der Induktion Gamma-II profitieren. Experimentieren Sie damit, passen Sie sie Ihrem Lernstil an und nehmen Sie sie in Ihren Behandlungsplan auf, wenn das für Sie okay ist. Falls chronische Schmerzen ein Problem für Sie darstellen, sollten Sie jetzt die Induktion Gamma-III zur Schmerzlinderung in Ihren Behandlungsplan integrieren. Machen Sie sie jeden Tag, bis Sie wesentlich weniger Schmerzen verspüren, dann jeden zweiten Tag und danach seltener – ganz nach Ihren Bedürfnissen. Falls Sie stark übergewichtig sind, bauen Sie die Induktion Gamma-IV jetzt in Ihren Behandlungsplan ein und wenden Sie sie jeden Tag an, um Ergebnisse zu erzielen.

Denken Sie daran, dass Sie sowohl Therapeut als auch Patient sind. Vertrauen Sie Ihrem eigenen Urteil. Wenn Sie eine Methode großartig, die andere jedoch unangenehm oder ineffektiv finden, wenden Sie die an, die sich am besten anfühlt und bleiben Sie dabei.

Während Sie sich durch die Methoden in diesem Buch arbeiten, sollten Sie immer daran denken, dass das Ziel darin besteht, einen Behandlungsplan zu entwerfen, der Ihren persönlichen Bedürfnissen entspricht – einen Plan, der Sie zu wundersamer Gesundheit führen wird. Wir sind alle sehr unterschiedlich, deshalb wird auch jeder von uns auf unterschiedliche Behandlungsmethoden ansprechen. Mein Job ist es, Ihnen eine Vielzahl effektiver Methoden vorzustellen, die Sie dann ausprobieren können. Ich werde Ihnen auch Einsichten in Bezug auf die Methoden liefern, die am besten bei Ihnen funktionieren. Aber all meinen Patienten sage ich immer: Die Entscheidung, wie Sie sie verwenden wollen, liegt letztlich bei Ihnen.

In den folgenden Kapiteln werde ich Ihnen weitere neue Methoden vorstellen. Die Heilkraft wird zunehmen, je öfter Sie sie benutzen. Aber auch die Kraft, die Sie durch die Kombination verschiedener Methoden in sich selbst auslösen können, wird Sie, offen gesagt, völlig umhauen.

KAPITEL 10

Hypnotische Regression

Viele besonders hartnäckige körperliche Verletzungen oder Erkrankungen werden durch geistiges Un-Wohlsein hervorgerufen, das wiederum von problematischen Ereignissen ausgelöst wurde, die in Ihrer Vergangenheit passiert sind. Jeder, der dieses Buch liest, musste im Leben eine oder mehrere wichtige Herausforderungen bestehen, und manche von Ihnen mussten mehr als das normale Maß ertragen. In diesem Kapitel werde ich Ihnen eine Hypnosemethode vorstellen, die es Ihnen ermöglicht, in der Zeit zurückzugehen, um den Herausforderungen der Vergangenheit noch einmal zu begegnen. So können Sie sie daraufhin untersuchen, was sie über Ihre *Geschichte hinter der Geschichte* aussagen, und sich von Verzerrungen befreien, die aus einer schmerzhaften Erfahrung in Ihrem früheren Leben stammen. Das wird eine starke Wirkung auf Sie haben – vielleicht können Sie in Ihrem Leben zum ersten Mal seit Ihrer Kindheit wieder selbstbestimmt nach vorne schauen. So befreiend kann es wirklich sein.

Hypnotische Regression (zeitliche Rückführung) ist ein extrem mächtiges Werkzeug. Setzen Sie es vorsichtig ein. *Verwenden Sie es nicht*, wenn Sie im Moment eine Therapie machen oder wegen einer geistigen Erkrankung in Behandlung sind. Beraten Sie sich zuerst mit Ihrem Therapeuten, bevor Sie weitermachen und wenden Sie die Methode nur mit seiner Erlaubnis an. *Verwenden Sie sie nicht*, wenn

Sie schwer traumatisiert oder nicht in der Lage sind, Ihre Emotionen zu kontrollieren. Die daraus resultierende emotionale Befreiung ist vielleicht mehr, als Sie ohne die Unterstützung eines professionellen Therapeuten ertragen können. Sie finden einen zugelassenen Therapeuten, der in Hypnose ausgebildet wurde, im Netzwerk der American Psychological Association auf *www.apa.org*.

Warum Rückführungen?

Ed kam zu mir, weil er Hilfe wegen seines Diabetes suchte, den er einfach nicht in den Griff bekam. Wie ich bereits in einem früheren Kapitel erwähnt habe, taucht Diabetes oft bei Menschen auf, die Probleme damit haben, das Leben zu genießen. Nach einem kurzen Gespräch war klar, dass dies sehr wahrscheinlich auch auf Ed zutraf. Er setzte sich selbst enorm unter Druck, arbeitete pausenlos und unterdrückte seine Gefühle. Er war ein Zyniker und hatte nicht viel Freude im Leben. Seine Erkrankung verlief besonders schwer, und er hatte sie weder mit Diät oder Medikamenten in den Griff bekommen können.

Unter hypnotischer Regression ging Ed zu einem Punkt vor seiner Schulzeit zurück. Irgendetwas hatte ihn aus der Fassung gebracht, und er fing an zu weinen. Sein Vater nahm ihn beiseite und ermahnte ihn streng. „Sei ein Mann", sagte er schroff zu ihm. „Jungs weinen nicht. Gefühle sind etwas für Frauen." Weil er sich durch seinen Vater eingeschüchtert fühlte, entwickelte Ed die Haltung, dass es sonderbar und unangebracht war, zu *fühlen*. Er musste seine Emotionen verdrängen und „ein Mann sein".

Noch während der hypnotischen Regression entschied Ed, dass er so nicht länger leben wollte. Er wies die harte Lektion, die sein Vater ihn vor Jahrzehnten gelehrt hatte, zurück und entschloss sich, sich für die Süße des Lebens zu öffnen. Tatsächlich begann er, Dinge zu genießen – Sonnenauf- und Sonnenuntergänge, den Geschmack einer Mahlzeit und die Freude, sowohl Herz als auch Verstand zu benutzen. Nicht lange nach dieser Sitzung senkte sich sein Blutzuckerspiegel in den normalen Bereich. Er konnte seine Medikamente absetzen und den Diabetes kontrollieren, indem er einfach nur auf seine Ernährung achtete.

Aus einer Reihe von guten Gründen sind wir nicht immer dazu in der Lage, die Bedeutung einer schwierigen Erfahrung zu erkennen. Kinder, die extrem problematische Situationen erleben, sind weder intellektuell noch emotional reif genug, die „Sachen richtig einzuordnen". Sie brauchen die Unterstützung und Erlaubnis von Erwachsenen, um ihre Probleme zu lösen. Leider bekommen sie diese aber nicht immer. Manchmal hindern uns unbewusste, intolerante oder missbrauchende Familienmitglieder, Lehrer, Arbeitgeber oder andere Menschen daran, unsere Gedanken und Gefühle auszudrücken. Manchmal erwischt uns ein Trauma so schnell und so heftig, dass wir nur noch Zeit für Schadensbegrenzung haben. Wenn eine Hochwasserkatastrophe das Heim Ihrer Familie zerstört, würden Sie alles tun, um zu überleben. Sie hätten nur wenig oder gar keine Zeit, um mit dem traumatischen Stress fertig zu werden. Vielleicht haben Sie aber auch die Erfahrung gemacht, Ihre eigenen emotionalen Bedürfnisse nach einer Tragödie zu verdrängen, um für die, die Sie lieben, zu sorgen – genau wie der Junge im Teenageralter, der nach dem Tod seines Vaters die Schule verlässt und arbeiten geht, um die Familie zu ernähren.

Aus diesen und anderen wichtigen Gründen tendieren wir dazu, uns *nicht* vollständig mit den Konsequenzen unserer schwierigen Erfahrungen auseinanderzusetzen. Als Ergebnis davon schieben wir die verzerrten Gedanken und Gefühle, die wir mit schmerzhaften oder traumatischen Ereignissen verbinden, ins Unterbewusstsein ab. Bis wir diese Störungen entdecken und freilassen, werden sie unsere mentale und körperliche Gesundheit sabotieren. Unterbewusste Verzerrungen lösen oft einen Wiederholungszwang aus – ein sich wiederholendes Muster eines verzerrten Gedankens, Gefühls oder Verhaltens, das fatale Konsequenzen für die Gesundheit hat. In Eds Fall setzte die verzerrte Idee, dass „Jungen nicht weinen und Gefühle nur etwas für Mädchen sind", eine lebenslange Ablehnung tiefer Gefühle in Gang. Dieser verzerrte Wiederholungszwang löste seinen Diabetes aus und machte ihn immer schlimmer.

Die hypnotische Rückführung wird Sie in die Lage versetzen, in Ihre Vergangenheit zurückzukehren und die unterbewusste Verzerrung zu entdecken und zu befreien, die Ihr gesundheitliches Problem erschafft. Genau wie Ed werden Sie in der Zeit zurückreisen, die Quelle alten emotionalen Schmerzes und verzerrten Denkens erfahren und sich davon lösen. Sobald Sie von der Störung befreit sind, werden Sie die Fähigkeit haben, Ihr Unbewusstsein neu zu programmieren – durch ein Denken, das frei von Verzerrungen ist, und durch Gefühle, die mit Ihren Zielen für eine gesunde, glückliche Zukunft übereinstimmen.

Was Sie erwarten können

Unter Hypnose werde ich Sie dazu einladen, in vergangene Zeiten und an frühere Orte zurückzukehren, die Ihnen die Einsicht und die Kraft verleihen, die sie für Ihre Heilung benötigen. Weil die Tür zu Ihrem Unterbewusstsein geöffnet ist und Ihnen intuitive Weisheit aus dem Überbewusstsein zur Verfügung steht, wird Ihr Geist Sie ganz natürlich zum richtigen Ereignis führen. Sie werden nicht einmal darüber nachdenken müssen.

Bleiben Sie passiv und lassen Sie sich von Ihrem Geist leiten. So sind Sie sich zum Beispiel sehr bewusst, welche problematischen Erfahrungen Sie als Kind erlebt haben und erwarten ganz natürlich, dass Sie zu diesen geleitet werden. Aber unter Hypnose kann es sein, dass Ihre innere Weisheit Sie zu einem Ereignis zurückführt, das Sie vorher für trivial gehalten haben. Erst wenn Sie dieses Ereignis unter Hypnose erleben, können Sie erkennen, dass es eine tiefe Bedeutung für Sie hat, die Ihnen damals gar nicht aufgefallen ist.

Genauso kann es sein, dass Sie es kaum abwarten können, ein Trauma aus der Kindheit unter die Lupe zu nehmen, etwas, was Sie schon seit Jahren enthüllen wollten. Stattdessen führt Ihre innere Weisheit Sie unter Hypnose möglicherweise in eine Zeit zurück, in der das Leben sehr angenehm war. Ich hatte einmal eine Patientin, die stark unter Angst- und Wutanfällen und in der Folge davon unter dem Reizdarmsyndrom (RDS) litt. Nachdem ich sie in ihre Vergangenheit zurückgeführt hatte, gelangte sie jedoch nicht zur Quelle ihrer Wut. Stattdessen ging sie in eine Zeit zurück, in der sie extrem couragiert, friedlich und glücklich gewesen war. Diese Erfahrung erinnerte sie daran, dass sie im Angesicht einer Bedrohung nicht wütend werden musste. Sie hieß das Gefühl der Courage und des tiefen Friedens willkommen und war auch in der Lage, daran festzuhalten, als sie aus der Hypnose herauskam. Anschließend verbesserten sich ihre Verdauungsprobleme erheblich.

Unter Hypnose kann es passieren, dass Sie ein einzelnes Ereignis ungewöhnlich detailliert und in verblüffender Präzision noch einmal neu durchleben. Vielleicht unternehmen Sie aber auch eine rasante Tour durch eine Serie verwandter Ereignisse, die ein gemeinsames Thema haben. Ich kann mich noch sehr gut an einen jungen Mann erinnern, der zu einem problematischen Klinikaufenthalt im zarten Alter von zwei Jahren zurückkehrte. In der Regression sah er einen rothaarigen Mann, der neben seinem Bett mit seinem Vater sprach. Nachdem er meine Praxis verließ, fragte er seine Eltern nach diesem Mann, und sie sagten: „Oh, mein Gott, das ist ein alter Freund von uns, den wir über zwanzig Jahre lang nicht mehr gesehen haben. Wie konntest du dich nur an ihn erinnern?" Im Gegensatz dazu kann ich mich noch sehr gut an eine schöne, erfolgreiche Frau Mitte dreißig entsinnen. Sie kam mit äußerst schmerzhaften fibrösen Tumoren im Uterus zu mir. Sie hatte es mit Medikamenten versucht und sich zweimal operieren lassen, um die Tumore zu entfernen, aber sie kehrten immer wieder zurück. Bei ihrer ersten Regression unter Hypnose sah sie sich noch einmal ihr ganzes Leben an. Ihr Vater war extrem kritisch gewesen, sodass sie sich selbst als Kind nie hatte wertschätzen können. Daher wählte sie sich später auch Männer, die genau wie ihr Vater waren und sie schlecht behandelten. Diese Erfahrungen überzeugten sie davon, dass sie als Frau nichts wert war – eine Störung, die sich symbolisch in ihren Fortpflanzungsorganen einnistete. Als sie diese Störung fand, ließ sie sie los. Mit neuem Optimismus suchte und fand sie schließlich die Liebe, die sie verdiente, und ihre Tumore verschwanden.

Die Geschichte wird sich Ihnen immer wieder durch ein breites Spektrum sinnlicher und kognitiver Erfahrungen präsentieren. Es kann sein, dass Sie ein Ereignis noch einmal neu erleben, so wie Sie es damals erfahren haben. Wahrscheinlich werden Sie es mit Ihren Augen genau so sehen, wie es sich damals zugetragen hat, begleitet von den entsprechenden sinnlichen Empfindungen (Klang, Berührung, Geruch, Gehör und sogar Geschmack). Andererseits kann es ebenso gut sein, dass Sie ein Ereignis wie einen Film im Kino erleben. Sie betrachten es von außen wie aus einer Beobachterrolle. Es kann sein, dass Sie unglaubliche Details sehen oder dass Ihre Erfahrung nur aus verschwommenen Bildern besteht. Manche Leute erleben die Vergangenheit als Gedanken über ein Ereignis, begleitet von geistig suggerierten Bildern ohne tatsächliche visuelle Eindrücke. All diese Arten von Erfahrungen haben ihre Berechtigung und werden eine starke heilende Wirkung besitzen.

Es ist möglich, dass Sie die Dinge ein wenig verzerrt sehen werden. Vielleicht taucht eine Erinnerung in Ihnen auf, von der Sie sicher sind, dass sie nicht ganz präzise ist. Solch eine Verzerrung könnte vielleicht geschehen sein, wenn Ihr Vater zum Beispiel jung und fit aussieht und volles schwarzes Haar hat, obwohl er in Wirklichkeit viel älter und übergewichtig war und zudem graues, schütteres Haar hatte. Eine Verzerrung dieser Art kann bedeutungslos sein. Andererseits versucht das Unterbewusstsein manchmal, uns einen Hinweis zu geben, indem es die Geschichte ein wenig verändert, bestimmte Einzelheiten oder Symbole in eine Erinnerungssequenz einfügt. Wenn Sie beispielsweise geboren wurden, als Ihr Vater schon älter war, und sich als Kind für sein Alter und seine beginnende Leibesfülle schämten, kann diese Verzerrung von großer Bedeutung sein. Merken Sie sich diese Verzerrungen, wenn sie auftauchen. Sie können dann sowohl während als auch nach der Rückführungssitzung erforschen, ob sie relevant sind.

Manchmal erleben Menschen auch eine ganze Geschichte, die sich zwar ganz real anfühlt, aber nie passiert ist. Stellen Sie sich vor, dass es in der Nähe des Hauses, in dem Sie aufgewachsen sind, einen zugefrorenen Teich gab. In der Hypnose erleben Sie, dass Sie durch die dünne Eisdecke in diesem Teich einbrechen – wahrscheinlich wären Sie sogar ertrunken, wenn Ihr älterer Bruder nicht ins Wasser gesprungen wäre und Sie gerettet hätte. Sie kommen aus der Hypnose heraus und denken: „Das ist nie passiert". Trotzdem scheint die Erfahrung absolut real zu sein. In diesem Fall hat sich Ihr Unterbewusstsein das Ganze nur ausgedacht, um Ihnen etwas Wichtiges mitzuteilen. Aus diesem Grund hat es sehr wohl eine metaphorische Bedeutung, und auf dieser Basis sollten Sie es auch untersuchen. Eine Fantasie dieser Art kann dann erscheinen, wenn Sie das Gefühl haben, als hätten Sie sich als Kind bei Ihren Eltern immer auf „dünnem Eis" bewegt, sodass Sie sich auf Ihren Bruder verlassen mussten, wenn es um Liebe und Schutz ging. Erinnern Sie sich immer daran, dass das Unterbewusste gern mit Hilfe von Geschichten, Symbolen und Metaphern kommuniziert.

Es kann sehr gut sein, dass Sie ein eindeutiges Fantasiebild erleben, wenn Sie unter Hypnose zurückgeführt werden. Es kam einmal eine Frau mit Knochenproblemen und starken Schmerzen in ihren Füßen und Gelenken zu mir. Sie war lesbisch und, während sie aufwuchs, massiven Diskriminierungen seitens ihrer prominenten Familie aus dem Mittelwesten ausgesetzt. Auf dem College outete sie sich dann, ließ sich piercen und trug Kleider mit dem Tenor „Ich gehöre nicht zu euch". Sie entdeckte auch, dass sie eine wunderbare Schriftstellerin und eine passable Musikerin war. Aber nach dem College nahm sie immer nur einen mittelmäßigen Bürojob nach dem anderen an. Unter Hypnose erlebte diese Patientin sich als weltbekannten Rock-'n'-Roll-Star. Das war reine Fantasie, aber die Wirkung war durchschlagend. Sie wurde dadurch nämlich ermutigt, öffentlich bei Rave-Veranstaltungen als DJane zu arbeiten. Allmählich gewann sie wieder an Selbstvertrauen und entwickelte sich nach und nach zu einer prominenten, erfolgreichen Journalistin. Sie kleidete sich etwas konservativer und begann, das wohlhabende Leben der oberen Mittelklasse zu führen, wie sie es bestimmt eher getan hätte, wenn sie nie aufgrund ihrer sexuellen Orientierung schikaniert worden wäre. Im Verlauf dieser Entwicklung verschwanden die Schmerzen in ihren Füßen und Gelenken (die oft dann auftreten, wenn jemand einfach nicht auf dieser Erde wandeln will) vollständig.

In Ausnahmefällen erlebt man unter Hypnose eine fantastische, traumgleiche Episode. Stellen Sie sich vor, Sie würden auf dem Rücken eines großen Adlers durch die Lüfte fliegen. Sie segeln mit hohem Tempo durch den Grand Canyon, landen auf einem Berg und sehen Ihren verstorbenen Großvater, der im Ornat eines Bischofs mit einem seligen Lächeln auf den Lippen auf der Spitze des Bergs steht. Natürlich ist das pure Fantasie, aber Sie können davon ausgehen, dass sie eine starke metaphorische Bedeutung hat. Vielleicht war Ihr Leben ja wirklich *sehr* hart, als Sie noch Kind waren, und Ihr Großvater war Ihr einziger Verbündeter. Er sorgte dafür, dass Sie sich obenauf fühlten, brachte Ihnen den Sinn des Lebens bei und lehrte Sie, an Gott und an sich selbst zu glauben. Es passiert manchmal, dass Ihnen Ihr Unterbewusstsein eine solche Fantasie anbietet, um Sie daran zu erinnern, wie stark Sie sind, wie gut das Leben sein kann und wie sehr Sie Ihren Großvater geliebt haben. Bei dieser Art von Erfahrung können Sie davon ausgehen, dass Sie tiefe Ebenen emotionaler Befreiung erleben werden.

Für die meisten Menschen ist die Regression eine aufregende, heilsame Erfahrung. Aber natürlich ist das nicht immer so. Das Unterbewusstsein ist durchaus in der Lage, Ihnen eine negative Traumsequenz zu präsentieren. Vielleicht erscheinen erschreckende Bilder (Sie laufen zum Beispiel auf der Flucht vor bösen Geistern durch einen verwunschenen Wald um Ihr Leben). Diese Art von Bildern erscheint dann, wenn Ihr Unterbewusstsein zu viel Schrecken gespeichert hat, was bedeuten könnte, dass Sie entweder zu viele beängstigende Erlebnisse im wirklichen Leben gehabt haben oder dass Sie zu viele erschreckende Bilder gespeichert haben (in zu vielen Horrorfilmen). Wenn solche Erlebnisse bei Ihnen in der Hypnose auftauchen, können Sie sie *einfach stoppen*. Sie können jede hypnotische Erfahrung unterbrechen, indem Sie zu sich selbst sagen: „Nein, ich steige hier aus." Dann können Sie sich entscheiden, entweder zu einem anderen Ereignis überzugehen oder ganz aus der Sitzung auszusteigen, indem Sie von eins bis fünf zählen und Ihre Augen öffnen. Wenn man die negativen unterbewussten Bildwelten durcharbeitet, hat das den Vorteil, dass man tiefe Ebenen kathartischer Befreiung von alten Ängsten erlebt. Aber das sollten Sie *nicht* allein machen. Um diese Art von Erfahrung unter Hypnose zu untersuchen, sollten Sie sich Unterstützung von einem professionellen Therapeuten suchen, der sich mit Hypnose gut auskennt.

Etwa ein Viertel der Zeit, die Menschen in der Hypnose verbringen, gehen sie zu einer Geschichte zurück, die wie ein alternatives Drehbuch fürs Leben anmutet – ein vollkommen anderes Leben, das sich vor langer Zeit in der Vergangenheit abgespielt hat. Das ist das sogenannte Past-Life-Phänomen, über das bereits sehr viel geschrieben wurde. Wichtig ist hier vor allem das bahnbrechende Buch *Many Lives, Many Masters* von Dr. Brian Weiss. Die Vorstellung der Reinkarnation gewinnt im Westen zunehmend an Akzeptanz. Bei einer Meinungsumfrage, die vor kurzem durchgeführt wurde, kam heraus, dass etwa ein Drittel aller Amerikaner an Reinkarnation glaubt – mehr als 40% davon im Alter zwischen 24 und 45 Jahren. In anderen Teilen der Erde ist der Glaube an Reinkarnation viel ausgeprägter. Dabei gibt es dafür keine wissenschaftlichen Beweise. Trotzdem ist es wichtig, dass Sie gegenüber der Past-Life-Erfahrung unter Hypnose aufgeschlossen bleiben, weil sie nämlich möglicherweise eine erstaunlich heilende Wirkung entfalten könnte.

Es gibt auch eine wissenschaftliche Basis für Past-Life-Phänomene, über die wir bereits in Kapitel 3 gesprochen haben: die Existenz unterbewusster Archetypen, grundlegende menschliche Persönlichkeitsmuster, die wir aus den Tiefen des Unbewussten ausleben. Es handelt sich dabei um Persönlichkeitsrollen wie den Krieger, den Lehrer, den Künstler, den Versorger, den Führer, den Sucher und so weiter. Eine Past-Life-Erfahrung unter Hypnose kann tatsächlich ein unterbewusstes archetypisches Muster sein, das sich als alternatives Leben ausdrückt.

Ich möchte Ihnen gern eine wahre Geschichte erzählen, die Ihnen zeigen wird, wie einflussreich die Regression mittels Past-Life-Erfahrungen sein kann. Vor sehr vielen Jahren kam ein Sozialarbeiter namens Mark zu mir. Er war ein wiedergeborener Christ, der an der Bell'schen Lähmung erkrankt war. Drei Jahre zuvor war er mit einem Boot auf einen See hinausgerudert. Es wurde sehr kalt, und als der Wind immer mehr auffrischte, litt er unter einer starken Unterkühlung, besonders in der linken Gesichtshälfte. Noch während er auf dem Boot war, hatte er das Gefühl, als wäre ein Teil seines Gesichts eingefroren. Von diesem Tag an litt er unter partieller Lähmung und Schmerzen in diesem Bereich. Das wurde immer schlimmer, bis seine gesamte linke Gesichtshälfte und sein Mund anfingen, herunterzuhängen. Die Ärzte versuchten es mit allen möglichen Medikamenten und Therapien, aber nichts davon schlug an.

Während einer hypnotischen Regression fand sich Mark an einem Ort wieder, der ihm fremd war. Zuerst dachte er, er wäre in einem U-Bahn-Tunnel, aber dann erkannte er, dass er sich auf einer Betontreppe in einer unterirdischen Militäreinrichtung befand. Er sah, dass er eine Naziuniform trug, und stellte fest, dass er als Wächter (der Archetyp des Kriegers) an einem Ort höchster Geheimstufe tätig war, wo an der Entwicklung der Atombombe gearbeitet wurde. Er entschied, dass er damit nichts zu tun haben wollte, und entschloss sich, zu desertieren. Die Anlage befand sich auf einer Insel in der eiskalten Nordsee. Er bestieg spät in der Nacht ein Truppenschiff und fuhr zurück aufs Festland, wo er sich verloren und müde in der Wildnis verlor. Schließlich fiel er erschöpft zu Boden. Er schlief ein und erfror kurz vor Sonnenaufgang – seine linke Gesichtshälfte war am Eis und am Schnee festgefroren.

Als ich Mark aus der Hypnose herausholte, berührte er seine linke Wange – und entdeckte, dass er die Berührung spüren konnte. Er lächelte breit über das ganze Gesicht. Seine linke Gesichtshälfte hing nicht mehr herunter. Tatsächlich verheilte sein Gesicht komplett. Fünf Jahre lang blieb er mit mir in Kontakt und ließ mich wissen, dass sein Gesicht nach wie vor vollständig geheilt war.

Erinnern Sie sich daran, dass Mark ein wiedergeborener Christ war. Er glaubte nicht an die Möglichkeit eines vorherigen Lebens. War er in seinem früheren Leben tatsächlich ein deutscher Soldat, oder erlebte er nur ein archetypisches episches Drama, das sich in seinem Unterbewusstsein abspielte? Wir können es nicht wissen. Wissenschaftliche Untersuchungen auf diesem Gebiet sind noch nicht so weit gediehen, dass man diese Frage beantworten könnte. Was wir jedoch wissen, ist, dass mein Patient durch die Berührung mit diesem „vorherigen Leben" unmittelbar und für immer von seiner Krankheit geheilt wurde. Das erlebe ich bei meiner Arbeit die ganze Zeit. Eine Mehrheit der Menschen, die unter Hypnose ein „vorheriges Leben" erleben, wird die Auswirkungen tiefgreifender Heilung erfahren – sei es auf psychologischer und/oder körperlicher Ebene.

Diese Heilung geschieht ganz natürlich, sobald das metaphorische oder archetypische „Drama" abgerufen und vom Unterbewusstsein ins Bewusstsein gebracht wird. Verschwenden Sie also nie eine gute Past-Life-Erfahrung unter Hypnose – sie könnte Sie vielleicht auf dramatische Weise heilen.

Es gibt noch eine andere Erfahrung, die Sie möglicherweise während der hypnotischen Regression machen können: eine direkte Begegnung mit Ihrem Überbewusstsein. Das Überbewusstsein ist keine Einbildung. Es ist die faktische Erfahrung Ihrer eigenen höheren Bewusstseinszustände. Es kann von Person zu Person stark variieren. Diesbezügliche Erfahrungen, die viele Menschen gemeinsam machen, beinhalten das Gefühl, dass Sie keinen physischen Körper mehr besitzen (sondern stattdessen einen Körper aus Licht oder Energie), übermenschliche Ebenen von Frieden, Liebe und Freude, ein extrem erweitertes Bewusstsein (als wäre Ihr Geist groß genug, die ganze Erde und alles, was sich darauf befindet, zu umarmen), persönliche Erkenntnisse (Sinn und Zweck Ihres Lebens, warum Ihnen Dinge so und nicht anders widerfahren sind, welchem Arzt Sie vertrauen sollten und so weiter) oder die Fähigkeit, einige der Geheimnisse des Universums zu durchdringen. Etwa 10 bis 20 % aller Menschen werden diese Art von Erfahrung zu Beginn der Anwendung dieser Methode machen. Sie können jedoch davon ausgehen, dass die Häufigkeit der Erfahrung Ihres Überbewusstseins sowohl innerhalb als auch außerhalb der hypnotischen Zustände zunehmen wird, während Sie diese und andere Methoden in diesem Buch weiter anwenden.

Ein Wort der Warnung

Einer kleinen Zahl von Menschen, die die hypnotische Regression verwendet haben, wird ein traumatisches Erlebnis widerfahren, das sich zwar absolut real anfühlt, aber durch ihre eigene kollektive Erinnerung, einen Zeugen oder eine andere objektive Quelle nicht verifiziert werden kann. Es gibt so etwas wie eine verdrängte Erinnerung, die unter Hypnose wiederentdeckt werden kann. Erinnerungen, die unter Hypnose abgerufen wurden, haben schon in ein paar Untersuchungen und Gerichtsverhandlungen eine wichtige Rolle gespielt, besonders in Fällen mutmaßlichen sexuellen Missbrauchs.

Manchmal sind diese Erinnerungen echt und manchmal nicht. Außer in Fällen, wo es unwiderlegbare Beweise dafür gibt, dass die Ereignisse sich tatsächlich so zugetragen haben, gibt es keinen wissenschaftlichen Weg, um zu belegen, dass diese hypnotischen Erinnerungen zutreffend sind. Aber ob wahr oder nicht, sie können traumatisch sein, wenn sie auftauchen. Wenn Sie die hypnotische Regressionsmethode in diesem Kapitel anwenden und etwas erleben, das Sie für eine unterdrückte Erinnerung eines traumatischen Ereignisses oder mehrerer Ereignisse halten, sollten Sie mit einem entsprechend ausgebildeten Fachmann arbeiten. Sie brauchen medizinische Fachkenntnis, um herauszufinden, ob diese Erinnerungen wahr sind oder nicht, und müssen so oder so lernen, mit den Konsequenzen umzugehen. In diesem Fall sollten Sie sofort aufhören, mit der Methode zu arbeiten und professionelle Hilfe suchen.

Die Methode

Die hypnotische Regression ist ein extrem kraftvolles Werkzeug, das für gewöhnlich starke emotionale Befreiung, durchdringende Einsicht in das Selbst und ein Gefühl der Ehrfurcht hervorruft. Mit dieser Methode sollten Sie sich ein wenig mehr Zeit lassen und sich danach auch ein bisschen entspannen. Die kurze Reflexion eingeschlossen sollten Sie sich für die Methode etwa 90 Minuten Zeit nehmen.

Laden Sie zunächst die Induktion Gamma-V herunter auf *www.koerpergeist-heilung.de*. Brennen Sie sie auf eine CD und richten Sie das Zimmer so her, wie bei den anderen hypnotischen Übungen. Wenn Sie Ihre Erfahrung aufnehmen wollen, können Sie dafür ein Tonbandgerät benutzen. So können Sie Ihre Erfahrungen in der Hypnose aufzeichnen und später über den Inhalt nachdenken. Das laute Sprechen während dieses Prozesses wird Ihnen dabei helfen, die Erfahrung für Sie zu vertiefen.

Jetzt spielen Sie den Download ab. Darin werde ich Sie durch fünf Stufen führen. Der erste Schritt ist eine Induktion, die Ihnen ja inzwischen sehr vertraut sein dürfte.

Der zweite Schritt wird *Brücke* genannt. Dazu gehören eine Reihe von Suggestionen und Visualisierungen, die den Zweck haben, Ihre Aufmerksamkeit von dem, wo Sie jetzt gerade sind, wegzulenken und Sie in eine andere Zeit und an einen anderen Ort (über eine Brücke von Zeit und Raum) zu führen. Ich schlage Ihnen vielleicht vor, sich vorzustellen, dass Sie von da, wo Sie jetzt sind, hoch und dann hinunter in eine andere Zeit und an einen anderen Ort driften. Sie sollten es vermeiden, auf irgendetwas Bestimmtes zusteuern zu wollen. Nehmen Sie eine passive Haltung ein und gestatten Sie Ihrem Geist, Sie auf Ihr Ziel zuzuführen.

Der dritte Schritt heißt *Erdung*. Ich werde Ihnen eine Reihe von Fragen stellen, die Ihnen dabei helfen werden, Sie an dem neuen Ort und in der anderen Zeit zu „erden". Das werden Fragen sein wie: „Ist dieser Ort dunkel oder hell? Befinden Sie sich draußen oder drinnen? Was haben Sie an?" Während Sie diese erdenden Fragen durcharbeiten, wird sich immer mehr von Ihrer Aufmerksamkeit auf die Zeit und den Ort verlagern, den Sie besuchen, und alles wird klarer für Sie werden. Sie werden sich außerdem Ihrer selbst in der Gegenwart bewusst sein. Vor zwei Jahren habe ich während eines Mittagessens in einem schicken Restaurant ein Seminar über hypnotische Regression abgehalten. Am Ende des Seminars nahm ich die Besitzerin des Restaurants auf eine hypnotische Rückführung mit. Sie ging zurück in das Frankreich des Jahres 1700 und erlebte, wie sie auf einem Ball im Palast des Königs in einem goldenen Seidenkleid tanzte. Die ganze Zeit über beantwortete sie trotzdem geschickt alle Fragen der Gäste im Restaurant. Genau wie in ihrem Fall werden auch Sie woanders hingehen und trotzdem in der Gegenwart bleiben.

Schritt Nummer vier ist die *Erfahrung der Regression* selbst. Nachdem ich Sie darin geerdet habe, lasse ich Sie ein paar Minuten lang ein Ereignis oder eine Reihe von Ereignissen erleben. Wenn Sie Ihr Erlebnis aufzeichnen wollen, um sich später darauf beziehen zu können, sollten Sie es natürlich laut artikulieren. Als Nächstes werde ich Ihnen eine Brücke zu einem anderen Ereignis oder einer

Serie von Ereignissen in der Vergangenheit schlagen und Sie in dieser Erfahrung erden. Nachdem Sie ein paar Minuten lang dort verweilt haben, werden wir den gesamten Prozess noch einmal wiederholen. Sie werden insgesamt drei sehr unterschiedliche Abstecher an einen anderen Ort und in eine andere Zeit machen. Gehen Sie an den Ort, an den Ihre Gedanken Sie während dieser Tour führen. Bei jedem Aufenthalt werden Sie wichtige Botschaften erhalten.

Wenn Sie die drei Reisen bewältigt haben, werde ich Sie – noch während Sie sich in einem tiefen hypnotischen Zustand befinden – fragen, was diese Ereignisse Sie lehren könnten. Wenn man davon ausgeht, was Sie inzwischen über das Funktionieren des Unter- und Überbewusstseins und über das symbolische Erscheinungsbild von Krankheiten wissen, wird es Ihnen höchstwahrscheinlich leichtfallen, darauf zu antworten. Schließlich werde ich Sie fragen, was Sie auf der Basis dieses neu erworbenen Wissens planen anders zu machen. Wie werden Sie, vor dem Hintergrund Ihrer Entdeckungen, Ihre *Geschichte hinter der Geschichte* verändern? Danach folgt der fünfte Schritt, im Rahmen dessen ich Ihnen dabei helfen werde, wieder aus der Hypnose *aufzutauchen.*

Wenn Sie aus der Hypnose herauskommen, sollten Sie etwas Zeit darauf verwenden, das aufzuschreiben, was Sie erfahren und gelernt haben – unabhängig von Ihren Tonbandaufzeichnungen. Bestimmt werden Sie sich die Notizen von Zeit zu Zeit anschauen wollen, um Ihre Erfahrungen aus den verschiedenen Regressionssitzungen miteinander zu vergleichen.

Wie es von hier aus weitergeht

Die Arbeit der hypnotischen Rückführung kann zu unglaublich kraftvoller Heilung führen. Ich schätze, dass es zwei Dritteln der Menschen, die mit chronischen Problemen oder lebensbedrohlichen Krankheiten zu mir kommen, durch diese Arbeit erheblich besser geht. Sie hat die Kraft, körperliche Krankheiten einfach auszuheben. Vielleicht ist Ihre Erfahrung nicht so dramatisch wie einige, die ich Ihnen in diesem Kapitel vorgestellt habe (wo eine einzige Sitzung zu vollständiger Heilung führte), aber sie wird dennoch beeindruckend sein, wenn Sie diese Methode weiterverfolgen. Sie wird Resultate liefern.

Ich schlage Ihnen vor, diese Methode vier Mal auszuprobieren – mit einer Woche Pause zwischen jeder Sitzung. Je öfter Sie sie anwenden, desto stärker wird sie. Die meisten Menschen brauchen vier Sitzungen, um die tieferen Ebenen des Erlebnisses zu erforschen. Unsere Gefühle sind vielschichtig, ein oder zwei Sitzungen werden wahrscheinlich nicht ausreichen, um tief genug in Ihre *Geschichte hinter der Geschichte* einzutauchen. Nehmen wir zum Beispiel an, Sie leiden unter Migräne und stellen in Ihrer ersten Hypnosesitzung Kontakt mit einer alten Wut her, die Sie als die Quelle Ihrer Kopfschmerzen identifizieren. In der nächsten Sitzung forschen Sie dann gründlicher nach und entdecken, dass unter Ihrer Wut große Angst liegt. In den darauf folgenden Sitzungen entdecken Sie eine Quelle der Traurigkeit, die mit Ihrer Angst in Verbindung steht und so weiter. Eine Folge von vier Sitzungen sollte Ihnen dabei helfen, genug geistiges Neuland zu beschreiben, um erkennbare und bedeutende Veränderungen bezüglich Ihrer mentalen und physischen Gesundheit zu erzielen – jedenfalls genug, um ein gutes Gefühl für Ihre Zukunft zu entwickeln – und, wie in diesem Fall, um Ihre Migräne loszuwerden.

Diese Technik ist überaus kraftvoll. Sie kann Sie mit nie für möglich gehaltenen Ebenen der Befreiung von altem Schmerz oder Verwirrung in Verbindung bringen und Ihnen unglaubliche Einsicht in Ihre Natur und Ihren ganz eigenen Lebensweg gewähren. Weil sie so mächtig ist, ist es besser, eine Woche Pause zwischen den Sitzungen zu machen, damit Sie die vielen Enthüllungen, die sich Ihnen sehr wahrscheinlich offenbaren werden, analysieren und verinnerlichen können. Ein zu häufiger Gebrauch dieser Methode könnte Sie mit neuen Einsichten „überschwemmen" und unnötige Verwirrung bei Ihnen erzeugen.

Allerdings werden Sie immer wieder die Chance erhalten, zu ihr zurückzukehren. Nach der „Einführungsreihe" werden Sie die hypnotische Regression bestimmt weiter benutzen wollen. Ich werde Ihnen im letzten Kapitel dieses Buchs dabei helfen, zu entscheiden, wie Sie diese Methode in Ihren persönlichen Langzeitplan für nachhaltige Gesundheit integrieren können.

KAPITEL 11

Energieheilung

Als meine Kinder größer wurden, fuhren wir am Ende des Sommers immer eine Woche lang in ein Urlaubscamp. Ganze Familien (also nicht nur die Kinder) wohnten dort in Bungalows und gingen allen möglichen Aktivitäten nach. Ich bekam sehr schnell den Ruf des „Camp-Heilers". Fünf Jahre lang kamen jeden Sommer Kinder und Erwachsene mit kleinen Wehwehchen zu mir – von Kopfschmerzen über Magenschmerzen bis hin zu verstauchten Knöcheln. Die Krankenschwester im Camp und der zuständige Arzt hatten wirklich sehr wenig zu tun, weil ich Probleme schnell ohne Medikamente allein durch Energieheilung löste – die Fähigkeit, die BioEm-Energie auf eine Wunde oder eine Erkrankung zu lenken, um Heilung herbeizuführen.

Die meisten der Krankheiten, mit denen ich zu tun hatte, waren nicht weiter kompliziert, aber eines Abends wurde ich mit einer wirklich ernsten Situation konfrontiert. Ein elf Jahre alter Junge hatte sich beim Zusammenklappen einer Tischtennisplatte die Fingerkuppe abgetrennt. Seine Familie brachte ihn sofort ins Krankenhaus, wo die Ärzte sie wieder annähten, aber die Prognose war alles andere als hoffnungsvoll. Sie konnten nicht mit Sicherheit sagen, ob der Eingriff gelingen würde, und waren sich ziemlich sicher, dass der Finger selbst unter optimalen Bedingungen nicht wieder richtig funktionieren würde.

Der Junge kehrte ins Camp zurück, vollgepumpt mit Betäubungsmitteln. An den Fingerspitzen befinden sich viele Nervenenden, deshalb sind solche Verletzungen auch äußerst schmerzhaft. Trotz der Narkotika litt der Junge entsetzliche Schmerzen – auf einer Skala von eins bis zehn sicher eine Zehn. Er verbrachte Stunden in diesem Zustand und versuchte natürlich, cool zu bleiben. Aber sein Gesicht und seine Tränen verrieten, wie schlimm es für ihn war. Ich machte mich sofort an die Arbeit und lud seinen Finger und seine Hand mit starken Dosen von BioEm-Energie auf. Innerhalb weniger Minuten gelang es mir, den Schmerz von einer Zehn auf eine Zwei herunterzubringen. Alle waren verblüfft darüber, wie schnell wir Fortschritte erzielten, und der Junge war wie verwandelt – er fühlte sich endlich wieder wie ein Mensch.

Mir war klar, dass wir den ersten Schritt nur dann machen könnten, wenn wir den Großteil der Schmerzes eliminierten. Der nächste kritische Schritt bestand darin, sicherzustellen, dass der Finger wieder voll funktionsfähig werden würde, nachdem das Gewebe verheilt war. Ich zeigte dem Jungen, wie er sich mental auf seinen Finger konzentrieren konnte, um Energie dorthin zu leiten. Er war durch den blitzartigen Erfolg, den wir gerade bei seinen extremen Schmerzen erzielt hatten, so ermutigt, dass er sich dazu entschied, den Rest auch noch zu erledigen. Ein paar Monate lang arbeitete er konzentriert an seinem Finger, bis dieser am Ende wieder völlig hergestellt war – mit voller Beweglichkeit, Kraft und Empfindungsfähigkeit

So kraftvoll ist Energieheilung. Wie diese Geschichte zeigt, ist sie so einfach, dass selbst ein Kind sie anwenden kann.

Die besondere Kraft der Bioenergie

Um zu verstehen, wie Energieheilung funktioniert, sollten wir ein wenig über die Lehren der früheren Kapitel nachdenken. Wie wir in Kapitel 2 besprochen haben, besitzt Ihr Körper das inhärente Wissen, das benötigt wird, um ihn zu heilen. Jede einzelne Zelle des Körpers enthält die Intelligenz, die erforderlich ist, um den ganzen

Körper neu zu erschaffen – also auch, um ein spezielles Problem zu heilen. Wenn Sie gestresst, erschöpft, verletzt oder krank sind, kann es jedoch passieren, dass die Energiespeicher im Körper stark dezimiert werden. Die angeborene Intelligenz des Körpers kann nicht funktionieren, weil nicht genug Energie zur Verfügung steht, um den Heilungsprozess voranzutreiben. Es ist ein bisschen so, als hätte man einen neuen Lexus vor der Tür stehen, aber kein Benzin – die ganze intelligente Technik und das Design sind ohne Treibstoff nichts wert.

Erinnern Sie sich an Kapitel 2 – Gedanken können die Energiefelder steuern. Sie selbst existieren als subtile elektromagnetische Energie. Sie können verschiedene Arten zu denken benutzen, um BioEm-Energien zu steuern und zu fokussieren, oder um eine Krankheit oder Verletzung zu heilen.

Mit diesen beiden Konzepten haben Sie schon mal zwei Teile einer dreiteiligen Heilungsstrategie. Der dritte Teil besteht darin, dass Sie eine Energiequelle brauchen, aus der Sie sich bedienen können – und die besitzen Sie bereits. Wie ich schon in Kapitel 6 gesagt habe, fließt Energie durch den Gehirnstamm in den Körper, und zwar durch die Medulla oblongata am unteren Teil des Kopfes. Mit Hilfe direkt gesteuerter Gedanken können Sie große Mengen von Energie durch dieses „Portal" ins Gehirn ziehen und in Ihren Körper schicken, um ihn zu heilen.

Die Methode

Ich werde Ihnen eine einfache und sehr wirksame Methode der Energieheilung beibringen, die ich ebenfalls in meiner Arbeit verwende. Dazu gehört, dass Sie Ihre Gedanken und Ihre Aufmerksamkeit fokussieren, um BioEm in Ihren Körper oder in einen Teil Ihres Körpers zu leiten, der krank, verletzt oder von Schmerzen erfüllt ist. Außerdem werden wir die Kraft des Atems einsetzen, um den Energiefluss zu erhöhen. Wir benutzen dafür eine Methode, die auch viele Athleten anwenden. Wenn Serena Williams eine starke Rückhand schlägt, konzentriert sie sich völlig auf den Ball und atmet kraftvoll aus, um den Druck (die Energie) hinter dem Schlag zu erhöhen. Wenn Sie unter der Leitung eines Trainers im Fitnessstudio trainieren, kennen Sie die Methode bereits. Stellen Sie sich vor, Sie trainieren Ihren Bizeps; Sie fokussieren Ihre gesamte mentale Energie auf Ihren Bizeps. Sie atmen ein, wenn Sie den Muskel entspannen, und atmen kraftvoll aus, wenn Sie ihn anspannen, um die Hantel zu heben. Dadurch laden Sie den Bizeps mit enormer Energie auf. Jeder Gewichtheber wird Ihnen sagen, dass Hanteltraining mit dieser Methode wesentlich effektiver ist als ohne sie.

Die Methode ist ganz leicht. Sie können sie jetzt schon praktizieren, während Sie diese Anweisungen lesen. Zuerst atmen Sie tief ein. Dann konzentrieren Sie sich geistig auf den unteren Teil Ihres Kopfs und stellen sich vor, dass Energie hereinströmt. Nach dem Einatmen machen Sie eine Pause und fokussieren Ihre Aufmerksamkeit auf die Stelle, an der Ihr körperliches Problem liegt (auf ein Organ, ein Gelenk oder selbst auf den gesamten Körper, wenn Ihre Krankheit sich überall ausgebreitet hat). Jetzt atmen Sie kräftig aus und stellen sich vor, wie die angestaute Energie in diesen Teil Ihres Körpers fließt. Das ist die Methode, von Anfang bis Ende.

Sie können diese Methode auch so gestalten, dass Sie zu Ihrem Lernstil und Ihren Heilungszielen passt. So können Sie sich zum Beispiel vorstellen, dass die Energie beim Einatmen so einströmt, wie Sie es bevorzugen. Das Einatmen schafft ein Vakuum oder einen „Zug" nach innen. Wenn Sie diesen Zug spüren, müssen Sie nur „denken", dass die Energie nach hinten in Ihren Kopf strömt, und genau das wird passieren. Visuelle, kreative Menschen stellen sich vielleicht lieber vor, dass sich eine Wolke weißen Lichts in den unteren Teil des Kopfes bewegt, während sie einatmen. Jede Kombination dieser oder ähnlicher Techniken wird Ihnen erlauben, große Mengen von Heilungsenergie anzuziehen (wahrscheinlich sogar mehr, als Sie brauchen).

Dasselbe gilt für das Ausatmen und wie Sie es auf etwas fokussieren. Es kann sein, dass Sie Energie in Ihr Herz, in andere innere Organe oder auf ein kaputtes Knie lenken müssen. Vielleicht bezieht sich Ihr Problem aber auch auf das gesamte System (wie bei Diabetes, Borreliose oder metastasierendem Krebs) und Sie müssen dem ganzen Körper Aufmerksamkeit widmen. So lange Sie beim Ausatmen Ihr Bewusstsein auf die Stelle konzentrieren, wo sich Ihre Krankheit oder Verletzung befindet, wird es Ihnen schon gelingen. Während Sie den Atem ausstoßen, „denken" Sie einfach, dass die Energie in den Körper fließt (oder in spezielle Körperteile – je nach Bedarf). Oder „stellen Sie sich vor", wie die Energie in den Teil des Körpers, der geheilt werden soll, strömt oder wie sie ihn reinigt. Manche Leute leiten die Energie „durch" den Körper, andere schicken die Energie „wie mit einem Laser" aus Ihrem Kopf direkt zu den erkrankten Bereichen. Wieder andere „platzieren" die Energie geradewegs im Körper (genau wie das Raumschiff in Star Trek – in einem Moment ist die Energie in Ihrem Kopf, im nächsten ist sie schon an ihrem Ziel angekommen). Jede für sich oder eine Kombination dieser oder ähnlicher Techniken wird funktionieren. So lange Sie Ihre Aufmerksamkeit auf die Krankheit oder Verletzung konzentrieren, wird die Energie an die richtige Stelle fließen.

Nachdem Sie diese Methode praktiziert haben, werden Sie unglaubliche Mengen von Energie für Heilzwecke bewegen können. Wenn ich diese Energieheilung bei einer anderen Person anwende, benutze ich diese Methode, um Energie anzuziehen und pumpe sie durch meine Hände, um sie in den Körper dieser Person zu leiten, genau wie ich es in der Übung 2 in Kapitel 2 beschrieben habe.

Das Wunderbare an dieser Methode ist, dass Sie sie jederzeit überall sehr effektiv einsetzen können. Dabei ist aber vor allem die Dosierung wichtig. Das bedeutet, dass selbst regelmäßige kleine Dosierungen (so wie der Junge sie zu Beginn dieses Kapitels gebraucht hat) Ergebnisse erzielen werden, auch wenn Ihr Problem schwerwiegender Natur ist. Daher können Sie die Methode jederzeit und überall anwenden. Vielleicht haben Sie nur ein paar Minuten vor dem Beginn eines Meetings, oder Sie stehen in einer Schlange an der Kasse des Supermarkts. Sie können diese Übungen mit offenen Augen machen, ohne dass irgendjemand weiß, was Sie tun. Mit etwas Training können Sie die Methode auch im Alltag anwenden, ohne dass Sie deswegen den Kontakt zur Umwelt verlieren müssen.

Da diese Methode das Fokussieren Ihrer Aufmerksamkeit mit einbezieht, ist sie besonders effektiv, wenn Sie sie unter Hypnose oder während der Meditation anwenden. In beiden Zuständen ist Ihr Fokus völlig klar, Ihr Geist ist ruhig, und es gibt nichts, was Ihre Aufmerksamkeit ablenken könnte. Am Ende dieses Kapitels werde ich Ihnen einen hypnotischen Prozess vorstellen, der Sie durch diese Methode führen wird.

Was Sie erwarten können

Durch das Praktizieren dieser Methode werden Sie wahrnehmen können, wie Energie in Ihren Hinterkopf und in Ihren Körper hineinfließt. Vielleicht haben Sie dabei ein leicht euphorisches Gefühl aufgrund der zusätzlichen Energie, die Sie durch Ihren Geist pumpen. Zudem werden Sie sofort spürbare Verbesserungen in Ihrem Körper feststellen. So sollte Ihr arthritisches Knie deutlich weniger schmerzen und viel beweglicher sein – und das nach nur fünf Minuten Energieheilung.

Wie schnell Sie mit dieser Methode heilen, wird von zwei Faktoren abhängen. Der erste betrifft die Schwere Ihrer Erkrankung. Sie können sich zwar in ein paar Minuten von Ihren Kopfschmerzen befreien, aber es kann durchaus sein, dass Sie drei Monate lang täglich üben müssen, um ein ernstes und fortgeschrittenes orthopädisches Problem wie Osteoporose zu mildern. Doch selbst wenn Ihr Problem ernst sein sollte, werden Sie während des Prozesses bemerken, dass Sie Fortschritte machen. Heißen Sie diesen Fortschritt willkommen und setzen Sie Ihre Arbeit so lang wie nötig fort.

Der andere Faktor, der das Tempo Ihrer Genesung bestimmen wird, ist das Ausmaß dessen, wie synchron Sie sich zu Ihrer *Geschichte hinter der Geschichte* bewegen. Energieheilung führt zu bedeutenden Ergebnissen. Trotzdem werden die Ergebnisse wesentlich stärker – und dauerhafter – sein, wenn Sie diese Arbeit parallel zu der Arbeit an Ihrer *Geschichte* erledigen – denn dann werden Sie sich immer besser verstehen. Diese Kombination wird zu einer nachhaltigen Verbesserung Ihrer Gesundheit und Ihres Wohlbefindens führen.

Unter bestimmten Umständen kann die Arbeit mit Energieheilung die Schmerzen für kurze Zeit erhöhen. Eine kurzfristige Zunahme an Schmerz beim Einsatz dieser Methode ist ein Zeichen für Heilung und kein Beweis dafür, dass etwas nicht stimmt. Es handelt sich dabei um ein Phänomen, das auch als das „Paradoxon des Heilungsschmerzes" bekannt ist.

Die Basis für das Paradoxon des Heilungsschmerzes haben wir bereits kennen gelernt: Ein Mangel an Energie in den Nerven lässt Ihre Fähigkeit abstumpfen, Schmerz zu fühlen, oder blendet ihn sogar völlig aus. Wenn Sie eine Schnittwunde am Arm haben, spritzt der Arzt Ihnen ein Lokalanästhetikum, um die Nerven in diesem Bereich zu betäuben. Danach näht er die Wunde zu, und Sie spüren gar nichts, bis die Wirkung der Spritze nachlässt – dann tut es natürlich weh. Wenn der Energiefluss stoppt, hört der Schmerz auf. Wenn der Energiefluss wieder in Gang kommt, kehrt der Schmerz zurück. Sie erleben dieses Paradoxon auch bei Rückenmarksverletzungen oder anderen Fällen, in denen das Nervensystem ernsthaft in Mitleidenschaft gezogen wurde: Sofortige Lähmungserscheinungen oder schwere Taubheitsgefühle können die Folge sein. Das Schmerzgefühl ist in diesen Fällen vermindert oder gar nicht präsent. Wenn der Energiefluss zum Nervensystem durch einen chirurgischen Eingriff oder eine Therapie wiederhergestellt wird, kehrt auch die Schmerzempfindung zurück. Diese Art von Schmerz ist ein Zeichen für Fortschritt, ein Zeichen dafür, dass der Energiefluss im abgestorbenen Gewebe wiederhergestellt wurde.

Der Geist kann wie ein chemisches Schmerzmittel oder Anästhetikum funktionieren. Bei akutem Schmerz zieht er Energie aus den Nerven in den erkrankten Bereichen ab, um den Schmerz zu verringern. Diese Reaktion des Geistes ist kurzfristig sehr hilfreich. Aber akuter Schmerz hindert uns daran, normal zu funktionieren, und kann Probleme in anderen Teilen Ihres Körpers verursachen. So kann zum Beispiel eine Person, die schwere Arthritis in der Hüfte hat, den Schmerz verringern, indem sie sich nach vorn beugt. Diese Haltung kann jedoch dazu führen, dass ihre Lendenwirbelsäule versteift und zu viel Druck auf die Knie ausgeübt wird. Deshalb wird diese Person am Ende sehr wahrscheinlich nicht nur unter einer kranken Hüfte leiden, sondern außerdem noch Rücken- und Knieprobleme bekommen. Aus diesem Grund ist die Tendenz des Geistes, den Nerven Energie zu entziehen, gut, weil es dabei hilft, zusätzliche Komplikationen zu vermeiden. Problematisch wird es, wenn der Energiefluss über einen längeren Zeitraum reduziert wird und dadurch Körpergewebe abstirbt und sich so das Heilungspotenzial verringert.

Die Arbeit mit Energieheilung steigert den Energiefluss. Sie kann den Schmerz bis zu 90 % verringern. Falls der Energiefluss jedoch über lange Zeit geschmälert war, kann es passieren, dass die Schmerzen durch den Einsatz der Methode verstärkt werden, weil die Energie damit beginnt, abgestorbenes Gewebe „wiederzubeleben". Wenn das geschieht, sollten Sie wissen, dass der Schmerz nur vorübergehend ist und durch kontinuierliche Energieheilungsarbeit verschwinden wird. Bezeichnenderweise kann das sogar bei einer einzigen Behandlungssitzung passieren, bei der der Schmerz am Anfang aufkommt und am Ende wesentlich reduziert ist. Normalerweise braucht dieser Prozess allerdings mehrere Sitzungen.

Die Arbeit mit Energieheilung *kann nicht* schädlich sein. Unabhängig vom Niveau Ihrer anfänglichen Beschwerden, die Sie spüren mögen, wird Ihre Heilung mit Energiearbeit wesentlich schnellere Fortschritte machen als mit der herkömmlichen Medizin allein. Wie bei dem Jungen mit der abgetrennten Fingerkuppe kann Heilung durch Energiearbeit sogar in Fällen stattfinden, in denen *keine* Heilung durch traditionelle Mittel wie synthetische Schmerzmittel möglich ist.

Energieheilungsarbeit kann Ihnen sehr schnell Wohlbefinden verschaffen, und sie hat einen unglaublichen Einfluss auf Ihre langfristige Heilung. Sie kann Ihnen sogar dabei helfen, Ihre Träume am Leben zu halten. Ich hatte einmal eine Patientin, die eigentlich Lehrerin war, aber ihre wirkliche Leidenschaft war Volleyball. Sie spielte in einer Wettbewerbsklasse, die jedes Jahr den Landesmeister ausspielte. Ihr höchstes Ziel bestand darin, ein Spiel um die Meisterschaft zu gewinnen.

Sie erreichte einen Punkt, an dem sie den Lehrerberuf an den Nagel hängte, sich aber immer noch sehr ambitioniert dem Volleyballspiel widmete – mit dem Resultat, dass das Spiel immer wichtiger für sie wurde. Mit fast 60 Jahren waren die meisten Spielerinnen ihrer Liga nur noch halb so alt wie sie. Sie verletzte sich nun regelmäßig. Nach jedem Spiel musste sie ein verdrehtes Knie, einen geprellten Ellenbogen oder einen verspannten Nacken versorgen, und ihr blieb immer zu wenig Zeit, um sich für das nächste Spiel zu erholen. Ihr schmerzender Körper zwang sie dazu, mit dem Volleyballspielen aufzuhören. Das stürzte sie in große Verzweiflung.

Ich praktizierte regelmäßig Energieheilung mit ihr und brachte ihr auch bei, wie sie diese bei sich selbst einsetzen konnte. Sie wandte diese Methoden sehr gewissenhaft an. Nach jedem Spiel hinkte sie vom Feld und heilte die Verletzung, die sie sich diesmal zugezogen hatte. Am Ende der Saison nahm ihr Team an der Meisterschaftsendrunde teil, und sie war besser in Form als viele Jahre zuvor. Kurz vor dem Endspiel verdoppelte sie den Einsatz der Methode noch zusätzlich. Eine Woche später kam sie zu mir und zeigte mir stolz ihre Goldmedaille. Sie hatte ihren Beitrag zum Sieg geleistet – genau wie die „Youngster" in ihrem Team.

Energieheilung unter Hypnose

Sie können bahnbrechende Ergebnisse erzielen, wenn Sie diese Methode unter Hypnose verwenden, denn dann sind Sie geistig viel klarer und fokussierter als im normalen Wachzustand.

Um die Methode unter Hypnose zu benutzen, laden Sie die Induktion Gamma-VI auf *www.koerpergeist-heilung.de* herunter, brennen Sie sie auf eine CD und richten den Raum auf dieselbe Weise her wie für die vorherigen Hypnoseübungen. Anschließend spielen Sie den Download ab. Ich werde Sie zuerst durch eine hypnotische Induktion und dann durch die Methode führen (die darin besteht, während des Einatmens Energie durch die Medulla oblongata hineinzuziehen und sie dann mit dem Ausatmen in den Körper zu leiten).

Zuerst werden wir die Methode anwenden, um jedes Energiezentrum in Ihrem Körper zu reinigen und zu stärken. Das ist so, als ob wir Ihren Körper einer Generalüberholung unterziehen – dies wird gewährleisten, dass Ihre Energiezentren optimal funktionieren.

Als Nächstes werde ich Sie mit Hilfe dieser Methode dazu bringen, die Krankheit in Ihrem Körper ins Visier zu nehmen. Wenn sich Ihre physischen Probleme im gesamten Körper manifestieren (wie bei bestimmten Blutkrankheiten, systemischen Infektionen, Diabetes, Leukämie, metastasierender Krebs und so weiter), nehmen Sie sich die Zeit, um jede Zelle in Ihrem Körper mit Energie aufzuladen. Wenn Sie sich auf ein spezielles oder mehrere bestimmte körperliche Areale (z.B. Herz, Magen oder eine verletzte Hüfte) fokussieren müssen, zentrieren Sie dort Ihre Aufmerksamkeit. Konzentrieren Sie sich in jeder Sitzung auf einen Bereich. Es kann auch eine Kombination von Körperteilen sein, wenn sie sich nahe liegen – zum Beispiel Ihre linke Schulter und der linke Arm. Falls Sie jedoch Schmerzen in unterschiedlichen Bereichen haben – zum Beispiel in Ihrer linken Schulter und dem rechten Knie – sollten Sie sich den Download zweimal anhören und sich dabei jedes Mal auf einen anderen Bereich konzentrieren.

Nachdem Sie mehrere Minuten damit verbracht haben, eine spezielle Krankheit oder Verletzung in Ihrem Körper zu lokalisieren, werde ich Ihnen zeigen, wie man den gesamten Körper mit Energie sättigt. Dann werde ich Sie aus der Hypnose herausführen.

Häufigkeit des Einsatzes

Energieheilung sollte ein täglicher Teil Ihres persönlichen Gesundheitsprogramms werden. Setzen Sie sie so oft wie möglich ein. Praktizieren Sie sie ein paar Minuten lang vor dem Ende jeder Meditation und in kleinen Dosen zur Miniheilung während des Tags. Nehmen Sie sich die Zeit, sie zweimal in der Woche unter Hypnose einzusetzen, und benutzen Sie dabei die Methode, die ich Ihnen hier vorgestellt habe. Weil Sie dadurch gleichzeitig Ihre Energiezentren aufladen, wird das eine durchschlagende Wirkung auf Ihren Körper und Ihr gesamtes Wohlbefinden haben.

KAPITEL 12

Die Gangschaltungsübung

Im Laufe dieses Buchs haben wir die vier Ebenen des Geistes besprochen – das Bewusstsein, das Unterbewusstsein, das individuelle Überbewusstsein und das universelle Überbewusstsein. Verschiedene Übungen, mit denen Sie bisher gearbeitet haben, ermöglichten es Ihnen, mit der einen oder anderen dieser Ebenen in Berührung zu kommen. Jetzt werde ich Sie mit einer Übung vertraut machen, die Sie in die Lage versetzen wird, *alle vier* zu erfahren. Ich hoffe, Sie sind bereit für eins der größten Abenteuer in Ihrem Leben!

Die Methode in diesem Kapitel bietet Ihnen die Gelegenheit, durch die vier Ebenen „zu surfen" und ein ständig wachsendes Maß an geistiger Macht zu nutzen. Ich nenne sie die Gangschaltungsübung, denn es ist, als wenn Sie mit einem Ferrari fahren. In weniger als fünf Sekunden beschleunigen Sie von null auf hundert und geben dann noch mehr Gas (glücklicherweise gibt es auf dieser Autobahn keine Geschwindigkeitsbegrenzung).

Die Gangschaltungsübung ist die kraftvollste aller Methoden in diesem Buch. Obwohl Sie sie nicht als einzige benutzen sollten (es ist äußerst wichtig, dass Sie alle Werkzeuge anwenden, die Ihnen dabei helfen, Ihre *Geschichte hinter der Geschichte* zu erforschen), kann sie einen erheblichen – vielleicht sogar den entscheidenden – Unterschied bezüglich Ihrer Fähigkeit machen, nachhaltige Gesundheit zu erlangen. Vor zwei Jahren kam eine Frau mittleren Alters mit multipler Sklerose (MS) und Depressionen zu mir. Sie hatte vor kurzem nach 25-jähriger Ehe ihren Mann verlassen, der sie seelisch misshandelt hatte, obwohl er in der Öffentlichkeit als leuchtendes Vorbild im Dienst der Gemeinde und der Kirche galt. Diese Frau hatte in ihrer Jugend keine besonders großen Probleme gehabt. Sie war in einer liebevollen, stabilen Familie in Nordkalifornien aufgewachsen und nur deshalb in ihrer langen, missbräuchlichen Ehe geblieben, weil ihre familiären und religiösen Werte es ihr nicht gestatteten, sich scheiden zu lassen. Aber 25 Jahre versteckten Missbrauchs hatten bei ihr emotional und spirituell deutliche Spuren hinterlassen. Die MS wurde immer schlimmer, bis sie weder gehen noch sich konzentrieren konnte und riskierte, ihren Job als Lehrerin zu verlieren.

Über mehrere Monate arbeiteten wir mit hypnotischer Regression, Energieheilung, Meditation und Gesprächstherapie, damit sie ihr Selbstwertgefühl und ihren Optimismus wiederfand. Dadurch erkannte sie, dass sich hinter ihrer *Geschichte hinter der Geschichte* die Aufforderung verbarg, ihre Träume zu verwirklichen, anstatt die Erwartungen ihrer Eltern, der Kirche oder Gemeinde zu erfüllen. Sie baute so einen viel intensiveren, authentischeren Kontakt zu Gott auf, was ihren Glauben von Grund auf erneuerte. Ihre Depressionen verschwanden komplett, und ihre Konzentration verbesserte sich entscheidend. Aber in Bezug auf die MS machte sie erst dann bedeutende Fortschritte, als ich ihr die Gangschaltungsübung beibrachte.

Sobald sie mit dieser Übung anfing, fiel ihr auf, dass sie viel besser gehen konnte. Schon bald probierte sie ein wenig Gesellschaftstanz aus, etwas, das sie in ihrer Jugend sehr gern gemacht hatte. Drei Monate danach kam sie in mein Büro und strahlte übers ganze Gesicht. Sie war gerade bei ihrem Arzt gewesen, der ihr – vollkommen überrascht – mitgeteilt hatte, dass das Narbengewebe nahe ihrem Hirnstamm (ein Anzeichen für MS) verschwunden war. Es war nicht länger „beobachtbar".

Es ist klar, dass alle Methoden, die wir benutzt haben, zur Genesung dieser Frau beigetragen haben – sogar der Gesellschaftstanz. Aber den größten Unterschied machte die Gangschaltungsübung. In dem Moment, als die anderen Methoden versagten, konnte sie eine körperliche Veränderung herbeiführen.

Wofür Sie sie einsetzen können

Die Gangschaltungsübung wurde so konzipiert, dass alle vier Ebenen des Geistes aktiv zusammenarbeiten, damit Sie jedes Ziel im Leben erreichen können, das Ihnen am Herzen liegt. Sie erhöht die „Kraft des positiven Denkens" um ein Hundertfaches, denn damit besitzen Sie die Möglichkeit, das Universum zu Ihren Gunsten in Aktion treten zu lassen.

Wenn Sie unter einer körperlichen Verletzung oder Erkrankung leiden, können Sie die Gangschaltungsübung zu Heilzwecken verwenden. Sie können sie auch einsetzen, um in der Welt um Sie herum Veränderungen zu initiieren, um jedes Ziel zu erreichen, das mit Ihrer *Geschichte hinter der Geschichte* in Zusammenhang steht, oder jedes persönliche Bestreben zu verwirklichen, aber auch um andere Menschen zu heilen oder zum Gesamtwohl beizutragen. Stellen Sie sich vor, Sie hätten eine ganze Reihe unglücklicher Beziehungen hinter sich und würden entdecken, dass Ihre *Geschichte hinter der Geschichte* Sie dazu zwingt, zu lernen, wie man bedingungslos liebt und geliebt wird. Dann könnten Sie die Gangschaltungsübung dazu einsetzen, eine große Liebe in Ihrem Leben anzuziehen.

Es gibt allerdings ein paar wichtige Beschränkungen, was den Gebrauch dieser Methode angeht. Sie können sie nicht dazu verwenden, Ihre Lektionen zu überspringen, sich über den freien Willen eines anderen Menschen hinwegzusetzen oder Schaden anzurichten. Diese Themen widersprechen der ursprünglichen Tugend des Überbewusstseins. Es wird immer danach trachten, Sie zu heilen und zu befreien, Sie in einen ehrlichen und authentischen Kontakt mit Ihrer *Geschichte hinter der Geschichte* zu bringen, und es wird *nie* den freien Willen eines anderen missachten.

Was bedeutet das praktisch? Stellen Sie sich vor, Sie wollen mehr Liebe in Ihr Leben bringen, stecken aber gerade in einer unglücklichen Ehe. Dann können Sie die Gangschaltungsübung anwenden, um sich darauf zu konzentrieren, Ihre Ehe zu verbessern – das wäre ein edles Ziel. In diesem Fall könnten Sie eine *große* Veränderung bezüglich *Ihrer* Fähigkeit erwarten, zu lieben und geliebt zu werden. Wenn sich jedoch Ihr Partner oder Ihre Partnerin dazu entscheiden sollte, sich *nicht* zu verändern, wird die Gangschaltungsübung seinen oder ihren freien Willen nicht außer Kraft setzen.

Das Überbewusstsein operiert nach dem Prinzip der unbeschränkten Fülle. Die Gangschaltungsübung stellt Ihnen die Mittel bereit, sich diese Fülle nutzbar zu machen und sie für Sie arbeiten zu lassen. In den Psalmen steht geschrieben „Habe deine Lust an dem Herrn, so wird er dir geben, was dein Herz begehrt." Obwohl die Terminologie sehr religiös ist, ist das Prinzip dennoch ebenso präzise wie universell. Das Überbewusstsein ist unglaublich großzügig. Sie müssen einfach nur wissen, wie Sie mit ihm „denken" oder auf seine Weise mit ihm kommunizieren können. Die Gangschaltungsübung wird Ihnen dabei helfen. Meine Klienten, die aus allen Bereichen der Gesellschaft stammen und völlig verschiedene kulturelle, philosophische und religiöse Hintergründe aufweisen, haben sie dazu benutzt, alles zu erlangen – von körperlicher Gesundheit bis hin zu einem höheren Einkommen, damit sie ihre Arztrechnungen bezahlen können und noch viel mehr.

Seien Sie vorsichtig bei dem, worum Sie bitten

Die Gangschaltungsübung ist so wirksam, dass Sie wirklich genau darüber nachdenken sollten, was Sie sich wünschen, bevor Sie sie einsetzen. Nehmen Sie etwa das Beispiel des Mannes, mit dem ich die letzten vier Jahre gearbeitet habe. Er hatte in New York eine sehr harte Zeit. Es gelang ihm nicht, die Liebe seines Vaters zu gewinnen, und er hatte das Gefühl, dass er nichts auf die Reihe bekam. Er war weder besonders kultiviert oder gebildet, noch hatte er viel Geld. Zudem heiratete er eine Frau, die ihn ständig herabsetzte. Auch seine Kinder verstanden ihn nicht, obwohl er seine Familie sehr liebte. Diese ganze vergebliche Liebe und der Mangel an Selbstachtung führten bei ihm zu schweren Depressionen. Zu allem

Übel nahm er auch noch zu und bekam lebensbedrohliche Kreislaufprobleme.

Als wir mit den Methoden aus diesem Buch zu arbeiten begannen, verstand er nach und nach, dass seine *Geschichte hinter der Geschichte* ihn dazu zwang, sich selbst zu lieben und zu respektieren. Daraufhin lösten sich seine Depressionen und er erholte sich gesundheitlich. Als Teil seines Bestrebens, sich selbst gerecht zu werden, wollte er sich unbedingt ein schönes, großes Haus für sich und seine Familie anzuschaffen. Dieses Verlangen war nicht nur oberflächlich. Nachdem er im Leben immer zu kurz gekommen war, wollte er den amerikanischen Traum leben, und sein Wunsch war nicht selbstsüchtig.

Am Anfang unserer gemeinsamen Arbeit verdiente er etwa 50.000 Dollar im Jahr mit einem Job, den er verachtete. Ich brachte ihm die Gangschaltungsübung bei, und jetzt verdient er jährlich mehr als eine Million Dollar – mit einer Arbeit, die er liebt. Diesen Traum hat er durch die Kraft dieser Methode verwirklicht, und er nutzt seinen neu gewonnenen Reichtum, um anderen zu helfen. Vor kurzem lernte er eine arme Familie kennen, fand eine Beschäftigung für den Vater und kaufte ihm ein Auto, weil er wusste, dass Mobilität für die Familie überlebenswichtig sein würde. Nach dem Hurrikan Katrina half er dabei, den Opfern der Flut Nahrungsmittel zu beschaffen. Er ist ein wirklich guter Mensch – auf seine Weise ist er ein Held.

Trotzdem musste er einen Preis für seinen finanziellen Erfolg zahlen. Er ist dauernd unterwegs. Das schöne Haus hat er gefunden, aber leider ist er nur sehr selten da, um es mit seiner Familie zu genießen.

Diese Methode kann Ihnen alles bringen, was Sie sich wünschen – Sie sollten nur sicher sein, dass Sie es auch wirklich wollen.

Die Wissenschaft hinter der Methode

Bevor ich die Methode erkläre, lassen Sie uns noch einmal unser Modell des „Geistes" als Mittel, alles zu überprüfen, was Sie sind und was Sie sein können, betrachten. Die Erkenntnisse aus den früheren Kapiteln werden in der folgenden Tabelle zusammengefasst:

- Ihr Körper und alles andere im Universum bestehen aus Energie, und Energie wird von der Kraft der Gedanken beherrscht.
- Sie „denken" auf vier unterschiedlichen Ebenen des Geistes – es ist Ihnen nur nicht bewusst.
- Sie müssen sich Ihrer Gedanken auf jeder Ebene des Geistes bewusst werden, um die Fähigkeit zu nutzen, Energie auf dieser Ebene zu bewegen.

	EBENE 1	EBENE 2	EBENE 3	EBENE 4
Wissenschaftlicher Begriff	Bewusstsein	Unterbewusstsein	Individuelles Überbewusstsein	Universelles Überbewusstsein, auch: das vereinigte Feld
Allgemeiner Begriff	Das gewöhnliche Selbst	Das tiefe Selbst, auch: das verborgene Selbst	Die Seele	Gott
Art des Denkens	Analytisch, auch: logisch	Symbolisch, auch: metaphorisch	Intuitiv	Meditativ
Gang	Erster	Zweiter	Dritter	Vierter

Die meisten Menschen kennen nur ihr Bewusstsein – den kleinsten und schwächsten Teil des Geistes. Das ist der erste Gang bei der Gangschaltungsübung.

Wenn Sie die Methoden in diesem Buch praktiziert haben, kennen Sie bestimmt auch den zweiten Gang, das Unterbewusstsein. Das ist der Bereich des metaphorischen und symbolischen Denkens – das tiefste Gefühl Ihrer selbst, der Zweck und die Bedeutung Ihres Lebens. Es ist etwa zwei- bis dreimal so groß und mächtig wie

Ihr Bewusstsein und übt einen wichtigen Einfluss auf Ihre Gesundheit aus.

Das ständige Praktizieren der Methoden hat Sie vielleicht auch in die Lage versetzt, einen kurzen Blick auf den dritten Gang zu erhaschen, auf das individuelle Überbewusstsein oder Seelenbewusstsein. Diese Ebene des Geistes vertraut auf die Intuition, um das elektromagnetische Energiefeld, das mit Ihrem Körper und Geist, aber auch mit anderen Menschen, Orten und Ereignissen verbunden ist, zu verstehen und zu beeinflussen.

Wenn Sie bereits auf den vierten Gang, das universelle Überbewusstsein, gestoßen sind, wüssten Sie das bestimmt. Es hat eine sehr spezielle Eigenschaft: einen tiefen Frieden, der sich zur „Glückseligkeit" vertieft – eine expansive, immer neu entstehende Freude, die ohne Ende wächst. Wir finden den Zugang zum Überbewusstsein (Gott) mit Hilfe der Meditation, die uns erlaubt, uns selbst als Teil der unendlichen Intelligenz im Quantenenergiefeld (subatomaren Energiefeld) zu erfahren, die das gesamte Universum erschafft und erhält.

Ihre Fähigkeit, von allen vier Ebenen aus zu „denken", wird den Charakter und die Kraft Ihres BioEm-Felds bestimmen, das nichts anderes als strahlende Energie ist, die durch Ihren Körper und hinaus in die Welt fließt. Ihr BioEm-Feld interagiert mit den Energiefeldern, die mit den inneren Organen und Prozessen Ihres Körpers assoziiert sind und dort entweder Krankheit oder Wohlbefinden fördern. Ihr Feld interagiert auch mit den Energiefeldern anderer Menschen, Orten und Dingen. Es hat die Fähigkeit, Ihre Von-Moment-zu-Moment-Erfahrung zu bestimmen, Ihr Schicksal und andere Menschen und Ereignisse zu beeinflussen. Auf dieser Ebene kann Ihr Feld Veränderungen in der Welt um Sie herum bewirken, die darüber entscheiden, wie Sie Ihre *Geschichte hinter der Geschichte* ausleben. Außerdem interagiert Ihr BioEm-Feld mit dem universellen Quantenfeld, das die Fähigkeit besitzt, Sie zu außergewöhnlichen Ebenen erleuchteter Weisheit, des Friedens und der Freude zu transportieren. Auch die kürzeste Begegnung mit dem Quantenfeld (Gott) wird eine sofortige Verbesserung Ihrer körperlichen, mentalen und spirituellen Gesundheit zur Folge haben.

Stellen Sie sich vor, was Sie erreichen könnten, wenn Sie diese gesamte mentale Kraft nutzen könnten. Genau dabei hilft Ihnen die Gangschaltungsübung.

Die Methode

Während der Gangschaltungsübung werden wir die Hypnose mit Meditationstechniken verbinden. Wenn Sie daher nicht wissen, wie man meditiert oder bisher nicht meditiert haben, kehren Sie zu Kapitel 4 zurück und machen Sie sich mit den grundlegenden Meditationstechniken vertraut, die dort beschrieben werden, bevor Sie weitermachen.

Um die Gangschaltungsübung zu erleben, laden Sie die Induktion Gamma-VII auf *www.koerpergeist-heilung.de* herunter und brennen Sie sie auf eine CD. Nehmen Sie sich Zeit, sorgen Sie dafür, dass Sie ungestört sind und bereiten Sie Ihren Raum so vor wie für die anderen Hypnoseübungen.

Bevor Sie den Download abspielen, denken Sie darüber nach, was Sie mit dieser Methode erreichen wollen. Das kann jeder ehrenhafte Wunsch sein: vollkommene Gesundheit, bessere medizinische Versorgung, ein schönes Zuhause, eine wunderbare Liebesbeziehung, ein fantastischer Job, Schuldenfreiheit, eine Familie, die zusammenhält, das Erlangen von Frieden und Freude – was auch immer zu Ihren Zielen passt, die auf Ihren Bedürfnissen und Ihrer *Geschichte hinter der Geschichte* basieren. Vergewissern Sie sich einfach nur, dass Sie eine klare, fokussierte Idee dessen haben, was Sie erreichen wollen, bevor Sie die Methode einsetzen. Wenn Sie sie mit mehreren oder schlecht definierten Zielen anwenden, werden Sie nicht von ihr profitieren können. Es ist durchaus möglich, verschiedene Ziele zu haben, aber Sie sollten sich jedes Mal, wenn Sie die Methode benutzen, auf ein Ziel konzentrieren.

Rufen Sie sich das universelle Prinzip der Fülle in Erinnerung und formulieren Sie Ihre Ziele nicht „bescheiden". Glauben Sie keinen Moment, dass Sie sich mit weniger begnügen sollten, als mit dem, was Sie sich wünschen. Denken Sie in großem Stil.

Jetzt sind Sie bereit, zu beginnen. Stellen Sie die CD an. Sie werden hören, wie ich Sie durch eine Induktion führe. Danach leite ich Sie dazu an, ein paar Minuten zu meditieren, bis Sie ganz ruhig sind. Als Nächstes werde ich Sie dazu auffordern, laut über Ihr Ziel nachzudenken – aus der Perspektive der gewöhnlichen Logik und Vernunft (erster Gang), und zwar drei bis fünf Minuten lang. Während dieser Zeit kommen Ihnen vielleicht eine ganze Menge Dinge in den Sinn, an die Sie vorher nicht gedacht haben. Wenn Ihnen zum Beispiel eine Operation bevorsteht, fällt Ihnen vielleicht ein, dass Sie einen alten Freund aus Ihren Studientagen anrufen möchten, der als Arzt in einem großen Krankenhaus arbeitet, um ihn zu konsultieren. Auf dieser Ebene sollten Sie sich bewusst sein, dass Ihre Gedanken wie der Sendemast einer Radiostation in die Welt hinausstrahlen und die subatomare Struktur der Materie um Sie herum beeinflussen. Auf diese Weise wird das von Ihnen gewünschte Ergebnis aus den Quantenenergiefeldern (subatomaren Energiefeldern) herausdestilliert, die mit Ihrem Thema in Verbindung stehen.

Nachdem Sie das ein paar Minuten lang gemacht haben, werde ich Sie bitten, wieder zur Meditation zurückzukehren – um mit ihrer Hilfe Ihren geistigen Frieden und Fokus zurückzugewinnen. Dann werden wir in den zweiten Gang schalten. Ich werde Sie durch direkte Suggestionen zur Verwendung von Visualisierungen auffordern, die Ihnen dabei helfen sollen, einen geistigen Film herzustellen, dessen Ablauf zeigt, wie Sie von dort, wo Sie sind, dorthin gehen können, wo Sie hinwollen. Auf dieser Ebene der Untersuchung werde ich Sie etwa drei bis fünf Minuten verweilen lassen. In dieser Zeit wird die Kraft Ihres Unterbewusstseins daran arbeiten, Ihnen zu helfen, Ihr Ziel zu erreichen. Am Ende dieses Gangs werde ich Sie auffordern, es darum zu bitten, Ihnen ein Symbol davon zu präsentieren, wonach Sie suchen. Seien Sie offen für alles, was Sie empfangen.

Es kann sein, dass Sie ein klares visuelles Symbol erhalten – vielleicht aber auch nicht. Letztes Jahr habe ich eine ältere Dame durch die Gangschaltungsübung geführt. Sie nutzte sie, um Ihren Mann zu heilen. Die beiden standen kurz vor der Pensionierung, und er litt unter Lungenhochdruck, was ihm sehr zu schaffen machte. Aufgrund seiner Krankheit hatte er sich zurückgezogen, war geistig starr und unglücklich geworden. Der Traum eines entspannten Ruhestands geriet dadurch in Gefahr. Auf dieser Stufe der Übung erblickte sie einen Riegel, der aufsprang und ihr so symbolisierte, dass er von seinem Leid befreit wurde. Vielleicht erhalten Sie kein solches visuelles Symbol, sondern Farben, Klänge, sogar Gerüche oder einfach nur ein starkes Gefühl. Wenn Sie nichts zu sehen bekommen, machen Sie sich keine Sorgen. Es bedeutet nur, dass Ihr Unterbewusstsein Ihnen seine Botschaft bereits in den ersten drei bis fünf Minuten des zweiten Gangs geliefert und im Moment nicht mehr zu sagen hat.

Als Nächstes werde ich Sie anleiten, ein paar Minuten lang zu meditieren, um einen tieferen und erweiterten Bewusstseinszustand zu erlangen. Danach werde ich Sie mit Hilfe von Bildern in den dritten Gang – das individuelle Überbewusstsein – führen. Wenn Sie dort sind, werde ich Sie dazu auffordern, die Berechtigung und den positiven Wert Ihres Ziels zu bestätigen, und zwar durch Aussagen wie: „Das gehört mir, ich muss nur darum bitten. Ich verdiene es. Das Universum will es für mich. Ich besitze es *jetzt*." Diese Art von Gedanken entspricht dem intuitiven, direkten, augenblicklichen „Wissen", dass Ihr Ziel bereits so gut wie erreicht ist. Seien Sie sich an diesem Punkt bewusst, dass Ihre mentalen Energien in die Welt hinausstrahlen, um die Energiefelder, die mit Ihrem Thema verbunden sind, dazu zu bringen, Ihrem Willen zu entsprechen.

Jetzt werde ich Sie etwa zehn Minuten lang im individuellen Überbewusstsein verweilen lassen. Manche Leute rutschen an diesem Punkt wieder in den ersten oder zweiten Gang zurück und zweifeln an sich selbst. Sie denken: „Kann ich das auch tatsächlich schaffen? Funktioniert das wirklich? Ich werde doch nie wieder gesund." Wenn Ihnen das passiert, vergegenwärtigen Sie sich einfach, dass Sie aus dem dritten Gang herausgerutscht sind. Vertreiben Sie auf der Stelle diese negativen Gedanken. Lassen Sie sie einfach links liegen und kehren Sie wieder zu der Vorstellung dieses tiefen unmittelbaren Gefühls des Wissens zurück: „Ich besitze das, es gehört mir."

Im Anschluss werde ich Sie dazu anleiten, ein paar Minuten zu meditieren, um Ihren Eintritt in den vierten Gang – das universelle Überbewusstsein – vorzubereiten. Hier werden Sie sich nicht mehr auf Ihr Ziel fokussieren, sondern darauf, mit der Totalität des universellen Quantenfelds, oder mit Gott, zu verschmelzen. Der universelle Geist weiß bereits, was Sie brauchen und sich wünschen. Wenn Sie mit dieser Ebene des Geistes zu einer Einheit verschmelzen, sind Sie ganz natürlich „eingeklinkt". Ich werde Sie ein paar Minuten lang in diesem Zustand des erweiterten Bewusstseins verweilen lassen und Sie dann aus der Hypnose herausführen.

Das ist die Gangschaltungsübung. Ich verspreche Ihnen, sie wird Sie umhauen.

Wie oft sollte man sie anwenden

Ich lege Ihnen dringend ans Herz, diese Übung über einen längeren Zeitraum zu praktizieren. Am Anfang wenden Sie sie ein paar Wochen lang jeden dritten Tag an, um sich auf Ihre wichtigsten Bedürfnisse (wie zum Beispiel Ihre Gesundheit) zu konzentrieren. Achten Sie auf die Menge an Kraft und Veränderung, die sie mit sich bringt. Wenn sich Ihre Gesundheit verbessert, beginnen Sie damit, wichtige Ziele zu verfolgen, die mit Ihrer *Geschichte hinter der Geschichte* verbunden sind – alles, was Sie brauchen, um Ihre *Geschichte* authentischer leben zu können (mit mehr Mut und weniger Angst oder Wut, oder mit mehr Liebe und so weiter). Danach können Sie sie benutzen, um jedes ehrenhafte Ziel, das Ihnen vorschwebt, zu verfolgen.

Wenn die Gangschaltungsübung gemeinsam mit anderen Methoden in diesem Buch eingesetzt wird, kann sie tatsächlich Ihr Leben verändern. Setzen Sie sich hohe Ziele. Seien Sie anspruchsvoller, als Sie es jemals gewagt haben. Stellen Sie sich Ihre höchsten, edelsten Ziele vor und entschließen Sie sich, sie auch zu erreichen. Sie haben das Recht, Ihre Träume zu verwirklichen – und jetzt haben Sie auch das passende Werkzeug dafür.

Teil vier

Ergänzende Methoden

KAPITEL 13

Kognitive Neuprogrammierung

Wie wir bereits besprochen haben, erzeugt eine nicht aufgelöste Emotion Un-Wohlsein im Geist. Dies setzt sich auf vorhersehbare Weise im Körper fest, um körperliche Erkrankungen auszulösen und aufrechtzuerhalten. Negative Emotionen berauben uns nicht nur unserer Freude am Leben, sondern spielen auch eine wichtige Rolle bei gesundheitlichen Problemen. Das bedeutet, dass negative Emotionen verschwinden müssen.

In diesem Abschnitt des Buchs werde ich verschiedene psychotherapeutische Werkzeuge beschreiben, die Sie benutzen können, um sich von negativen Emotionen zu befreien und Ihren Heilungsprozess zu beschleunigen. Sie werden eins oder mehrere dieser Werkzeuge als Teil Ihres auf Sie zugeschnittenen Heilungsplans einsetzen, den zu entwickeln ich Ihnen bald helfen werde.

Wie Sie denken, so werden Sie fühlen

Wenn Sie ein praktischer Mensch sind, wird Ihnen die Methode der kognitiven Neuprogrammierung zusagen, die ich in diesem Kapitel beschreibe. Sie ist kurz und knapp, und nachdem Sie gelernt haben, wie man sie anwendet, werden Sie nicht mehr auf meine Hilfe zurückgreifen müssen. Sie können diese Methode jederzeit und überall anwenden. Wenn Sie das regelmäßig tun, werden Sie sich in nur drei oder vier Wochen erheblich besser fühlen.

Die Methode, die ich Ihnen beibringen werde, stammt aus der kognitiven Therapie, einem Zweig der traditionellen Psychotherapie, die verantwortlich für die meisten Fortschritte in der Psychologie der letzten 30 Jahren ist. Dr. Aaron T. Beck führte in den 1960er-Jahren als Erster die kognitive Therapie in die Psychologie ein. Beck glaubte, dass das Verständnis davon, wie Menschen Erfahrungen wahrnehmen und interpretieren (Kognition), der Schlüssel dafür ist, um sie von ungesunden emotionalen Mustern zu befreien.

Ursprünglich fokussierte Beck sich auf depressive Klienten, doch schließlich weitete er seine Untersuchungen noch auf andere Formen seelisch-geistiger Disharmonie aus. Er entdeckte, dass „Fehler" im Denken der Menschen ihre emotionalen Störungen verursachten und aufrechterhielten. Fehler im Denken stammen aus ganz unterschiedlichen Quellen: aus Erfahrungen, die Sie in Ihrer Herkunftsfamilie gemacht haben, aus dem sozialen Milieu, aus der Schule, aus persönlichen Beziehungen und anderen Einflüssen, die eine bestimmte Störung in Ihrer Denkweise verursachen. Beck entwickelte die kognitive Therapie als ein Mittel, um das „gestörte" oder „unrealistische" Denken zu entdecken, das hinter den negativen Gefühlen und Verhaltensweisen einer Person steht.

In den letzten 40 Jahren seit Becks wegweisender Untersuchung hat sich die kognitive Therapie weit entwickelt. Aber die zentrale Annahme bleibt weiterhin dieselbe. Das Gefühl folgt den Gedanken. Menschen, die chronisch unter negativen Emotionen (Zorn, Angst, Ablehnung, Ohnmacht, geringes Selbstwertgefühl) leiden, leiden unter einem gestörten Gedankenprozess. Wenn Sie diese Störung im Denken entdecken und korrigieren können, verschwindet die negative Emotion. Was Sie denken, definiert das, was Sie fühlen. Was Sie letztes Jahr gedacht haben, beeinflusst, wie Sie sich heute fühlen. Was Sie heute denken, bestimmt, wie Sie sich morgen fühlen. Ihre Gedanken sind nicht nur eine Reaktion auf Ihre unmittelbare Erfahrung. Sie haben einen geschichtlichen Ursprung (was man Ihnen vor

Jahren beigebracht hat zu denken) und sie programmieren, wie Sie sich in Zukunft in Bezug auf Ihre Erfahrung fühlen und wie Sie auf sie reagieren werden.

Dieses Konzept ist sehr befreiend und sollte Sie zu großem Optimismus in Bezug auf sich selbst und die menschliche Rasse inspirieren. Wenn Sie in jeder Situation, in der Sie sich befinden – selbst in schwierigen – sorgfältig und korrekt denken, werden starke Emotionen Sie nicht überwältigen. Darüber hinaus werden Sie kein Ungleichgewicht zwischen Ihren Erwartungen und Ihren Erfahrungen erleben und sich daher auch nicht total gestresst fühlen.

Wenn ich meinen Klienten dieses Konzept vorstelle, stimmen die meisten ihm zu. Trotzdem werden einige sagen: „Nein, daran glaube ich nicht. Wenn ich von negativen Gefühlen überwältigt werde, denke ich überhaupt nicht – die Gefühle steigen einfach aus dem Nichts in mir auf. Ich denke dann nicht, ich fühle nur." Natürlich, genau so fühlt es sich ja auch an, wenn starke Emotionen aufkommen, aber das Ergebnis der Untersuchung ist eindeutig: Ihre Gedanken beherrschen Ihre Emotionen. Erinnern Sie sich daran, dass Sie immer auf mehreren Ebenen „denken": Die bewussten Gedanken sind nur die Spitze des Eisbergs, und das meiste, was Sie „denken", ist vor Ihrem Bewusstsein versteckt. Wenn Sie sich von mächtigen Emotionen überwältigt fühlen, hängt das oft damit zusammen, dass sich gestörtes Denken insgeheim im Unterbewusstsein breitgemacht hat. Sie sind sich nur der negativen Emotionen bewusst, die darauf folgen, und der negativen Auswirkungen, die es auf Ihre geistige und körperliche Gesundheit hat.

Es gibt viele Methoden der kognitiven Therapie und die meisten von ihnen sind sehr hilfreich. Die Methode, die ich hier lehre, unterscheidet sich signifikant von einem Großteil. Sie erlaubt Ihnen, Ihr Unterbewusstsein gründlich zu inspizieren und die gestörten Denkprozesse neu zu programmieren. Die Heileffekte dieser Herangehensweise sind ebenso schnell wie außergewöhnlich.

Vor vielen Jahren kam ein erfolgreicher Geschäftsmann mittleren Alters in meine Praxis. Der Mann litt permanent unter Erkältungen, grippalen Infekten und allen Arten von Virusinfektionen. Kaum hatte er sich von einer Sache erholt, kam schon die nächste auf. Sein Arzt konnte keine körperlichen Ursachen dafür feststellen und verwies ihn an mich mit der Vermutung, dass ein psychologisches Problem dahintersteckte. Als ich diesen Mann kennen lernte, kam er mir extrem angespannt und getrieben vor. Sein ganzes Erwachsenenleben lang hatte er 70 Stunden die Woche gearbeitet. An dem Punkt, an dem die meisten Menschen sich bereits völlig erschöpft fühlen würden, bekam mein Klient noch einen Energieschub und arbeitete an der Aufgabe, bis sie abgeschlossen war – egal wie hoch der Preis dafür war. Er bemerkte es zwar nicht, aber er arbeitete sich tatsächlich buchstäblich zu Tode.

Der Vater dieses Mannes, ein Oberst, hatte ihn dazu erzogen, im Angesicht des Feindes nach strengsten militärischen Gesichtspunkten zu handeln. Aus seiner Geschichte ergab sich ganz klar, dass der Fokus unserer Arbeit darauf liegen würde, die Verzerrungen in seinen Gedanken zu finden und abzubauen, die ihn zwangen, sein eigenes essenzielles Bedürfnis nach Ruhe zu opfern.

Drei Sitzungen lang setzten wir Hypnose ein, um einige problematische Erlebnisse aus seinem frühen Leben, die die Angst dieses Mannes nährten, aufzudecken und freizulassen. Ich brachte ihm auch die Methode zur kognitiven Neuprogrammierung bei, die ich in diesem Kapitel beschreibe. Er verwendete sie mit militärischer Disziplin (was mich nicht überraschte). Kurz nachdem wir unsere gemeinsame Arbeit begonnen hatten, erschien er eines Tages in meiner Praxis und sagte: „Ich habe die Verzerrung in meinem Denken gefunden. Bei der letzten Sitzung habe ich Ihnen erzählt, dass der Grund für meine Angst meines Erachtens meine Arbeitsethik und zu viel Verantwortung sind. Sie haben gesagt: ‚Diese Gedanken sind korrekt', und haben mich gebeten, ein bisschen genauer nachzuforschen. Mit Hilfe der Neuprogrammierungsmethode habe ich die Verzerrung in meinem Denken gefunden, die mir das Gefühl gibt, dass ich explodieren werde, wenn ich nicht weiterarbeite: Ich dachte, ich würde bestraft, wenn ich den Anforderungen nicht gerecht werde."

Es stellte sich heraus, dass der Vater meines Klienten hohe Erwartungen an ihn als Kind gestellt und ihn schwer bestraft hatte, wenn es ihm nicht gelungen war, Leistungen auf diesem Niveau zu erzielen. Die Erfahrung dieses kleinen Jungen erschuf eine Verzerrung in seinem Denken: „Wenn ich nicht die *ganze* Zeit Höchstleistungen erbringe, werde ich einen schmerzhaften Preis dafür zahlen müssen." Deshalb zwang er sich selbst zu übermenschlichen Kraftakten und schadete damit seiner Gesundheit. Nachdem er diese Verzerrung gefunden und sie neu programmiert hatte, entspannte er sich. Danach begann eine Phase seines Lebens, in der er sich selbst lieben und sich selbst gegenüber Mitgefühl empfinden konnte. Er fühlte sich wesentlich gesünder und glücklicher – interessanterweise, ohne dass dies seine Leistungsfähigkeit in irgendeiner Weise schmälerte.

Die Methode

Die folgende einfache Methode zur Neuprogrammierung kann Ihre Denkweise sowohl auf der bewussten als auch der unbewussten Ebene verändern. Sie wird Ihnen dazu verhelfen, Frieden, Glück und ein Gefühl des persönlichen Vermögens zu empfinden. Das wiederum wird Ihre geistige und körperliche Gesundheit auf entscheidende Weise verbessern.

Der Fokus dieses Prozesses liegt darauf, Verzerrungen in Ihren Denkprozessen aufzuspüren, die als Reaktion auf spezielle Ereignisse und Herausforderungen auftauchen. Sie können ihn immer dann einsetzen, wenn Sie extremes emotionales Un-Wohlsein verspüren.

Er besteht aus sieben einfachen Schritten. Je mehr Sie sich damit vertraut machen, desto eher werden Sie in der Lage sein, ihn innerhalb weniger Minuten zu absolvieren. Am Ende dieses Kapitels werde ich diese sieben Schritte noch einmal auf einem „Spickzettel" zusammenfassen, den Sie in Ihrer Tasche oder in Ihrem Portemonnaie aufbewahren sollten, um ihn sich immer mal wieder anschauen zu können.

Schritt 1: Achten Sie darauf, was Sie in diesem Moment fühlen

Diese Methode funktioniert am besten, wenn Sie sie genau dann einsetzen, wenn Sie sich schlecht fühlen. Wenn Ihre Antennen ausgefahren sind, werden Sie die negative Emotion in dem Moment empfangen, in dem sie auftaucht. Aber viele von uns bewältigen ihren Alltag, ohne zu erkennen, wie wir uns tatsächlich fühlen, bis jemand oder etwas uns darauf aufmerksam macht. Der erste wichtige Schritt in diesem Prozess besteht darin, bewusst zu bleiben und zu bemerken, wann Sie anfangen, sich emotional schlecht zu fühlen. Wenn Sie sich dessen nicht bewusst sind, werden Sie die Möglichkeit verpassen, das Gefühl neu zu programmieren.

Schritt 2: Benennen Sie die Emotion(en), die Sie spüren

Sobald Sie erkennen, dass Sie sich schlecht fühlen, nehmen Sie sich ein paar Sekunden, um Ihre Gefühle zu benennen. Handelt es sich um Ärger, Angst, Trauer, Frustration, Scham, Schuld oder ein anderes Gefühl? Sie versuchen in diesem Moment zu verstehen, was Sie fühlen, nicht, was Sie denken. Manche Leute verwechseln das leicht, deshalb ist es für Ihren Erfolg auch so wichtig, dass Sie den Unterschied erkennen können. Wenn Ihr Chef Sie in einem Meeting vor den anderen Kollegen herunterputzt, weil Sie eine Aufgabe nicht ordnungsgemäß erledigt haben, fühlen Sie sich vielleicht verunsichert, verängstigt, beschämt, schuldig oder wütend. Sie *denken* vielleicht „Das habe ich nicht verdient" oder „Was für ein Idiot", aber das ist nicht das, was Sie fühlen. Achten Sie, so gut Sie können, darauf, wie sie sich fühlen. Am Anfang möchten Sie Ihre Gefühle vielleicht sogar aufschreiben. Wenn Sie diese Methode weiterverfolgen, werden Sie in der Lage sein, Muster emotionaler Reaktionen auf Situationen zu erkennen – das wird Ihre Selbsterkenntnis vertiefen und Ihren Erfolg mit der Methode steigern.

Schritt 3: Sehen Sie sich die Gedanken hinter dem Gefühl an

Fragen Sie sich an dieser Stelle: „Auf welche Weise sind meine Gedanken mit diesem Gefühl verbunden?" Dieser Schritt ist normalerweise genauso einfach, wie sich die Gedanken anzuschauen, die Sie in diesem Moment bewegen. Nehmen wir an, Ihr Chef *hat* Sie tatsächlich öffentlich gedemütigt, und Sie fühlen sich folglich sehr verunsichert. Beginnen Sie jetzt damit, sich die „Gedanken" anzuschauen, die mit diesem Thema verbunden sind. Sie werden bestimmt einige finden. Abgesehen von „Das habe ich nicht verdient" oder „Er ist ein Arschloch" denken Sie vielleicht auch: „Mein Boss mag mich nicht und hat mich auf dem Kieker." Was immer Sie auch denken, behalten Sie es im Kopf und schreiben Sie es auf, wenn die Umstände es zulassen.

Schritt 4: Fragen Sie sich: „Wo liegt die Verzerrung?"

Auf dieser Stufe beschäftigen Sie sich mit der Suche nach der Verzerrung in Ihrem Denken. Wenn Sie spüren, dass starke negative Emotionen Sie bewegen, können Sie *davon ausgehen*, dass Ihr Denken verzerrt ist. Erinnern Sie sich noch einmal an unser Beispiel: Ihr Chef hat Sie öffentlich gedemütigt, und Sie fühlen sich sehr verunsichert. Drei Gedanken werden Ihnen aufgrund dieser Verunsicherung bewusst („Das habe ich nicht verdient", „Mein Chef ist ein Idiot" und „Mein Chef mag mich nicht und hat mich auf dem Kieker"). Jetzt müssen Sie sich selbst fragen: „Wo liegt die Verzerrung?" Vielleicht schauen Sie sich Ihre Gedanken noch einmal an und kommen zu dem Schluss, dass sie vollkommen zutreffend sind: Sie haben diese rücksichtslose Behandlung nicht verdient (Sie lieben Ihre Arbeit und sind insgesamt ein sehr produktiver Mitarbeiter), Ihr Boss ist tatsächlich ein Schwachkopf (nur ein wütender, selbstsüchtiger Chef macht einen Untergebenen vor den Kollegen herunter). Und nachdem Sie sich noch einmal die Feindseligkeiten Ihres Chefs aus der Vergangenheit vor Augen geführt haben, ziehen Sie das Fazit, dass Ihr Boss Sie *wirklich* auf dem Kieker hat. Alle drei ursprünglichen Gedanken bezüglich dieser Angelegenheit scheinen zu stimmen und frei von Verzerrung zu sein. In diesem Fall müssen Sie noch genauer hinschauen. Nur ein verzerrter Gedanke wird chronischen emotionalen Schmerz zur Folge haben. Der Wirklichkeit entsprechende Gedanken, selbst wenn Sie auf eine große Herausforderung in Ihrem Horizont hinweisen („Mein Chef hat mich auf dem Kieker"), werden kein chronisches Unwohlsein erzeugen.

Manchmal kann es ein bisschen schwierig sein, die gedankliche Verzerrung ausfindig zu machen. Ich erinnere mich an einen Mann, der vor ein paar Jahren zu mir kam: ein brillanter junger Arzt, der in der Forschung arbeitete und unter Depressionen litt. Er war in Schwierigkeiten geraten, weil er sich gegen einen sehr mächtigen Vorgesetzten zur Wehr gesetzt hatte, der ihn unfair behandelt hatte. Als ich ihn darum bat, den Gedanken hinter seiner Depression zu identifizieren, sagte er mit Nachdruck: „Ich bin deprimiert, weil dieser mächtige Mann meine Karriere ruiniert!" Ich setzte ihn daraufhin unter Druck und entgegnete: „Nun ja, dieser Gedanke ist korrekt. Aber um an die Quelle Ihrer Depressionen zu gelangen, müssen Sie noch tiefer gehen." Er mühte sich zwei Sitzungen lang ungemein, bis er es schließlich fand. Er schlug die Hände vors Gesicht und sagte: „Ich habe meine Karriere ruiniert, genau wie mein Vater." Es stellte sich heraus, dass sein Vater sich im selben Alter gegen seinen Chef gestellt hatte, der daraufhin einen Kreuzzug startete, um den Ruf seines Vaters zu zerstören. Die Karriere des Vaters ging letztendlich völlig in die Brüche, was die Familie in den Ruin trieb. Im Hinterkopf meines Klienten war der verzerrte Gedanke gespeichert, dass seine Probleme mit seinem Vorgesetzten die Zukunft seiner Familie auf dieselbe Art und Weise ruinieren würden. Als er die Verzerrung entdeckte, befreite er sich von ihr. Er verstand schließlich, dass er ein anderer Mensch als sein Vater war – es gab tatsächlich keine Basis für die Annahme, dass seine Karriere ruiniert werden würde. Die korrigierte Verzerrung in seinem Denken befreite ihn aus der Depression. Er versöhnte sich später wieder mit seinem Boss und wurde schließlich unglaublich erfolgreich auf seinem Gebiet. Genau wie mein Klient müssen Sie vielleicht auch ein bisschen tiefer graben, um die Quelle der Verzerrung in Ihrem Denken zu finden.

Schritt 5: Die Verzerrung korrigieren

Wenn Sie die Verzerrung gefunden haben, korrigieren Sie sie mit einer einfachen „Gegenbehauptung" der unverzerrten Wahrheit. In diesem Beispiel, das ich Ihnen gegeben habe, korrigierte mein Klient seine Verzerrung, indem er dachte: „Ich bin nicht mein Vater.

Ich kann die Sache mit meinem Chef wieder in Ordnung bringen. Meine Karriere ist nicht ruiniert." Diese Korrektur befreite ihn von seiner Depression und setzte die mentale Power frei, die er brauchte, um sein Schicksal wieder neu zu gestalten. Während Sie in diesem Prozess immer besser werden, werden Sie verwandte Muster der Verzerrung in Ihrem Denken entdecken und eine Reihe von „Gegenbehauptungen" entwickeln – Bestätigungen der Wahrheit, die diese Muster direkt umkehren werden. Vielleicht wollen Sie diese Affirmationen aufschreiben und einsetzen, wann immer Sie entdecken, dass eine vertraute Verzerrung in Ihrem Denken am Werk ist.

Schritt 6: Wie fühlten Sie sich, wenn Sie die Korrektur glauben würden?

Jetzt fangen Sie an, sich vorzustellen, wie Sie sich fühlten, wenn Sie die Korrektur in Ihrem verzerrten Denken glauben würden. Dieser Schritt wird Ihre Gefühle auf eine neue Ebene heben. Vielleicht spüren Sie die Herausforderung noch immer, fühlen sich aber gleichzeitig auch hoffnungsvoll, optimistisch, zuversichtlich und offen für eine Vielzahl von Möglichkeiten für Ihre Zukunft. Vielleicht sind Sie sogar glücklich und Ihnen wird klar, was genau Sie tun müssen, um vorwärtszukommen und Ihre Ziele zu erreichen. Schreiben Sie sie auf oder speichern Sie diese Gefühle und alle Einzelheiten, die im Zusammenhang damit auftauchen, mental ab.

Manche Leute haben Probleme mit diesem Schritt, weil Sie nicht wirklich an den korrigierten Gedanken „glauben". Der alte verzerrte Gedanke zieht und zupft vielleicht noch an Ihnen, und es kann sein, dass Sie sich aus alter Gewohnheit an ihn klammern. An diesem Punkt stehen Sie am Scheideweg. Wenn Sie sich in einem Tauziehen zwischen einer alten Verzerrung in Ihrem Denken und einer neuen, unverzerrten Idee wiederfinden, benutzen Sie die gute alte Willenskraft dazu, die Veränderung in Gang zu setzen. Erkennen Sie, dass Sie an dem alten Gedankenmuster anhaften, weil die Wirkungen von Erinnerung und Konditionierung Sie einer Gehirnwäsche unterzogen haben. Wollen Sie wirklich weiterhin an Ihrem konditionierten verzerrten Denken anhaften oder würden Sie nicht viel lieber die neue Art des Denkens annehmen und Kontrolle über Ihr Leben erlangen? Die alten Gedankenmuster müssen verschwinden, wenn Sie Ihre Freiheit, Würde und Effizienz wiedergewinnen wollen. Erinnern Sie sich daran, dass Sie diese neu gefundene Freiheit verdienen und bleiben Sie im Prozess. Die Vorteile werden die Anstrengung, die Sie aufwenden müssen, um die alte Art des Denkens über Bord zu werfen, bei weitem überwiegen.

Schritt 7: Stellen Sie sich 60 Sekunden lang die neuen Gefühle vor

Welche neuen positiveren Gefühle (Optimismus, Zuversicht, Glück und so weiter) dies auch immer sein mögen, wiederholen Sie sie für sich selbst 60 Sekunden lang mit großer Überzeugung. Genießen Sie das Loslassen der alten Gefühle und die Freude und Freiheit, die mit den neuen Gefühlen und dem unverzerrten Denken verbunden sind. Nehmen Sie sich dafür ganze 60 Sekunden. Diesen Schritt dürfen Sie nicht verkürzen. Erinnern Sie sich daran, dass die „Sprache" des Unterbewusstseins aus Bildern, Metaphern und tiefen Gefühlen besteht. Also stellen Sie sich vor, dass Sie durch dieses neue Gefühl dessen, der Sie sind, befreit werden. Bei diesem Schritt senden sie Ihrem Unterbewusstsein eine Ankündigung – einen neuen Weg des Denkens und Fühlens, der in das Unterbewusstsein eindringt und die Verzerrung, die dort lauert, neu programmiert.

Ihr Plan zur Entwicklung der Fähigkeit der kognitiven Neuprogrammierung

Hier kommt eine kurze Zusammenfassung der kognitiven Neuprogrammierungsmethode:
- Seien Sie sich Ihrer Gefühle bewusst.
- Benennen Sie sie.
- Schauen Sie sich die Gedanken hinter Ihren Gefühlen an.
- Fragen Sie sich: „Wo ist die Verzerrung?"
- Korrigieren Sie die Verzerrung.

- Fragen Sie sich, wie Sie sich fühlen würden, wenn Sie die Korrektur glauben würden.
- Stellen Sie sich das ganze 60 Sekunden lang vor.

Diese Zusammenfassung aus sieben Schritten ist Ihr Spickzettel für den Prozess der kognitiven Neuprogrammierung. Kopieren Sie ihn und stecken Sie ihn zum späteren Nachschlagen in Ihre Tasche oder Ihr Portemonnaie. Mit dieser Methode werden Sie erstaunliche Resultate erzielen.

Wenn Sie diese Methode ein Drittel der Zeit lang nutzen, in der Sie merken, dass Sie von einer negativen Emotion ergriffen sind, und sie strikt befolgen (ohne einen Schritt zu überspringen), werden Sie merken, dass negative Gefühle und die damit verbundenen körperlichen Probleme in nur drei bis vier Wochen erheblich abnehmen. Seien Sie sich Ihrer negativen emotionalen Zustände weiterhin bewusst, dann werden Sie auch die gewünschten Resultate erzielen.

Wenn Sie anfangen, mit der Methode zu arbeiten, bis Sie sie gut beherrschen, möchten Sie wahrscheinlich länger und intensiver über die einzelnen Schritte nachdenken und Ihre Beobachtungen aufschreiben. Nicht immer erlaubt unser Leben solche Unterbrechungen, aber tun Sie, was Sie können. Wenn Sie Trauzeugin bei der Hochzeit Ihrer Schwester sind und mitten in der Zeremonie heftige negative Gefühle spüren, werden Sie den Gottesdienst wahrscheinlich nicht dadurch unterbrechen, dass Sie Papier und Kuli aus Ihrer Tasche herauskramen. Aber vielleicht entschließen Sie sich ja dazu, drei Minuten lang auf dem Parkplatz zu verweilen und ein paar Sachen aufzuschreiben, bevor Sie zur anschließenden Feier weiterfahren. Interessanterweise werden viele Menschen beim Autofahren von starken Gefühlen überwältigt. Das scheint für viele von uns eine ganz natürliche Zeit zum Nachdenken zu sein. Meine Klienten, die die Methode der kognitiven Neuprogrammierung erfolgreich anwenden, fahren manchmal wirklich von der Straße auf den Parkplatz, um den Prozess fortzuführen, anstatt eine gute Gelegenheit zu verpassen, seine befreiende Wirkung zu nutzen.

Diesen Prozess durchzuarbeiten, ist vielleicht am Anfang ein bisschen anstrengend, aber wenn Sie dabeibleiben, wird er Ihnen rasch in Fleisch und Blut übergehen und kraftvoll für Sie arbeiten. Sie werden schnell die Fähigkeit erlangen, verzerrte Muster in Ihrem Denken zu entdecken, und ebenso schnell eine Reihe von Gegenbehauptungen entwickeln (unverzerrte Gedanken oder Affirmationen), die den Zweck haben, diese Muster neu zu programmieren. In Sekundenbruchteilen werden Sie in der Lage sein, Ihre Gefühle zu identifizieren, Ihre Gedanken zu kennen, die Verzerrung herauszufinden, ihr eine wahre Behauptung entgegenzusetzen, zu verstehen, welches Gefühl die neue Idee in Ihnen auslöst, und die neuen Gefühle 60 Sekunden lang fantasievoll zu genießen. Leute, die diese Methode perfekt beherrschen, können sie innerhalb von zwei Minuten anwenden, ohne dass sie irgendetwas aufschreiben oder ihre Umgebung stören müssen.

Diese praktische Methode wird bahnbrechende Ergebnisse liefern, die Ihr Selbstvertrauen stärken werden. Sie werden in der Lage sein, sich in kürzester Zeit wesentlich besser zu fühlen, und Sie werden wissen, dass Sie das durch Ihren eigenen Willen und Ihre eigene Anstrengung erreicht haben.

KAPITEL 14

Kathartische und expressive Techniken

Vor ein paar Jahren suchte mich ein Mann Anfang fünfzig wegen einer Aggressionstherapie auf. Neben dieser emotionalen Angelegenheit litt er unter einer degenerativen Bandscheibenerkrankung, die ihm schwere Probleme im Nacken und in den Schultern bereitete. Aufgrund seiner Aggressionsschübe war er kurz davor, seinen Job zu verlieren, und der Personalberater seiner Firma hatte ihn an mich verwiesen, um sich einer Therapie zu unterziehen.

Dieser Mann erinnerte mich an viele Menschen, die es wirklich schwer im Leben gehabt haben. Als er in einem jugendlichen Alter war, trank sein Vater exzessiv. Seine Mutter übte starken Druck auf ihn aus, damit er die Rolle des Mannes im Haushalt und die des Vaters für seinen kleinen Bruder übernahm. Er durfte nie Kind sein. Als junger Erwachsener heiratete er eine Frau, die seiner Mutter sehr ähnelte und ihn sogar noch mehr antrieb und unter Druck setzte. Das Leben hatte ihm übel mitgespielt und er reagierte mit zunehmender Wut darauf. Inzwischen war er so unausstehlich und aggressiv geworden, dass ihm niemand zuhören wollte. Er konnte mit niemandem sprechen und hatte seine Gefühle über 30 Jahre lang unterdrückt. Als er in meine Praxis kam, war er wie ein Vulkan kurz vor dem Ausbruch – er stellte tatsächlich eine Gefahr für sich und andere dar.

Nach zwei Monaten mit wöchentlichen Therapiesitzungen erzählte er mir dann seine Lebensgeschichte. Am Ende dieser zwei Monate war er dann nicht mehr wütend. Was er so dringend gebraucht hatte, war ein Ventil, um seinen Gefühlen Luft zu verschaffen. In den nächsten Sitzungen verwendete ich Hypnose und Gesprächstherapie, um ihm dabei zu helfen, seine *Geschichte hinter der Geschichte* vollständig zu verstehen und mit sich selbst ins Reine zu kommen. Danach verschwanden seine Probleme mit der Bandscheibe völlig. Sie waren ursprünglich ja nur deshalb aufgetaucht, weil er sich so fühlte, als würde er das Gewicht der Welt auf seinen Schultern tragen.

Ich erzähle Ihnen diese spezielle Geschichte, weil sie eindrucksvoll zeigt, wie wichtig es ist, aufgestaute Gefühle freizulassen. Es reicht nicht, kraftvolle Gefühle und Gedanken in sich zu „tragen" und zu versuchen, sie im stillen Kämmerlein für sich selbst aufzulösen. Wenn Sie das tun, werden Sie sich wie eine Maus fühlen, die in einem Labyrinth umherirrt – gefangen in verzerrter Logik und verzerrten Emotionen. Sie müssen Ihre Gedanken und Gefühle ausdrücken. Mein Klient konnte sich erst dann von emotionalem und körperlichem Schmerz lösen, als er die Chance bekam, die emotionale Last abzuwerfen, die er mit sich trug.

In diesem Kapitel beschreibe ich eine Reihe von Techniken, die Sie selbst verwenden können, um Ihre tieferen Gefühle auszudrücken, sie freizulassen und ein besseres Verständnis für Ihre *Geschichte hinter der Geschichte* zu entwickeln. Diese Techniken unterstützen die Heilung essenziell und kraftvoll, wenn sie gemeinsam mit den anderen Methoden in diesem Buch eingesetzt werden. Sie sind von besonderer Bedeutung für Sie, wenn Sie keine Möglichkeiten haben, intensive Gefühle und Gedanken auszudrücken, was leider bei sehr vielen Menschen der Fall ist. Vielleicht können Sie sich nicht länger auf Ihre Freunde und Familie verlassen, was emotionale Unterstützung angeht. Ihre Probleme bestehen bereits seit langer Zeit und niemand will sie sich mehr anhören, deshalb haben Sie einfach dicht gemacht und fühlen sich abgeschnitten – so als trenne Sie eine meterdicke Glaswand vom Rest der Welt. Möglicherweise sind Ihre Freunde und Ihre Familie ja auch verstorben oder sie sind fortgezogen, und Sie haben niemanden, mit dem Sie reden können. Vielleicht können Sie auch einfach keinen Kontakt mit den anderen Menschen in Ihrem Leben aufbauen, um offen und ehrlich mit ihnen zu reden. Wenn Sie in eine oder mehrere dieser Kategorien von Menschen gehören, können Sie von den Techniken in diesem Kapitel unglaublich profitieren.

Kathartische Befreiung

Katharsis ist der Begriff, mit dem die moderne Psychologie den Akt des Ausdrückens tiefer Emotionen bezeichnet. Es gibt drei sehr wirksame kathartische Befreiungsmethoden, um sich von angestauten Gefühlen frei zu machen: Sie können ihnen lautstark Luft machen, sie aufschreiben bzw. aufzeichnen oder sie mit Hilfe von Übungen durcharbeiten.

Um Ihren Gefühlen lautstark Luft zu machen, benötigen Sie zwei Dinge: gesunde Stimmbänder und die Fähigkeit, ein eigenartiges soziales Tabu zu besiegen. Schließlich sprechen nur Verrückte mit sich selbst, stimmt's? Vielleicht glauben Sie ja auch, dass es okay ist, mit sich selbst zu sprechen, solange Sie nicht antworten. Um es ganz klar zu sagen: Es ist völlig okay, mit sich selbst zu sprechen, und genauso okay, zu antworten. Menschen sind von Natur aus expressiv. Denken Sie nur an einige der technologischen und kreativen Entdeckungen und Bestrebungen, die die Entwicklung unserer Gesellschaft vorangetrieben haben – das Rad, die Künste, die Musik, Hängebrücken, der Mikroprozessor, das Spaceshuttle. Keine einzige dieser Sachen wäre ohne kreativen Ausdruck möglich gewesen. Der wörtliche Ausdruck ist ganz natürlich und gesund für die menschliche Spezies.

Um Ihren Gedanken und Gefühlen lautstark Ausdruck zu verleihen, nehmen Sie sich ein wenig Zeit und äußern Sie einfach nur diejenigen Gedanken und Gefühle, die Ihnen durch den Kopf gehen. Sagen Sie es so, wie es ist, selbst wenn es schmerzhaft, geschmacklos oder sogar abscheulich ist. Was Sie glauben und fühlen, wird nur dann befreit werden, wenn Sie Ihren Gedanken und Gefühlen *genau so* Ausdruck verleihen, wie sie in Ihrem Geist existieren. Wenn Ihre Gefühle sehr kraftvoll sind, geben Sie Ihrer sprachlichen Ausdruckskraft ruhig etwas mehr Nachdruck. Richtig ausgeführt, äußert sich diese Technik möglicherweise darin, dass Sie in Tränen ausbrechen, schreien, mit der Faust auf den Tisch hauen oder andere körperlich befreiende Verhaltensweisen zeigen. Tun Sie alles, was Sie tun müssen. Genau darum geht es ja bei dieser Technik. Wenn Sie emotionalen Schmerz zurückhalten, sollten Sie jede Gelegenheit nutzen, um Ihren Gefühlen lautstark Ausdruck zu verleihen, bis Sie die Erleichterung finden, die Ihnen gut tut. Auf diese Weise können Sie auch die Zeit, die Sie im Auto verbringen, effektiv nutzen. Hinterm Steuer sind Sie total anonym – achten Sie nur darauf, dass Sie trotzdem vorsichtig fahren.

Dieselben Regeln gelten auch für das Aufschreiben oder für Ihre Aufzeichnungen: Um die besten Resultate mit diesen Techniken zu erzielen, müssen Sie *genau* das aufschreiben, was Sie denken und fühlen. Das Schreiben mit dem Ziel einer kathartischen Befreiung ist nicht notwendigerweise dasselbe wie expressives Schreiben, das ich im nächsten Abschnitt dieses Kapitels skizziere. Wenn Sie schreiben, um Befreiung zu erlangen, wollen Sie Ihre Geschichte (Probleme, Verluste, Sorgen, Ängste, Wut, Verrat usw.) aufzeichnen, und zwar genau so, wie sie ist. Diese Übung ist ausschließlich für Ihre Augen bestimmt, deshalb können Sie es sich auch leisten, ehrlich und wahrhaftig zu sein. „Lieb und nett" wird Sie an dieser Stelle nicht weiterbringen.

Das regelmäßige Aufschreiben ist eine therapeutische Kunst. Es gibt verschiedene Arten, darüber Buch zu führen, und alle haben ihre Vorteile. Das grundsätzliche Aufschreiben, ähnlich dem Tagebuchschreiben, ist leicht. Besorgen Sie sich ein leeres Heft oder Notizbuch und fangen Sie an, aufzuschreiben, wie Sie sich gerade fühlen. Beschreiben Sie Ihre Geschichte, wichtige Beziehungen und den Einfluss, den Ihre Vergangenheit auf den Menschen hat, der Sie heute sind. Achten Sie darauf, sowohl das Positive als auch das Negative zu protokollieren. Nachdem Sie Ihre Lebensgeschichte ein wenig unter die Lupe genommen haben, kehren Sie in die Gegenwart zurück. Dann sollten Sie in regelmäßigen Abständen (manche

Menschen machen es auch täglich) die wichtigsten Ereignisse in Ihrem augenblicklichen Leben aufzeichnen. Sie sollten notieren, wie Sie darüber denken und fühlen, wie Sie sich heute verhalten haben und warum. Allein dadurch werden Sie häufig schon von sonst schwierigen Gedanken und Gefühlen befreit werden und in der Lage sein, Muster zu identifizieren – die Art und Weise, wie Sie sich wiederholt gegenüber anderen Menschen, bestimmten Ereignissen und Einflüssen in Ihrer Umwelt verhalten, wie Sie sich fühlen und wie Sie denken. Sie werden in der Lage sein, mit schonungsloser Klarheit zu erkennen, wie sehr Ihre Vergangenheit denjenigen, der Sie heute sind, beeinflusst. Diese Einsicht in Ihr Selbst wird Ihnen Ihre *Geschichte hinter der Geschichte* aus einem anderen Blickwinkel präsentieren.

Regelmäßige Niederschriften sind eine gute Therapie, aber Sie können die Vorteile des Schreibens zum Zweck der kathartischen Befreiung auch auf anderen Wegen erlangen. Nehmen Sie sich einfach ein bisschen Zeit und holen Sie Stift und Papier hervor. Sie können natürlich auch am Computer schreiben. Notieren Sie frei nach der Bewusstseinsstromtechnik eine oder mehrere Angelegenheiten, die Sie beunruhigen. Beschreiben Sie, was Sie verletzt hat (Krankheit, Ereignisse, Beziehungen), und den Preis, den Sie dafür zahlen mussten. Schreiben Sie auf, wie Sie sich fühlen: alle Gedanken, die mit Ihren Gefühlen zusammenhängen, oder alles, was sich darauf bezieht, warum Sie sich fühlen, wie Sie sich fühlen. Vielleicht fragen Sie sich auch, wie Sie dieses Problem gern „lösen" würden oder was Sie benötigen, um sich besser zu fühlen. Um am meisten von dieser Technik zu profitieren, empfehle ich normalerweise, täglich oder jeden zweiten Tag eine halbe Stunde zu schreiben, und zwar etwa zwei Wochen lang. So viel Zeit werden Sie brauchen, um Ebenen von Gedanken und Gefühlen zu erreichen, die unter den oberflächlichen Schichten verborgen sind – wie beim Häuten einer Zwiebel.

Wenn eine wichtige Beziehung für Sie eine Hauptursache für den Schmerz in Ihrem Leben gewesen ist, können Sie etwa einen Brief zu schreiben, den Sie der betreffenden Person nie schicken. Nehmen Sie sich die Freiheit, all Ihre Wut, Ihre Frustration, Ihre Angst, Ihre Sehnsucht, Ihr Gefühl des Verlusts zu beschreiben. Sie können auch eine Entschädigung verlangen oder Vergebung zum Ausdruck bringen, was auch immer zutreffen mag. Sagen Sie einfach nur, wie es ist, und Sie werden die Befreiung erfahren, nach der Sie sich sehnen. Wenn der Mensch, mit dem Sie kommunizieren wollen, nicht mehr lebt, oder wenn Ihre Angelegenheiten viele Jahre des Streits und Unfriedens beinhalten, können Sie darüber nachdenken, Ihren Brief an Gott oder das Universum zu schicken.

Wenn es schon lange her ist, dass Sie authentisch mit Ihren Gefühlen umgegangen sind, brauchen Sie vielleicht ein paar „Requisiten", die Ihnen dabei helfen, Ihre Emotionen umfassender auszudrücken. Bevor Sie sich hinsetzen, um mit dem Ziel der kathartischen Befreiung zu schreiben, könnten Sie sich eine Weile alte Fotos oder Erinnerungsstücke anschauen, oder Sie könnten sich auch Musik von früher anhören – Lieder, die in schwierigen Zeiten für Sie von Bedeutung waren. Solche Requisiten sind kraftvolle Auslöser für Erinnerung und Emotion.

Körperliche Übungen sind ebenfalls ein wirksames Mittel, um kathartische Befreiung zu erlangen. Erinnern Sie sich daran, Ihre Gefühle und Gedanken existieren als subtile elektromagnetische Energie. Wenn Sie üben, verbrennen Sie Energie, einschließlich schädlicher Emotionen und verzerrter Gedanken, die sonst Ihre Gesundheit und Ihr Wohlbefinden sabotieren würden. Viele Unternehmenschefs oder auch Lehrer bekommen chronischen mentalen Stress dadurch effektiv in den Griff, dass sie morgens joggen, im Fitnessstudio trainieren oder so oft wie möglich Tennis spielen. Während meines Studiums teilte ich mir ein Zimmer mit einem Kommilitonen, der amerikanischer Amateurmeister im Bantamgewicht war. Er nahm mich zweimal in der Woche mit zum Boxtraining. Damals war ich völlig in der Existenzangst der 1960er-Jahre gefangen. Ich war fest entschlossen, alle Formen sozialer Ungerechtigkeit zu überwinden, und arbeitete aktiv in der Bürgerrechtsbewegung mit. Zweimal die Woche eine Stunde im Ring zu trainieren, verschaffte mir ein Ventil, um den Druck loszuwerden, und half mir dabei, die Dinge in der richtigen Perspektive zu sehen.

Sport stellt nicht nur ein Mittel zur kathartischen Befreiung von Emotionen dar, er hat auch den zusätzlichen Vorteil, die körperliche

Gesundheit zu verbessern und die Produktion von Endorphinen zu erhöhen, die das mentale Wohlbefinden steigern. Außerdem verbessert Sport die Hirnfunktionen durch die zusätzliche Blut- und Sauerstoffzufuhr zum Gehirn. Er hilft dabei, neue Nervenzellen zu bilden und den Anteil der Chemikalien im Gehirn zu erhöhen, die für die Wahrnehmung und Kognition verantwortlich sind. Studien belegen, dass Sport ebenso wirksam bei der Bekämpfung von Depressionen ist wie medikamentöse Antidepressiva.

Sie müssen kein Marathonläufer sein, um die kathartischen Vorteile körperlicher Betätigung zu genießen. Vielleicht machen Sie gerade eine Chemotherapie oder leiden unter einer orthopädischen oder neurologischen Erkrankung, einer Virusinfektion oder einer anderen Krankheit, die Ihnen größere Probleme in Bezug auf Mobilität und Beweglichkeit bereitet. In diesem Fall sollten Sie Ihr Training etwas dosieren und medizinischen Rat einholen, bevor Sie irgendeine Art von Behandlung beginnen. Wenn Ihr Arzt Ihnen grünes Licht gibt, ziehen Sie Spaziergänge oder ein wenig Radfahren in Betracht oder abgeschwächte Formen von Yoga, Beweglichkeitsübungen oder ein therapeutisches Dehnprogramm. All das reicht schon bei Menschen mit eingeschränkter Mobilität und/oder exzessiven körperlichen Schmerzen, um Befreiung zu erlangen. Selbst einfache Hausarbeit kann in eine Übung zur kathartischen Befreiung verwandelt werden. Ich habe vor vielen Jahren eine Frau behandelt, die dabei mitgeholfen hat, sich selbst von schwerer Arthritis zu heilen, indem sie ganz gewöhnliche Hausarbeit zu einem Ritual machte. Sie stellte sich vor, dass jedes Spinnennetz oder jeder Fleck in der Badewanne ein Aspekt ihrer eigenen Frustration war, den sie „wegwischte". Diese Frau litt unter intensivem Stress – hatte einen anspruchsvollen Job, ein chronisch krankes Kind, finanzielle Schwierigkeiten aufgrund überhöhter Arztrechnungen –, aber sie schaffte es, ihre Arthritis zu stoppen, und heilte sich selbst durch Hypnose, regelmäßige Meditation und „Putztherapie".

Expressive Techniken

Vor ein paar Jahren kam eine Anwältin mittleren Alters zu mir und bat mich darum, etwas gegen ihre Depressionen, chronische Müdigkeit und häufigen Kopfschmerzen zu unternehmen. Ihre Geschichte war nicht besonders ungewöhnlich: Sie war in einer liebevollen Familie aufgewachsen, hatte Jura studiert und den Traum gehabt, Anwältin für Umweltrecht zu werden. Aber es war sehr schwierig, Arbeit auf dem Sektor des Umweltschutzes zu finden, daher wurde sie stattdessen Anwältin für Steuerrecht. Doch im Verlauf der Zeit fand sie heraus, dass sie ihren Job hasste. Ihre Depressionen und die Müdigkeit wurden immer stärker und machten es ihr unmöglich, weiterzuarbeiten.

Ganz zu Beginn entdeckte ich, dass sie eine künstlerische Ader hatte – sie war eine begabte Malerin und Pianistin, obwohl sie diese Begabungen seit Jahren nicht ausübte. Nachdem ich sie dazu ermutigt hatte, fing sie wieder an, zu malen und Klavier zu spielen. Ich schlug ihr auch vor, es einmal mit expressivem Schreiben zu versuchen. Kurz danach fand sie heraus, dass sie schriftstellerisches Talent besaß. Als sie anfing, zu malen, Klavier zu spielen und zu schreiben, verschwanden ihre Depressionen, und die Müdigkeit und die Kopfschmerzen lösten sich auf. Inzwischen soll bereits ihr erstes Buch erscheinen, und sie verfolgt mit großem Einsatz ihren Traum, eine erfolgreiche Romanautorin zu werden.

Der Einsatz künstlerischen Ausdrucks war für die Heilung meiner Patientin von größter Bedeutung. Durch das Malen, die Musik und das Schreiben war sie in der Lage, ihren emotionalen Schmerz loszulassen, ihr kreatives Wesen zu entdecken und sich authentisch mit ihrer *Geschichte hinter der Geschichte* auseinanderzusetzen. Sie stammte aus einer Familie der Mittelschicht, für die Erfolg sehr wichtig war. Ihr Vater war ein Beamter im mittleren Dienst, der nur das Beste für seine Tochter wollte, und sie hatte vor allem seinetwegen Jura studiert. Aber in Wirklichkeit war sie Künstlerin. Dreißig Jahre ihres Erwachsenenlebens *wusste sie nicht wirklich, wer sie war.* Sie lebte den Traum, den ihr Vaters für sie träumte, lebte ein Leben, das nicht authentisch ihre *Geschichte* war. Das Ergebnis waren

Depressionen, Müdigkeit und Schmerzen. Ein Leben zu leben, das sich im Einklang mit ihrer *Geschichte* befand, bescherte ihr Gesundheit und Glück.

Das Wort „Therapie" kommt vom Griechischen *therapeía*, das bedeutet, durch kreativen Ausdruck zu pflegen oder zu kurieren – durch die Kunst, das Schreiben, die Musik, den Tanz, das Drama, das Gärtnern, durch Hobbys und kreatives Spiel, um nur einige Ausdrucksformen zu nennen. Sie können expressive Techniken einsetzen, um kathartische Befreiung von altem Schmerz zu erlangen – die symbolische Auflösung von problematischen Angelegenheiten, die Ihrer vollständigen Heilung, tieferer Selbsterkenntnis und Freude im Weg stehen.

Bei den expressiven Techniken liegt der Fokus auf der Veränderung, die sich bei Ihnen im Prozess der Schöpfung vollzieht. Er liegt *nicht* auf der Ästhetik des Endprodukts – Sie müssen kein Michelangelo sein, um davon zu profitieren. Ich bin kein Künstler, aber die Malerei hat mir dabei geholfen, meine tiefen Emotionen während meiner Studienzeit freizulassen. Ich breitete eine große Leinwand auf dem Boden aus und klatschte viel Farbe darauf. Ich benutzte keine Pinsel, sondern verteilte die Farbkleckser manchmal mit einem Spachtel oder anderen Objekten. Meine Methode (wie ich später erfuhr) maximierte das, was Kunstpädagogen den „Flow" nennen, ein natürlicher Hypnosezustand, der sich ausschließlich auf eine bestimmte Aufgabe konzentriert. Das ist ganz natürlich heilend und entspannend. Meine Malerei bewegte sich in diesen Jahren in eine interessante Richtung. Der Prozess begann mit lauten Primärfarben und harten, schroffen Mustern – einem Ausdruck meiner Angst während des Studiums. Aber schließlich fand ich heraus, dass ich am liebsten mit Pastellfarben arbeitete und fließende Muster erschuf. Das drückte meinen Reifeprozess aus hin zu dem Frieden, der Freude und der sinnlichen Wertschätzung von allem, was das Leben uns zu bieten hat.

Wie ich Ihnen durch dieses Beispiel gezeigt habe, können Sie die Künste (Zeichnen, Malen, Fotografieren, Collagen, Mosaikarbeit, Bildhauerei, Blumenarrangements, Weben, Stricken, kreative Hobbys usw.) als ein Mittel betrachten, um an tiefe Ebenen des

Selbstausdrucks zu gelangen. Die Sprache des Unterbewusstseins besteht aus Symbolen, Metaphern und tiefen Gefühlen, daher bietet uns die Kunst auch ein natürliches Portal für den unbewussten Ausdruck. Darüber hinaus wird die Zeit, die Sie damit verbringen, sich auf künstlerische Tätigkeiten zu konzentrieren, Sie von allem ablenken, was Sie stresst. Allein die Tatsache, einer schöpferischen Nebenbeschäftigung nachzugehen, kann dazu beitragen, dass Sie sich ausgeglichener fühlen und Ihre Freizeit besser genießen können.

Die Vorteile des künstlerischen Ausdrucks sind zahlreich: Durch ihn lassen sich innere Konflikte auflösen und unterdrückte Gefühle befreien. Man bekommt ein größeres Selbstbewusstsein und nimmt eine positivere Haltung ein. Das emotionale Wohlbefinden wird gesteigert und man erreicht höhere Ebenen der Inspiration, des Optimismus und persönlichen Wachstums. Darüber hinaus gibt es noch spezielle Vorteile für Menschen, die unter einer körperlichen Erkrankung leiden. Studien beweisen, dass schöpferische Tätigkeiten die Physiologie des Körpers weg vom Stress und hin zu einer tiefen Entspannung führen, indem sie andere Muster von Gehirnwellen fördern, die Funktionsweise des vegetativen Nervensystems verbessern und die Produktion bestimmter Neurotransmitter im Gehirn erhöhen. Diese Veränderungen erhöhen die Funktion des Immunsystems und regen den Blutfluss zu den lebenswichtigen Organen an. Studien mit Frauen beweisen zudem, dass der schöpferische Ausdruck das hormonelle Gleichgewicht verbessert.

Das kreative Schreiben ist ein weiteres sehr effektives Mittel zur Erreichung emotionaler Befreiung, mentaler Klarheit, geistigem Frieden und besserer Gesundheit – besonders für Menschen, die im Leben traumatische oder andere stressige Ereignisse erlebt haben. Diese Methode hat viele verschiedene Formen. Zum expressiven Schreiben gehört natürlich, dass Sie Ihre Gedanken und Gefühle zu Papier bringen. Sie können es aber auch in freier Form anwenden, um das anzusprechen, was Sie in Bezug auf Ihre Krankheit, bestimmte Ereignisse oder Menschen in Ihrem Leben fühlen. Selbstverständlich können Sie sich auch dazu entschließen, Ihre Geschichte so aufzuschreiben, als wären Sie ein Biograf, der sich Ihr Leben von außen anschaut. Eine Methode konzentriert sich darauf, eine Liste mit Traumzielen zu erstellen – was würden Sie tun, wenn Sie alles tun könnten, was Sie wollen. Manche Leute benutzen ausdrucksstarke Metaphern („Ich fühlte mich während dieser Zeit in meinem Leben wie ein Schmetterling im Kokon"). Unabhängig davon, wie Sie es angehen, ist das expressive Schreiben ein Prozess, der Befreiung und Klarheit verschafft sowie eine Perspektive für Gefühle, Ereignisse und Richtungen im Leben breithält, die sonst chaotisch oder „unerkennbar" wären. Beim expressiven Schreiben können Sie entweder nur schreiben, oder das Geschriebene mit Zeichnungen, Gemälden, Fotos, Andenken oder Ausschnitten aus Magazinen kombinieren. Das ist eine besonders dynamische Art des Selbstausdrucks, die Sie sehr leicht auf Ihre Interessen und Ihren Persönlichkeitstypus zuschneiden können.

Poesie in all ihren Formen stellt ein einzigartiges Werkzeug zur Befreiung und für den persönlichen Ausdruck dar, da der Rhythmus beim Schreiben dabei eine besondere Rolle spielt – die Poesie tendiert dazu, den Dichter von einer Ebene der Inspiration zur nächsten zu führen, wobei er oder sie gleichzeitig ihre Gefühle ausdrücken kann. Genau wie bei allen anderen expressiven Techniken, über die wir hier sprechen, brauchen Sie kein literarisches Genie sein, um davon zu profitieren. Was Sie durch diesen Prozess erleben ist viel wichtiger als das, was Sie produzieren.

Das fiktionale Schreiben ist wegen seiner mythischen Qualität ein ebenso kraftvolles Werkzeug für den Selbstausdruck. Das Unterbewusstsein liebt es, mit Hilfe von Geschichten zu kommunizieren – je symbolischer und metaphorischer, desto besser. Bei fiktionalen Texten können Sie sich frei fühlen, archetypische Tendenzen in Ihrem Leben zu erforschen, Ihre Geschichte zu verändern, sich selbst (als Held oder Heldin Ihrer Geschichte) übermenschliche Qualitäten zu verleihen, Ihr Geschlecht zu ändern, die Größe, das Aussehen oder das bösartige Wesen der Menschen oder der Ereignisse, die Sie geplagt haben, zu übertreiben. Das ist alles andere als fantastischer Unsinn, im Gegenteil. Diese Art fiktionaler Übung wird Ihnen dabei helfen, einen Sinn in Ihrem Kampf oder Ihren Lebenszweck zu finden. Es wird Ihr Selbstwertgefühl verbessern und Sie dazu inspirieren, Ihren Traum zu leben.

Vielleicht haben Sie ja schon einmal vom „Mozart-Effekt" gehört, der Kraft bestimmter Arten von Musik, körperlichen und mentalen Stress aufzuheben. Musik – ob Sie sie sich nun anhören oder sie selbst machen – hat mehrere Vorteile. Untersuchungen zeigen, dass sie die natürlichen „Wohlfühlchemikalien" im Körper (Opiate und Endorphine) stimuliert und subtil den Blutdruck, den Pulsschlag, den Atem, die Funktion des Immunsystems und die Haltung verbessert. Musik als Klangtherapie wurde eingesetzt, um Stress, Kummer, Depressionen, Schizophrenie und Autismus bei Kindern zu behandeln. Sie hilft außerdem dabei, zu diagnostizieren, was Menschen brauchen, um geistig gesund zu werden. Das Schöne bei der Musik ist, dass sie rund um die Uhr verfügbar ist – im Auto, auf Ihrem iPod, auf dem Weg zur Arbeit oder zu Hause auf Ihrer Anlage. Vielleicht ziehen Sie es vor, sich genüsslich zu den Spannungsbögen von Vivaldi auf Ihrer Couch zurückzulehnen oder in der Küche bei der Zubereitung des Abendessens laute Rockmusik zu hören. Was Musik angeht, so mag jeder etwas anderes. Seien Sie nur vorsichtig bei schrillen, dissonanten Klängen – diese Art von Musik ist zwar gut für die Entladung starker Emotionen, aber wenn Sie nichts anderes hören, wird das zu viel negative Energie in Ihr Unterbewusstsein und das BioEm-Feld hineintragen.

Ich kann nur sehr schwer Musik hören, ohne dazu zu tanzen. Vielleicht bin ich nicht Fred Astaire, aber ich liebe es, hin und wieder eine flotte Sohle aufs Parkett zu legen, weil ich mich danach so fantastisch fühle. Tanzen ist aufgrund seiner wichtigen Verbindung zwischen der Bewegung und den emotionalen, intellektuellen und körperlichen Energien, die Ihr BioEm-Feld ausmachen, eine gute Therapie. Tanz oder Bewegung können dabei helfen, die emotionalen, körperlichen und kognitiven Facetten des „Selbst" zu integrieren und zu harmonisieren. Bewegung stellt einen kinästhetischen Pfad für unterbewusste Erinnerungen, Konflikte und Themen dar, die sich ausdrücken und befreien wollen (ähnlich wie beim Sport). Menschen, die sich von körperlichem, sexuellem oder emotionalem Missbrauch erholen, finden diese Ausdrucksmöglichkeiten vielleicht besonders hilfreich, um eine gewisse innere Ruhe in Ihrem Körper erwirken zu können.

Natürlich ist nicht jeder ein geborener Tänzer – manche haben das Gefühl, zwei linke Füße zu haben, aber es gibt trotzdem Möglichkeiten, die Vorteile von Tanz oder Bewegung als eine Form expressiver Befreiung zu genießen. Wenn Ihnen niemand dabei zuschaut, legen Sie ein wenig Musik auf und gestatten Sie sich, sich dazu nach Lust und Laune zu bewegen. Sie können Bewegung als eine Befreiung von Spannungen erleben und gleichzeitig über eine bestimmte Situation, einen Gedanken oder ein Gefühl nachdenken – oder Sie können einfach nur tanzen. Das Maß an emotionaler Befreiung, das Sie dabei genießen, überrascht Sie vielleicht. Es kann sein, dass Symbole, Metaphern oder alte Erinnerungen dabei hochkommen. Vielleicht ist Ihnen danach zu weinen, vielleicht fühlen Sie sich aber auch richtig glücklich oder beides. Menschen, die ein strukturiertes Ambiente brauchen, um sich zu „bewegen", könnten vielleicht einen Tanzkurs belegen, Tanztherapie machen, Gesellschaftstanz üben oder einen Kurs in Tai-Chi, Aikido oder Yoga belegen.

Aristoteles hat als Erster das Wort *Katharsis* gebraucht, um die emotionale Befreiung bei Menschen zu beschreiben, die sich griechische Tragödien ansahen. Der dramatische Ausdruck – ob Sie ihm zuschauen oder ihn selbst gestalten – bezieht sich auf die Wirkung des Theaters, emotionale Erleichterung, persönliches Wachstum und eine verbesserte Gesundheit zu erzielen. Sie können das Drama als Ausdruck verwenden, um dadurch Katharsis zu erreichen, ein Problem zu lösen oder tief in Ihre eigene Wahrheit einzutauchen. Es ist auch ein gutes Mittel, um Bilder, die Sie persönlich berühren, zu verstehen, oder um ungesunde Interaktionsmuster zu transzendieren. Es gibt formelle „Dramatherapien", die an Orten wie Krankenhäusern, Schulen, Zentren für geistige Gesundheit und in Unternehmen angewendet werden. Das therapeutische Drama schließt in diesem Fall Formen wie Psychodrama, Rollenspiele, Theaterstücke, Gruppendynamik, Pantomime, Marionettentheater und Improvisationstechniken ein – sogar Stand-up-Comedy.

Wenn Sie das Drama als Mittel zum Selbstausdruck benutzen wollen, können Sie sich diversen Theatergruppen in Ihrer näheren Umgebung anschließen, aber wie Aristoteles bereits sagte: Sie können die Vorteile des dramatischen Ausdrucks auch genießen, indem

Sie sich ein gutes Theaterstück, ein Ballett, eine Oper oder einen anspruchsvollen Film anschauen. In der Regel lässt sich ein Publikum tief in die Geschichte einer guten Aufführung hineinziehen und verbindet sich auf mythische, archetypische Art und Weise mit den Kämpfen und Triumphen der Hauptdarsteller. Es gibt einen Grund dafür, warum die Filmtrilogie *Der Herr der Ringe* so populär ist. Viele Menschen schwingen innerlich auf einer Wellenlänge mit Éowyn (dem Archetyp der Prinzessin und Kämpferin), Frodo (dem Archetyp des bescheidenen Retters) oder Gandalf (dem weisen Seher).

Auch Ihrem eigenen Alltag können Sie ein wenig dramatischen Ausdruck verleihen, indem Sie mit Rollenspiel, Komödie oder Improvisation experimentieren. Bestimmt kennen Sie das alte Sprichwort „Im Spaß ist mehr Wahrheit enthalten als im Kummer". Spät abends versammelt sich meine Familie oft in der Küche. Wenn einer von uns einen schweren Tag hatte, wird sie oder er ihr jeweiliges Dilemma mit enormer theatralischer oder komischer Übertreibung „aufführen", während der Rest von uns sich die Show anschaut. Solch ein „Küchendrama" wie dieses kann zu großer kathartischer Befreiung, Heilung und Verständnis führen.

Die Vorteile der kathartischen Befreiung können Sie durch jede kreative Tätigkeit erzielen, vom Modellbau über die Gartenarbeit bis hin zum Zubereiten einer Gourmetmahlzeit. Mit den Händen zu arbeiten, um etwas zu erschaffen, ist kathartisch, beruhigend für Körper und Geist und es *erdet* Sie. Es verbindet Sie mit dem Hier und Jetzt und hilft Ihnen dabei, Stress zu reduzieren. Gefühle der Wertschätzung, der Gelassenheit und der Freude begleiten den kreativen Akt in der Regel, besonders wenn Sie sich voll auf Ihr Vorhaben konzentrieren (das führt dann nämlich zu einem natürlichen hypnotischen Zustand). Gartenarbeit ist dafür besonders geeignet, weil sie Elemente von körperlicher Bewegung mit einer gesunden äußeren Umgebung verbindet. Studien zeigen, dass Menschen jeden Alters substanzielle Vorteile für die körperliche und geistige Gesundheit daraus ziehen. Sie senkt den Blutdruck, vermindert negative Emotionen und stressige Gedanken, hebt die Stimmung, verbessert die Gehirnfunktionen und steigert Motivation und Moral.

Der Gebrauch der Techniken

Ich rate Ihnen, über die Techniken in diesem Kapitel nachzudenken, dann zu entscheiden, welche Methode sich für Sie richtig anfühlt, und sofort zu beginnen, damit zu experimentieren. Diese Techniken allein heilen keine körperlichen Erkrankungen, aber sie unterstützen Ihren Plan zum Erreichen nachhaltiger Gesundheit gewaltig. Im nächsten Kapitel werde ich Ihnen dabei helfen, herauszufinden, wie man diese Techniken zusammen mit den anderen Methoden in Ihren persönlichen Erfolgsplan integriert.

Teil fünf

Bereiten Sie sich auf den Rest Ihres Lebens vor

KAPITEL 15

Was ist Ihr nächstes Ziel?

Als ich dieses Buch geschrieben habe, war ich entschlossen, Ihnen alles beizubringen, was Sie brauchen, um Ihre Ziele bezüglich nachhaltiger Gesundheit zu erreichen. In den vorhergehenden Kapiteln habe ich Sie auf denselben Informationsstand gebracht wie meinen Patienten, die sechs Monate lang in meine Praxis kommen. Sie haben gerade einen Crashkurs in den modernsten Techniken der Körper-Geist-Medizin absolviert. In diesem Kapitel werde ich Ihnen zeigen, wie Sie dies alles in einem strukturierten Plan zusammenführen können, um Ihre Ziele zu erreichen. Ich werde Ihnen helfen, die Weichen für ein Leben voller Gesundheit und nachhaltigem Wohlbefinden zu stellen.

Obwohl Sie zu diesem Buch gegriffen haben, weil Sie konkrete Sorgen hinsichtlich Ihrer körperlichen Gesundheit hatten, werden Sie inzwischen erkannt haben, dass es bei der Heilung um mehr als nur um das „Reparieren" dieser Probleme geht. Es geht darum, authentisch mit Ihrer *Geschichte hinter der Geschichte* umzugehen. Was sich in Ihrem Körper vollzogen hat, ist das Ergebnis der psychologischen, spirituellen und körperlichen Interaktion und der (von Ihnen nicht beabsichtigten) Konsequenz, nicht erkannt zu haben, wie tief und mächtig Ihr Geist ist.

Die Weg zu nachhaltiger Gesundheit wird Sie selbst ermächtigen. Sie stehen kurz davor, ein extrem wichtiger Faktor in Ihrer eigenen Gesundheitsfürsorge zu werden. Es gibt eine allgemeine Faustregel, die von fortgeschrittenen Praktizierenden der Körper-Geist-Medizin angewandt wird: Wenn Sie an einer körperlichen Krankheit oder Verletzung leiden, bedarf es zur Lösung dieses Problems zu etwa 40 % körperlicher Mittel (wie z. B. Chirurgie, Medikamente, Körpertherapie, Ernährungsumstellung, mehr sportliche Betätigung etc.), und ungefähr 60 % wird Ihr Geist aufwenden. Jetzt haben Sie die Werkzeuge, die Sie brauchen, um die anderen 60 % für Ihre Heilung zu aktivieren. Ihr Geist ist tatsächlich so stark, dass Sie mit seiner Hilfe Situationen beeinflussen können, bei denen die traditionelle Medizin versagt. Nie wieder werden Sie bei Ihrer Gesundheitsfürsorge in die Rolle des passiven Empfängers gedrängt und genauso wenig werden Sie von den Leistungen Ihrer Versorger im Gesundheitswesen abhängig sein, um gesund zu bleiben. Von jetzt an haben Sie das Sagen!

Was Sie erwarten können

Ich werde dauernd gefragt: „Warum kann ich so sehr von diesen Methoden profitieren, während andere erst lange Zeit mit den Werkzeugen arbeiten müssen?" Drei Faktoren werden bestimmen, wie schnell Sie durch den Gebrauch dieser Methoden gesund werden:

- die Schwere Ihres Problems,
- das Ausmaß, in dem Sie sich authentisch für Ihre Geschichte hinter der Geschichte engagieren,
- das Maß an Empfänglichkeit und Aufnahmebereitschaft, das Sie zeigen.

Langfristige chronische Krankheiten brauchen mehr Zeit, um zu heilen. Vor vielen Jahren hatte ich das Privileg, einen jungen Mann zu behandeln, der unter einer rheumatischen Arthritis litt, die ihn schwer behinderte. Er war ein Diplomat aus Südamerika und konnte kaum seine Finger bewegen, obwohl er erst Ende dreißig war. All seine Gelenke waren steif und entzündet, und er lebte mit schweren chronischen Schmerzen. Da er sehr wohlhabend war, hatte er bereits viele Ärzte konsultiert und eine große Zahl traditioneller und alternativer Behandlungsmethoden ausprobiert – sogar Goldspritzen! Aber nichts hatte geholfen.

Dieser Mann hatte eine sehr stressige Jugend, weil sein Heimatland jahrelang unter schweren politischen Unruhen gelitten hatte. Ich fing an, regelmäßige Heilarbeit mit ihm zu praktizieren, führte ihn in die Meditation ein und benutzte hypnotische Regression, um ihm dabei zu helfen, alte Traumata loszulassen. Seine Gesundheit verbesserte sich zwar nur sehr langsam (wenn auch messbar), aber er bewahrte die ganze Zeit über eine optimistische Haltung. Zwei Jahre lang hielt er dieses Programm durch und verlängerte sogar seinen diplomatischen Aufenthalt in den USA, damit er seine Arbeit mit mir abschließen konnte. In dieser Zeit wurden die zeitlichen Abstände zwischen unseren einzelnen Sitzungen gemäß dem Auftreten seiner Schmerzanfälle immer länger. Schließlich verschwand der Schmerz komplett.

Stress und Arthritis sind eng miteinander verbunden. Als wir unsere gemeinsame Arbeit beendet hatten, kehrte er wieder in sein Land zurück und übernahm Verantwortung in vorderster Linie: Er versuchte, sein Heimatland von Drogenhändlern zu befreien. In diesem Job war sein Leben täglich gefährdet. Er blieb fünf Jahre nach seiner Rückkehr nach Südamerika mit mir in Kontakt, und trotz seines immensen Stresses kehrte seine Arthritis nicht zurück.

Das war ein besonders langfristiger und ernster Fall, aber er hebt einen wichtigen Punkt hervor: Halten Sie sich an Ihren Plan, bis er Früchte trägt. Jeder will den „großen Erfolg" landen, und wie ich mit Hilfe der Fallstudien in diesem Buch gezeigt habe, schaffen das viele Leute auch. Falls das für Sie aber nicht zutreffen sollte, machen Sie trotzdem weiter. Bestimmt wird sich Ihre Gesundheit nach und nach spürbar verbessern. Arbeiten Sie mit Ihren Werkzeugen, bis sie Ihnen alles liefern, was Sie benötigen.

Der zweite Faktor handelt davon, wie gut Sie mit Ihrer *Geschichte hinter der Geschichte* arbeiten. Wenn Sie im Einklang mit ihr sind, werden Sie schnelle Fortschritte machen. Wenn Sie sich gegen Ihre Lektionen sträuben, werden Sie sehen, dass Ihr Fortschritt nur sehr schleppend und in kleinen Schritten vorangeht. In diesem Fall verlangsamt Ihr Unterbewusstsein ihn absichtlich, um Sie dazu zu bringen, in Kontakt mit Ihrer *Geschichte hinter der Geschichte* zu kommen. Wenn Ihr Fortschritt sehr langsam vonstattengeht, sehen Sie etwas nicht oder erkennen es nicht an. Ihr Unterbewusstsein wird Ihnen daher nicht gestatten, schnell zu genesen.

Ich arbeite gerade mit einem sehr prominenten Mann, dem ich dabei helfe, seinen Magenkrebs zu besiegen. Dieser Mann hat mit amerikanischen Präsidenten gearbeitet, eine einflussreiche Expertenkommission ins Leben gerufen und sitzt im Vorstand vieler wohltätiger Organisationen. Nach allgemeiner Einschätzung ist er überaus erfolgreich und hat Millionen von Menschen geholfen. Wir begannen unsere Arbeit damit, eine große Anzahl verschiedener Techniken auszuprobieren, einschließlich der hypnotischen Regression und der Meditation, der Gangschaltungsübung und der Energieheilung. Trotz seines Ansehens wurde dieser Mann von Selbstzweifeln geplagt. Sein Vater, Bürgermeister der Stadt in Kalifornien, wo er aufwuchs, war übermäßig streng und kritisch mit ihm umgegangen. Infolgedessen wirkte mein Klient sehr getrieben und versuchte dauernd, sich in der Welt zu beweisen.

Als er begann, die Methoden anzuwenden, wandelte er sich vom „hohen Tier" zu einem Menschen, der einen viel einfacheren Lebensstil pflegte. Die vertiefte Erfahrung in der Meditation veranlasste ihn, zu seinen katholischen Wurzeln zurückzukehren, und er begann, jeden Tag zur Messe zu gehen. Er spürte, dass er Gott kennen lernen und direkter für das Wohl der Menschheit arbeiten wollte. Schließlich fing er an, als Vorstand einer der weltweit größten Hilfsorganisationen zu arbeiten. Während er damit fortfuhr, seine Spiritualität zu vertiefen, erweiterte er seinen Fokus noch mehr. Er bewarb sich als Freiwilliger bei einer der Organisationen, in deren Vorstand er saß. Sechs Monate lang arbeitete er mit einem armen, ungebildeten Mann und brachte ihm das Lesen bei. Erst danach fand er das bisschen Frieden, nach dem er sich sehnte.

Aber seine Geschichte endet hier noch nicht. Ungeachtet seines persönlichen Wachstums hat dieser Mann seine weltliche Macht und seine Position als Zeichen des Erfolgs noch nicht aufgegeben, weil er noch nicht wirklich frei von Selbstzweifeln ist. Deshalb hat er noch immer mit großen körperlichen Problemen zu kämpfen. Trotzdem leistet er gute Arbeit – ein entschlossener Mann mit einem großen Herzen, der den Kampf gegen den Krebs gewinnen sollte, wenn er seine *Geschichte* auch in Zukunft noch authentischer lebt.

Dieser Mann ist immer noch bei mir in Behandlung. Ich habe mit Absicht keine „Und sie lebten glücklich bis an ihr Lebensende"-Geschichte gewählt, um Ihnen zu zeigen, wie überraschend es sein kann, wenn Sie tief in Ihre *Geschichte hinter der Geschichte* eintauchen. Vielleicht passt es nicht mit Ihren vorher bestehenden Werten zusammen oder der weltlichen Idee von Erfolg. In diesem Fall hat die *Geschichte* meines Patienten ihn dazu bewegt, keine Machtposition mehr einzunehmen und sich stattdessen den Tiefen spiritueller Bescheidenheit zu widmen. Das wäre für die meisten ein sehr harter Übergang, und es war auch für ihn nicht einfach. Aber erinnern Sie sich daran, dass es nicht darum geht, wie groß Sie sind – es geht darum, wie real Sie sind und wie authentisch Sie in Bezug auf Ihre größten Ziele leben. Ihre *Geschichte* zu finden und auszuleben, ist Sinn und Zweck Ihres Lebens. Sie sind an dieses Buch geraten, weil Sie oder jemand, den Sie lieben, schwerwiegende gesundheitliche Probleme hat. Dieses Buch wird Ihnen dabei helfen, sie zu überwinden. Darüber hinaus wird es Sie zu Ihrem höheren Ziel bringen – danach zu streben, Ihr edelstes Schicksal zu leben, so gut, wie Sie es erkennen können, egal wohin es Sie führt. Ihre Gesundheit hängt davon ab.

Der dritte Faktor, der einen Einfluss auf Ihre Fortschritte haben wird, hängt davon ab, wie empfänglich Sie für die Methoden und ihren wissenschaftlichen Hintergrund sind. Die Methoden sind sehr wirksam und ihre wissenschaftliche Basis ist sehr solide. Sie sind wie ein Samen, der das Potenzial in sich trägt, der majestätischste Baum im Wald zu werden. Es geht aber nicht nur darum, wie kraftvoll der Samen, sondern auch darum, wie empfänglich der Boden ist. Wie empfänglich sind Sie für diese Methoden und für Ihre eigene Kraft? Die monatliche Fachzeitschrift der *National Guild of Hypnotists* hat vor kurzem den Artikel eines professionellen Hypnotherapeuten veröffentlicht, der mit sich selbst ein kleines Experiment durchgeführt hat. Er litt unter einem Herzproblem, gegen das er Medikamente nahm, und entschloss sich dazu, seine hypnotischen Fähigkeiten zu benutzen, um sein Herz zu heilen. Dieser Mann war beruflich viel unterwegs. Kurz nach Beginn seines Experiments musste er eine längere Reise mit dem Auto unternehmen. Seine Herztabletten hatte er mit eingepackt. In den nächsten Wochen setzte er die Hypnose während seiner Reise fort. Es gelang ihm, die Zahl der Tabletten, die er einnahm, um die Hälfte zu reduzieren, ohne dass das irgendwelche negativen Auswirkungen auf seine Gesundheit gehabt hätte. Er kehrte wieder nach Hause zurück und war schon ein wenig stolz auf seinen Erfolg. Erst als er auspackte, merkte er, dass er die falschen Tabletten mitgenommen hatte. Während der gesamten Reise hatte er ein Medikament gegen Erkältung anstatt der Herztabletten eingenommen. Er hatte sein Herz geheilt, obwohl er anfänglich davon ausgegangen war, dass er tablettenabhängig war und seine Abhängigkeit langsam reduzieren musste. Er war der Angeschmierte. Wenn das Schicksal nicht eingegriffen hätte, hätte es wahrscheinlich ewig gedauert, sein Herz zu heilen. Während Sie auf dieser Reise immer weiter vorankommen, setzen Sie Ihren Erwartungen keine Grenzen und bleiben Sie für alles offen. Das wird einen riesigen Unterschied machen.

Ihr Plan für das Erreichen nachhaltiger Gesundheit

Bevor Sie mit Ihrem Behandlungsplan beginnen, sollten Sie sich noch einmal Ihre Ausgangsbasis anschauen und genau abschätzen, wo Sie sich befinden. Diese Ausgangsbasis ergibt sich aus den Skalen Ihrer Selbsteinschätzung aus Kapitel 5 und allen objektiven medizinischen Daten, die Sie Ihnen zur Verfügung stehen (wie Blutzucker, Blutdruck, Cholesterinspiegel, aktuelle Röntgenbilder oder Aufnahmen anderer Untersuchungen, Laborergebnisse oder medizinische Befunde). Jetzt können Sie loslegen.

Einen Plan zu strukturieren, der Ihnen dabei helfen wird, Ihr Ziel zu erreichen, ist eigentlich sehr einfach. Wir werden das ganze so angehen, als würden Sie ins Restaurant um die Ecke gehen, wo sowohl eine Speisekarte als auch ein festes Menü angeboten wird. Zuerst schauen wir uns die einzelnen Punkte auf dem Menü noch einmal an – die Werkzeuge, die Sie jetzt zu Ihrer Verfügung haben:

- Alpha-III-Download – Hypnotische Meditation (Meditieren Sie allein ohne Zuhilfenahme von Hypnose, wenn Sie das vorziehen.)
- Gamma-I-Download – Der Stresskiller
- Gamma-II-Download – Hypnotische Bilder zum Erkennen von Krankheit im Körper
- Gamma-III-Download – Hypnotische Schmerzlinderung
- Gamma-IV-Download – Hypnotische Gewichtsreduzierung
- Gamma-V-Download – Hypnotische Regression
- Gamma-VI-Download – Hypnotische Energieheilung
- Gamma-VII-Download – Die Gangschaltungsübung
- Kognitive Neuprogrammierung
- Expressive Techniken

In den ersten drei Wochen empfehle ich Ihnen die folgende Menüzusammenstellung mit der indizierten Häufigkeit:

Menü in Phase eins:

- Hypnotische Meditation: dreimal pro Woche
- Hypnotische Regression: einmal pro Woche
- Der Stresskiller: zweimal pro Woche
- Hypnotische Energieheilung: einmal pro Woche

Dieses feste Menü habe ich entworfen, um Ihren Stress auf der Stelle zu reduzieren, um das Immunsystem Ihres Körpers zu aktivieren, Ihr Bewusstsein zu erweitern, Angst und Depression zu beseitigen,

Sie von altem emotionalem Schmerz zu befreien und Ihrem Körper mehr Energie zuzuführen, damit der Heilungsprozess auf Touren gebracht wird. Versuchen Sie, die Meditation im Wechsel mit den anderen Methoden anzuwenden, damit Sie etwa jeden zweiten Tag meditieren und eine der anderen Methoden in den Ablauf integrieren können.

Wenn Sie unter starken Schmerzen leiden oder Übergewicht den Heilungsverlauf behindert, empfehle ich Ihnen die folgenden Übungen *zusätzlich* zu den oben genannten:

Gerichte von der Speisekarte in Phase eins:
- Hypnotische Schmerzlinderung alle zwei Tage
- Hypnotische Gewichtsreduzierung alle zwei Tage

Nachdem Sie diese Menüauswahl drei Wochen lang befolgt haben, machen Sie hinsichtlich Ihrer Gesundheit und Ihres Wohlbefindens eine Bestandsaufnahme. Gehen Sie wieder zurück zu den Skalen der Selbsteinschätzung und bewerten Sie erneut Ihren Status. Achten Sie dabei auf Veränderungen und Fortschritte, die Sie gemacht haben. Wenn Sie relevante Anzeichen für Genesung feststellen können – wenn Sie also merken, dass Ihr Herz ruhiger schlägt, Ihr Blutdruck oder Blutzucker gesunken ist –, schreiben Sie die Ergebnisse auf. Dann machen Sie sich Notizen bezüglich der Unterschiede bezüglich Ihrer Denkweise oder Ihres emotionalen und körperlichen Befindens. Das schließt Beobachtungen ein wie „Ich bin nicht mehr so wütend und spüre mehr Optimismus" oder „Ich habe mehr Energie". Notieren Sie auch negative Beobachtungen wie „Ich bin viel trauriger". In diesem Fall würde das bedeuten, dass Sie Fortschritte machen, weil Sie mit unterdrückten Gefühlen in Berührung kommen, die Ihre Gesundheit sabotiert haben. Die regelmäßige Anwendung dieser Methoden wird Sie von negativen Gedanken und Gefühlen befreien, aber zuerst müssen Sie sie aufkommen lassen und hinauswerfen. Das ist ein Zeichen für Wachstum, nicht für Probleme.

Jetzt sind Sie bereit, voranzukommen. Versuchen Sie in den nächsten drei Wochen die folgende Menüauswahl:

Festes Menü in Phase zwei:

- Hypnotische Meditation: dreimal pro Woche
- Der Stresskiller: einmal pro Woche
- Hypnotische Energieheilung: einmal pro Woche
- Die Gangschaltungsübung: einmal pro Woche
- Hypnotische Bilder, um die Krankheit in Ihrem Körper anzuvisieren: einmal die Woche

Dieses Menü wird Ihnen weiterhin die essenziellen Vorteile der Strategie von Phase eins liefern (Stressreduzierung, verbesserte Funktionsweise des Immunsystems, Depressions- und Angstlosigkeit und ein erhöhter Energiefluss). Trotzdem haben wir noch zwei Methoden hinzugefügt, die Ihnen erlauben werden, die Krankheit oder Verletzung in Ihrem Körper noch aggressiver anzugehen: die Gangschaltungsübung und die Übung mit hypnotischen Bildern. An diesem Punkt haben wir die hypnotische Regression aus dem Menü entfernt, weil Sie durch ihren Einsatz in Phase eins bereits genug emotionale Befreiung erfahren haben. Sie werden später zu dieser Methode zurückkehren und sie gemäß Ihren Bedürfnissen einsetzen. Denken Sie daran, die Meditation im Wechsel mit den anderen Methoden einzusetzen, sodass Sie etwa jeden zweiten Tag meditieren.

Wenn Sie unter chronischen Schmerzen leiden oder übergewichtig sind, empfehlen sich noch die folgenden Übungen zusätzlich zu den oben erwähnten:

Speisekarte in Phase zwei:

- Schmerzlinderung durch Hypnose: jeden zweiten Tag
- Gewichtsreduzierung durch Hypnose: jeden zweiten Tag

Nach drei Wochen sollten Sie genau wie zuvor noch einmal detailliert Bilanz ziehen. Zeichnen Sie Ihre Fortschritte auf. Verglichen mit Ihrer Ausgangsbasis von vor sechs Wochen sollten diese inzwischen beträchtlich sein.

Ab jetzt gestalten Sie Ihr eigenes Programm. Praktizieren Sie an drei Tagen in der Woche die hypnotische Meditation und ergänzen

Sie die verbleibenden vier Tage durch die Methoden, die Ihren Bedürfnissen und Ihrem Lernstil am meisten entsprechen. Sie sind versiert genug, um Ihr eigener Führer zu sein. Inzwischen werden Sie mit den Methoden so vertraut sein, dass Sie wissen, was bei Ihnen funktioniert. Es empfiehlt sich, die Gangschaltungsübung in Ihrem Wochenplan beizubehalten, weil sie so wirksam ist. Verwenden Sie sie zuerst, um Ihren Körper zu heilen, und streben Sie dann die Ziele an, die Ihnen am wichtigsten sind, um Ihrer *Geschichte hinter der Geschichte* gerecht zu werden. Wenn Sie das Gefühl haben, mehr emotionale Befreiung zu benötigen, setzen Sie die hypnotische Regression eine Weile wieder auf den Menüplan. Sie können auch anfangen, mit expressiven Techniken zu experimentieren. Wenn Sie immer noch unter zu großen Schmerzen leiden, bleiben Sie bei der hypnotischen Schmerzlinderung, bis Sie Ergebnisse erzielen. Jeder kann von der Methode der kognitiven Neuprogrammierung profitieren, besonders Menschen, die „viel nachdenken". Sie können diese Methode ständig nutzen – 24 Stunden am Tag, sieben Tage die Woche –, um die Erträge, die Sie mit Ihrer täglichen hypnotischen oder meditativen Praxis erzielen, noch zu steigern.

Wofür Sie sich auch entscheiden, halten Sie sich drei Wochen lang an Ihren neuen Plan und schätzen Sie dann Ihre Fortschritte ein. Wenn diese Strategie zu funktionieren scheint, behalten Sie sie noch weitere drei Wochen bei. Zögern Sie nicht, sie in Intervallen von drei Wochen wieder zu ändern – was immer sich richtig anfühlt. Ihre Bedürfnisse werden sich mit der Zeit verändern, und Sie werden mit unterschiedlichen Arten der Zusammenstellung der Methoden experimentieren wollen. Denken Sie daran, dass sie umso stärker werden, je öfter Sie sie einsetzen, deshalb sollten Sie jedes Menü drei Wochen lang beibehalten. Die Ausnahme gilt nur dann, wenn Sie eine Methode zu schwierig finden. Das kann vorkommen, wenn Sie bei der Arbeit mit der hypnotischen Regression zu viel emotionale Befreiung erleben. In diesem Fall sollten Sie mit der Methode aufhören und einen Therapeuten konsultieren, bevor Sie sie fortsetzen.

Die Tempo, das ich skizziert habe – mindestens eine Methode pro Tag auszuprobieren – ist ideal. Trotzdem kann es sein, dass das zu schnell für Sie ist, entweder weil Sie so viel Veränderung in so kurzer Zeit nicht ertragen können oder weil Sie einfach nicht die Zeit haben, jeden Tag zu üben (vielleicht müssen Sie sich rund um die Uhr um ein chronisch krankes Kind kümmern oder Sie arbeiten in einem Beruf, der verlangt, dass Sie rund um die Uhr einsatzbereit sind). Es ist völlig in Ordnung, das Tempo ein wenig zu drosseln – Hauptsache, Sie bleiben dabei. Versuchen Sie, zweimal pro Woche zu meditieren, und integrieren Sie zwei der anderen Methoden in die Tagen dazwischen. Auf diese Weise werden Sie Fortschritte machen, auch wenn sie nicht so schnell sind. Aber wenn Sie die Möglichkeit haben, das Ideal der täglichen Praxis zu verwirklichen, tun Sie es.

Nachhaltige Gesundheit ist nur der Anfang

Jetzt haben Sie eine Ahnung von Ihrer Größe erhalten. Sie haben verstanden, dass Sie, um Ihren Körper zu heilen, sich mit größter Aufrichtigkeit und Tiefe auf Ihre *Geschichte hinter der Geschichte* einlassen müssen – und Sie haben jetzt die Werkzeuge dafür. Ihre Ziele für bessere Gesundheit werden Sie schon bald erreichen.

Und dann?

Dann werden Sie stark genug sein, entweder bei Ihrer jetzigen Geschichte zu bleiben oder Ihre Geschichte völlig umzuschreiben. Die Entscheidung liegt ganz allein bei Ihnen.

Grundsätzlich kommen immer zwei Arten von Menschen zu mir. Die einen wollen ihren Lebensstil mit ein paar kleinen Änderungen beibehalten. Vielleicht wünschen sie sich eine bessere körperliche oder geistige Gesundheit, ein höheres Einkommen, mehr Zeit zum Reisen oder mehr Freizeit. Für diese Menschen besteht die Lebensbestimmung darin, mit dem Strom zu schwimmen und die einfachen Freuden des Lebens zu genießen, wie die Liebe von Familie und Freunden.

Die andere Gruppe besteht aus den Abenteurern. Sie lieben es, den Status quo aufzumischen. Sie wollen wissen, was als Nächstes kommt und ihre Chance nutzen. Sie sind daran interessiert, ihre Geschichte neu zu erfinden. Sie kümmern sich nicht um die kulturellen Stereotypen eines „guten" Lebens.

Warum kann man nicht beiden Lebensentwürfen gerecht werden? Sie müssen sich nicht vom „Alexander-Dilemma" gefangen nehmen lassen. Alexander der Große hatte ein kurzes, wunderbares Leben und ging dann sehr schnell unter. Genau so wenig müssen Sie sich mit dem Vorgang des geruhsamen Altwerdens zufriedengeben. Wenn Sie die Methoden in diesem Buch einsetzen, können Sie mühelos genügend geistige Kraft entfesseln, um beides zu tun und ein langes Leben ohne Einschränkungen zu führen.

Was wünschen Sie sich am allermeisten vom Leben? Erstaunlicherweise stellen sich nur wenige Menschen diese Frage. Sie mussten sie beantworten, während Sie sich durch dieses Buch hindurchgearbeitet haben, weil die Antwort ein wesentlicher Bestandteil Ihrer *Geschichte hinter Ihrer Geschichte* und Ihrer Gesundheit ist. Sie können die Methoden in diesem Buch nutzen, um Ihr Bewusstsein zu erweitern. Wenn Sie das tun, wird Ihre *Geschichte* sich weiter entfalten, und ein endloser Strom von Möglichkeiten wird sich Ihnen eröffnen. Ihr Potenzial ist grenzenlos, weil Ihr Geist *unendlich* ist. Die höchste Bestimmung des Lebens besteht darin, diese Wahrheit zu entdecken. Gesundheit, Wohlstand, Macht, Besitz – sogar eine große Liebe – dies alles tritt in den Hintergrund verglichen mit der *ultimativen Geschichte hinter Ihrer Geschichte,* bei der es darum geht, herauszufinden, wie mächtig Sie in Wirklichkeit sind.

Willkommen in Ihrem neuen Leben. Sie werden es lieben!

BONUSKAPITEL

Die Dinge in einem neuen Licht sehen

Da Sie die außergewöhnliche Kraft entdeckt haben, die Ihnen zur Verfügung steht, wenn Sie Ihren Geist entfesseln, werden Sie jetzt bestimmt noch nicht aufhören wollen. In diesem Fall gefällt Ihnen vielleicht der „Bonus", den ich für Sie vorbereitet habe: eine letzte geistige Fähigkeit, die Ihr Leben bereichern kann. Lassen Sie uns mit einer kurzen Übung beginnen, mit deren Hilfe Sie Ihr Potenzial, visionäre Kräfte zu entwickeln, erforschen können – der Fähigkeit, elektromagnetische Energien zu sehen.

Es ist gut, bis zum Schlafengehen damit zu warten, denn diese Übung funktioniert besser bei Dunkelheit. Falls Sie sich dazu entscheiden, sie am Tag zu machen, ziehen Sie die Vorhänge zu und verdunkeln Sie das Zimmer so gut wie möglich. Dann legen Sie sich hin und entspannen Sie sich, aber lassen Sie die Augen auf.

Konzentrieren Sie sich ein paar Minuten lang auf Ihren Atem, wie er in Ihren Körper herein- und wieder hinausströmt. Dann zählen Sie von zehn bis eins zurück. Denken Sie daran, dies langsam zu tun, und machen Sie zwischen den Zahlen eine Pause von circa drei Sekunden.

Wenn Sie bis eins heruntergezählt haben, lassen Sie Ihren Blick umherschweifen und konzentrieren Sie sich absichtlich nicht auf irgendeinen Gegenstand im Zimmer. Stellen Sie sich einen Punkt zwischen Ihnen und der Decke oder zwischen Ihnen und der gegenüberliegenden Wand vor und lassen Sie Ihren Blick auf dieser Stelle ruhen, ohne dass Sie sich auf irgendetwas fokussieren. Stellen Sie sich in den nächsten zwei Minuten vor, dass Sie beginnen einzuschlafen. Entspannen Sie Ihre Augen, dann wird Ihre Sicht diffuser und unfokussierter. Sie wollen einfach nur abdriften.

Irgendwann fällt Ihnen dann auf, dass die Dunkelheit im Zimmer nicht mehr so eintönig ist. Sie werden sehen, dass sie eine Struktur besitzt. Einige Teile erscheinen ein wenig dunkler, andere heller, manche wirken dicht und andere sind transparent – wie ein Seidenschleier, durch den Sie durchsehen können. Sie fangen an, kleine Wolken oder Ansammlungen zu sehen, die in der Dichte variieren. Vielleicht verschwindet eine Wolke mit der Zeit, wenn Sie sich zu sehr darauf konzentrieren, daher lassen Sie Ihren Blick weiterhin entspannt und unfokussiert.

Jetzt entspannen Sie sich noch ein wenig mehr. Vielleicht fallen Ihnen kleine Lichtflecken auf, die in der Dunkelheit „leuchten" wie weiße Punkte auf einem dieser altmodischen schwarzen Notizbücher, nur kleiner. Sehen Sie, wie sie kommen und gehen?

Sie fangen an, elektromagnetische Energien zu sehen. Sie haben sie Ihr ganzes Leben lang gesehen und sie möglicherweise gar nicht beachtet. Vielleicht haben Sie sie als Schmutz auf Ihrer Brille wahrgenommen oder sie einer Überanstrengung Ihrer Augen zugeschrieben. Tatsächlich sind sie jedoch ganz real. In diesem Kapitel will ich Ihnen zeigen, wie Sie sie klarer sehen und verstehen können, was sie bedeuten.

Vor vielen Jahren habe ich beruflich für wenig Geld Gutachten für Menschen erstellt, die Sozialhilfe beantragt hatten. Bei einem Fall ging es um einen Mann, der gemeinsam mit seiner Frau in meiner Praxis erschien. Zwei Jahre zuvor hatte er einen schweren Schlaganfall erlitten. Er war in Mexiko geboren, Mitte fünfzig und leitete zu diesem Zeitpunkt eine Firma mit 200 Angestellten. Inzwischen konnte er kaum noch reden. Er stotterte und war kaum zu verstehen. Stockend begann er, von seinen Schmerzen zu berichten: „Ich ... es ... ist ... sehr schwer ... "

Er kam aus einer frommen katholischen Familie. Im Gespräch erfuhr ich, dass ein Priester seiner Gemeinde, ein begabter Heiler, regelmäßig mit ihm gearbeitet hatte. Der Priester hatte in ihrem Haus sogar ein Gästezimmer zum Übernachten, aber er war nicht in der Lage gewesen, ihm zu helfen.

Als ich mit der Beurteilung fertig war, bot ich dem Mann an, mit ihm Energiearbeit zu machen. Ich hatte gehofft, er würde sich dafür offen zeigen, denn schließlich war er ja auch bereit gewesen, sich von seinem Priester heilen zu lassen. Tatsächlich war er begierig, es zu versuchen. Ich bat ihn aufzustehen. Durch den Einsatz meiner visionären Fähigkeiten (meiner Fähigkeit, elektromagnetische Energien zu erkennen), hatte ich bereits während unseres Gesprächs sein BioEm-Energiefeld untersucht. Um seinen Kopf herum war es etwas gedämpft (der Energiefluss war hier ein wenig zu schwach), und es war viel Grau (die Farbe körperlicher Krankheit) und Rot (die Farbe körperlichen Schmerzes) im Bereich der Funktionsstörung in seinem Gehirn konzentriert.

Als ich damit begann, seinen Kopf mit Energie zu bearbeiten, sah ich, wie grüne Energie (die Farbe der Heilung) aus meiner Hand in das Energiefeld um seinen Kopf strömte. Die Energie aus meiner Hand löste das Grau und Rot auf und ersetzte diese Farben durch Grün und ein wenig Gold (was für Frieden steht). Wenn ich aber auch nur einen Moment lang damit aufhörte, kamen das Grau und das Rot wieder zurück. Ich machte immer weiter und lud das Energiefeld meines Patienten mit heilender Energie auf, bis schließlich sein gesamtes Feld von Grau und Rot zu Gold überging.

Während ich mit ihm arbeitete, versuchte er zu sprechen – ein entsetzlich langsamer, stockender Versuch, mir von den Schuldgefühlen zu erzählen, die er in Bezug auf seine Frau hatte. Erst als sein gesamtes Energiefeld mit Gold gefüllt war, sprach er etwas flüssiger. Am Anfang stolperte er noch über einen unzusammenhängenden Strom von Worten: „Ich ... f-f-fühle ... mich schlecht ... F-f-frau ... allein." Doch dann ging er schließlich in eine flüssig artikulierte Aussage über: „Ich fühle mich so schuldig, weil ich nicht für sie da sein kann." Plötzlich schreckte er auf und rief aus: „Oh, mein Gott! Oh, mein Gott! Oh, mein Gott, ich bin wieder da", und wir lagen uns alle drei weinend in den Armen.

Jeder kann BioEm-Energien sehen

Menschen besitzen die natürliche Fähigkeit, BioEm-Energien zu sehen. Kinder sehen sie oft und haben kein Problem damit, bis ihre kulturelle Konditionierung (Familie, Schule und Ausbildung, sozialer Druck usw.) sie dazu zwingt, ihre Umgebung anders wahrzunehmen. Wir neigen dazu, Energie nicht zu „sehen", weil wir darauf trainiert sind, uns zielgerecht auf einzelne Gegenstände zu konzentrieren und nicht auf den Raum zwischen ihnen. In meiner Arbeit mit Eingeborenenkulturen, wo es in der Regel darum geht, sich nicht auf ein spezielles Objekt, sondern auf ein größeres Sichtfeld zu konzentrieren, ist es typisch und völlig normal für Menschen, Energie sehen zu können.

Ich bringe jetzt seit fast über 20 Jahren Menschen bei, BioEm-Energien zu sehen, und etwa 90 % der Teilnehmer sind in der Lage, „zumindest einen Teil" des BioEm-Felds zu erkennen, während 70 % nach nur einem Seminar meist spezielle Farben und Muster mit genauen Einzelheiten klar sehen können.

Wert und Nutzen, BioEm-Energiefelder lesen zu können

Dr. Harold Saxton Burr hat in den 1950er-Jahren auf der Yale Medical School eine sehr interessante Untersuchung über elektromagnetische Felder bei Jugendlichen durchgeführt. Er schrieb ein Buch mit dem Titel *Blueprint for Immortality*, das erklärte, wie man alle Arten körperlicher Probleme in den Energiefeldern sehen, bevor man sie durch eine traditionelle Diagnose identifizieren konnte. Das hat einen großen Einfluss auf viele gesundheitliche Probleme, wo der zeitliche Aspekt ausgesprochen wichtig ist, wie zum Beispiel bei Krebs. Ich habe diese „frühe diagnostische Methode" selbst viele

Male eingesetzt. Allein dadurch, dass ich mir das Energiefeld von jemandem anschaue, kann ich Krebs bei dieser Person identifizieren, bevor sich irgendetwas im Körper manifestiert. Mit Hilfe eines solchen Quantensprungs können wir den Krebs schnell unschädlich machen, bevor er die Chance hat, richtigen Schaden anzurichten.

Durch das Lesen des BioEm-Felds einer Person erhalten Sie eine Menge detaillierter Informationen – nicht nur in Bezug auf das, was im Körper passiert, sondern auch über die Persönlichkeit – was diese Person denkt, was sie zu diesem Zeitpunkt fühlt, wie er oder sie agiert und so weiter. Mit anderen Worten, Sie werden in der Lage sein, physische Erkrankungen im Körper zu „sehen", zusammen mit wichtigen diagnostischen Informationen über die mentalen und spirituellen Ursachen des Problems. Ich werde Ihnen, noch bevor dieses Kapitel endet, zeigen, wie das geht.

In Kapitel 2 haben wir darüber gesprochen, wie man die BioEm-Energie *fühlen* kann. Die visionären Fähigkeiten in diesem Kapitel werden Ihnen erlauben, sie zu *sehen*. Im Grunde sind beide dazu da, sich gegenseitig zu überprüfen und abzusichern. Manche Menschen sind geübter darin, Energie zu sehen, als sie zu fühlen oder zu „spüren" – und umgekehrt. Sie sollten versuchen, beide Fähigkeiten zu entwickeln. Sie ergänzen einander, und wenn Sie Ihre visionären Fähigkeiten ausbilden, werden Sie noch zusätzliche diagnostische Informationen erhalten.

Die Methode

Bevor Sie anfangen, laden Sie Alpha-III auf *www.koerpergeistheilung.de* herunter, brennen Sie es auf eine CD und präparieren Sie das Zimmer wie gehabt. Alle Anweisungen, die Sie brauchen, um BioEm-Energie sehen zu können, sind im Download enthalten. Aber vorher möchte ich Sie gern noch ein wenig vorbereiten.

Um diese Übung zu durchzuführen, benötigen Sie eine „Versuchsperson", einen Menschen, den Sie beobachten können. Am besten funktioniert es mit einem Partner. Wenn Sie keinen Partner haben, mit dem Sie arbeiten können, können Sie mit Hilfe eines großen Spiegels Ihr eigenes Objekt sein. In jedem Fall bitten Sie die Person, die Sie lesen werden (also entweder Ihr Partner oder Sie selbst), sich etwa 30 bis 60 Zentimeter vor eine weiße Wand zu stellen, und zwar in einem Zimmer mit indirektem, leicht gedämpften Licht. Später werden Sie dazu in der Lage sein, Menschen in jeder Umgebung zu lesen, aber im Moment sollten Sie versuchen, diese idealen Bedingungen herzustellen – sie werden Ihnen dabei helfen, die Energien noch klarer zu sehen.

Bitten Sie die Person, deren Energiefeld Sie lesen werden, still zu stehen, und sorgen Sie dafür, dass in ihrer Nähe keine Schatten geworfen werden.

Jetzt lassen Sie Ihren Blick locker auf der Brust und dem Nacken der Person ruhen. Fokussieren Sie sich nicht intensiv auf diese Person. Sie können diese Erfahrung nicht erzwingen, Sie müssen sich einfach nur genug entspannen, damit sie sich einstellt.

Während Ihr Blick locker auf Ihre Zielperson gerichtet ist, konzentrieren Sie sich geistig auf die Umrisse ihres Körpers – zuerst auf die obere Körperhälfte, dann auf einen Teil der Arme, die Schultern, den Nacken, auf den Kopf und auf die Luft, die den Oberkörper umgibt.

Jetzt starten Sie den Download. Darin werden Sie hören, wie ich langsam von zehn bis eins zurückzähle, genau wie bei den Hypnoseübungen. Sie folgen dem beruhigenden Klang meiner Stimme und driften noch weiter in eine passiv-empfängliche entspannte Haltung hinein, während Sie auf eine diffuse, unfokussierte Art und Weise ihre Zielperson und die Luft, die ihren Körper umgibt, anschauen.

Folgen Sie den weiteren Anweisungen des Downloads und beobachten Sie, was Ihnen im Laufe der Übung auffällt. An diesem Punkt fangen die meisten Menschen an, eine Silhouette um den Körper der Person herum wahrzunehmen, deren Energiefeld sie lesen. Was Sie sehen, wird unterschiedlich sein, abhängig vom Energiefeld Ihres Objekts und davon, wie sehr Sie sich auf die Übung einlassen. Die meisten Menschen erkennen eine graue, silberne, gelbe oder weißsilbrige Silhouette, die etwa 10 bis 15 Zentimeter Durchmesser hat. Wenn die Linie, die Sie sehen, grau ist, halten Sie sie vielleicht für einen Schatten, aber das ist sie nicht. Was Sie sehen, ist das „ätherische" BioEm-Feld, das die Form des Körpers nachbildet. Die Farben – Grau, Silber oder Gelb – haben keine spezielle Bedeutung für die Diagnose. Nur manchmal tauchen andere Farben in diesem Feld auf, falls die Person irgendwo eine Schwäche hat – besonders wenn sie unter chronischem Stress leidet.

Jenseits des ätherischen BioEm-Felds existiert noch ein anderer Teil, der astrales BioEm-Feld genannt wird (*astral* bedeutet Licht). Dieser Teil des Felds erstreckt sich in ovaler Form ca. 30 Zentimeter um den Körper herum. Seine Energien werden mit den körperlichen, psychologischen und spirituellen Aspekten eines Menschen assoziiert. Das astrale Feld weist manchmal ein ganzes Spektrum von Farben auf, unterschiedlichen Formen und Bewegungen, die alle eine wichtige Bedeutung für die Diagnose besitzen. Vielleicht können Sie das astrale BioEm-Feld nicht sofort sehen, aber wenn Sie diese visionären Techniken ein paar Mal praktizieren, sollten Sie in der Lage sein, wenigstens ein paar Farben und Bewegungen wahrzunehmen. Mit zunehmender Praxis können Sie das astrale Feld dann wesentlich detaillierter sehen.

Um die Erfahrung zu vertiefen, spielen Sie den Download zur Einführung noch einmal ab. An diesem Punkt haben Sie die ausgezeichnete Chance, schwache Farben im astralen Feld zu sehen, vielleicht ein wenig Lila oder Rot mit kleinen hellgelben Wolken und Farbwellen, die vom Körper ausgehen. Das ist Ihr erster Schritt zur Entwicklung visionärer Fähigkeiten zu Diagnosezwecken. Wenn Sie ein wenig Spaß haben wollen, machen Sie die Übung ein paarmal mit Freunden und vergleichen Sie Ihre Notizen. Sie werden erfreut feststellen, dass Sie *alle* genau dasselbe Zusammenspiel von Farbe und Licht sehen werden, während Sie sich das BioEm-Feld einer anderen Person anschauen.

Was die Farbe bedeutet

Farben im astralen BioEm-Feld liefern uns wichtige diagnostische Informationen in Bezug auf die körperliche, geistige und spirituelle Gesundheit eines Menschen:

Sobald Sie Ihre Fähigkeiten, die Farben im astralen BioEm-Feld zu sehen, besser entwickelt haben, werden Ihnen verschiedene Unterschiede bezüglich der Lage, der Form und der Bewegung in diesem Feld auffallen. Auch sie enthüllen etwas Einzigartiges über einen Menschen.

Farbe	Definition/Bedeutung
Gold	Steht für die tiefsten Ebenen von Frieden. Sehr sattes Gold repräsentiert spirituellen Frieden.
Weiß	Steht für Reinheit. Kann auch spirituelle Reinheit bedeuten, obwohl es extrem reine, unverfälschte Menschen gibt (tugendhaft, liebevoll und freundlich), die noch nicht einmal von Gott gehört haben.
Lila	Steht für das Wesen eines Dienenden, ein Mensch, der sich dem Gemeinwohl widmet oder nach dem Essen die Küche aufräumt.
Rot	Steht für intensive Emotionen. Bedeutet häufig Wut und/oder Angst, kann aber auch positive Emotionen repräsentieren. Deutet außerdem auf körperlichen Schmerz hin, wenn es auf einen bestimmten Körperteil begrenzt ist.
Grau	Reflektiert mehrere Zustände, am häufigsten Trauer und Depression, oft in Kombination mit Rot, weil unterdrückte Wut und Angst zu Depressionen führen. Grau ist dann im Feld vorhanden, wenn Menschen sehr müde und körperlich krank sind (oder werden), Medikamente, Drogen und/oder Alkohol zu sich nehmen. Grau, das funkelnd schimmert, steht für Ängste und Sorgen. Wenn Sie im Feld eines Menschen Grau sehen, müssen Sie ihm einige Fragen stellen, um seinen Zustand richtig interpretieren zu können.

Grün	Die Farbe der Heilung. Menschen, die gut heilen, haben Grün in ihrem Feld. Viel Grün bedeutet, dass die Person mehr Heilenergie besitzt, als sie braucht, und einen guten Heiler abgeben würde. Grün steht auch für Kreativität.
Pink	Steht für gute Gesundheit. Ein Mensch, der viel Pink in seinem Feld hat, strotzt wortwörtlich vor Gesundheit.
Orange	Steht für ein gesundes Selbstwertgefühl. Ein tiefes Orange bedeutet Bescheidenheit.
Blau	Steht für Gedankenkraft. Dunkelblau bedeutetes weltliches Denken. Vermischt mit Türkis repräsentiert es spirituelles Denken.
Aquamarin	Als Kombination von Blau und Grün repräsentiert Aquamarin Heilkräfte bei einem gedanklich orientierten Menschen. Es ist meist dunkel und intensiv, eine besonders auffallende Farbe im Spektrum.
Gelb	Steht für individuelle Verteidigungsmechanismen. Ein bisschen Gelb ist gesund, weil es die Fähigkeit der Person zeigt, in der Spur zu bleiben. Viel Gelb weist darauf hin, dass jemand zu viel blockiert. Letztendlich wird ein solcher Mensch bei Grau landen, der Farbe der Depression.
Braun	Bedeutet Selbstzweifel. Menschen mit sehr viel Braun in ihrem Feld neigen dazu, große Probleme mit ihrem Selbstwertgefühl, ihrer Identität und dem, wofür sie im Leben stehen, zu haben. Sie tendieren dazu, sich selbst gegenüber extrem hart zu sein und sich emotional zu attackieren.
Schwarz	Taucht sehr selten im BioEm-Feld auf. Schwarz weist auf das Vorhandensein schwerster emotionaler/spiritueller Probleme hin. Es steht normalerweise für die Anwesenheit des Bösen.

Die genaue Lokalisierung der Farbe wird Ihnen wichtige Erkenntnisse liefern. Wenn Sie zum Beispiel das Feld betrachten, das den Kopf eines Menschen umgibt, können Sie viel über seine oder ihre Persönlichkeit erfahren. Farben, die sich sehr nah am Körper befinden, kennzeichnen, dass dieser Mensch sich der Themen, die mit diesen Farben verbunden sind, bewusst ist. Farben, die weiter vom Körper entfernt liegen, zeigen Gefühle oder Eigenschaften an, die im Unterbewusstsein der Person gespeichert sind (was bedeutet, dass er oder sie sich ihrer höchstwahrscheinlich nicht bewusst ist). Die Trennlinie liegt zwischen 20 und 30 Zentimetern vom Körper entfernt und variiert je nachdem, wie stark das Energiefeld der Person ist (je stärker das Feld, desto weiter ist sie davon entfernt).

Oft erscheinen Farben im BioEm-Feld in einer bestimmten Form. Ein Kreis, der mit einer Farbe gefüllt ist, zeigt an, dass das Thema, das mit der Farbe korrespondiert, im Leben dieser Person von großer Bedeutung ist. Figuren mit mehreren Seiten (Dreiecke, Vierecke, Fünfecke) bedeuten, dass das Thema extrem wichtig für die Person ist und dass sie zu verbissen daran festhält. Je nach Farbe (zum Beispiel Rot) können diese Formen manchmal auch explodieren.

Bewegung hat im astralen Feld ebenfalls eine große Bedeutung. Wie Sie bereits in der Tabelle gesehen haben, steht ein einförmiges Grau normalerweise für Trauer, Depression und körperliche Krankheit. Ein schimmerndes Grau mit Aktivität repräsentiert hingegen Besorgnis. Wenn sich Ihre visionären Fähigkeiten verbessern, wird Ihnen eine wirbelnde Bewegung von Energieschichten auffallen, die um eine bestimmte Stelle im Körper herum aktiv ist. Diese Bewegung zeigt normalerweise an, wie reaktiv das Individuum ist (anstatt zentriert und ruhig zu sein), besonders wenn sie mit Farben verbunden ist, die symbolisch mit diesem Körperteil assoziiert werden. Eine Wirbelbewegung um das Herz herum würde zum Beispiel intensive Gefühle für geliebte Menschen und Familie anzeigen.

Unsere Felder interagieren

Wie wir bereits früher erwähnt haben, sind wir alle energetisch miteinander verbunden. Diese Tatsache wird Ihnen auf dramatische Art und Weise klar werden, wenn Sie gelernt haben, BioEm-Felder zu sehen.

Vor ein paar Jahren habe ich ein Seminar für Psychologen und Psychiater abgehalten. Am ersten Tag des Unterrichts kam eine Psychologin herein und setzte sich gleich neben einen der Psychologen. Mir fiel auf, dass ihre Energiefelder sich aneinander anlehnten, obwohl beide aufrecht auf ihren Stühlen saßen. Ich wusste sofort, dass sie eine persönliche Beziehung hatten. Die Farben, die die beiden gemeinsam hatten, flossen wie ein Fluss zusammen, obwohl sie an unterschiedlichen Stellen im Körper gelagert waren. Das verriet mir, dass sie sich gut kannten und eine starke Ebene intuitiver Kommunikation besaßen.

Zuerst hielten sie ihre Beziehung geheim, aber schließlich erzählten sie allen, dass sie zusammenlebten. Einer der Gründe, warum sie sich für das Seminar entschieden hatten, bestand darin, dass sie mehr über die intensive spirituelle Verbindung erfahren wollten, die sie miteinander teilten. Eineinhalb Jahre später luden sie mich zu ihrer Hochzeit nach West Virginia ein.

Natürlich ist die Art, wie unsere Energiefelder miteinander agieren, nicht immer so liebevoll. Wenn Sie diese Fähigkeiten öfter anwenden, wird Ihnen auffallen, dass es Menschen gibt, die die Energiefelder von anderen kannibalisieren. Das habe ich am Arbeitsplatz unzählige Male festgestellt. Jemand nimmt Platz und kümmert sich um seine eigenen Angelegenheiten, er macht seine Arbeit. Dann kommt das Büroekel herein, ein Mann, der aggressiv ist und ziemliche Komplexe hat. Er marschiert in den Arbeitsbereich des anderen und fängt an, an allem herumzumäkeln. Wenn Sie sein Energiefeld lesen, wird Ihnen ein plötzlicher Vorstoß auffallen – wie ein Pfeil –, der aus seinem Feld herauskommt und in das Feld seines „Opfers" eindringt, um ein „Stück" von der Energie des anderen herauszubeißen. Er stiehlt seinem Kollegen die Energie und lässt das Opfer erschöpft und verunsichert zurück.

Ein anderes, noch weiter verbreitetes Beispiel ist der erschöpfte Freund, der Sie anruft, um sich über das Leben zu beklagen. Sie bieten ihm Rat an, aber dieser Mensch ignoriert, was Sie sagen, oder reagiert mit Ablehnung darauf. Haben Sie jemals ein solches Gespräch geführt, nach dem Sie sich völlig fertig gefühlt haben? Wenn Sie sich diesen Austausch angeschaut und dabei Ihre visionären Fähigkeiten eingesetzt hätten, hätten Sie gesehen, wie die Energie aus Ihrem Körper von Ihrem einst energiehungrigen Freund herausgesaugt wurde. Dabei spielt es keine Rolle, wie groß die Distanz zwischen den Anrufern ist.

Energiefelder und der Heilungsprozess

Während Sie mit dieser Technik weiterarbeiten, werden Sie anfangen, die Farben mit großer Genauigkeit zu sehen, weiter und weiter vom Körper entfernt. Da Sie inzwischen wissen, was Farbe, Lage, Form und Bewegung im BioEm-Feld bedeuten, werden Sie Ihre visionären Fähigkeiten einsetzen können, um dabei zu helfen, Krankheiten in Ihnen und anderen zu identifizieren. Sie werden Dinge sehen können, die die Krankheit verursacht haben und zu ihr beitragen. So fällt Ihnen vielleicht auf, dass eine Freundin von Ihnen sehr viel Schmerz mit sich herumträgt. Sie sehen das intensive Rot, das von ihrer linken Schulter ausstrahlt. Sie benutzen Ihre visionären Fähigkeiten dazu, ein besseres Bild der *gesamten* Krankheit zu bekommen. Sie nehmen das Grau der Verzweiflung und Trauer wahr (was den Schmerz sogar noch verstärkt), ein wenig Lila (ihre Freundin ist sehr sozial, sie arbeitet freiwillig im Obdachlosenheim), ein wenig Weiß, das ihren Kopf umgibt (sie ist wirklich nett und hat ein reines Herz), und ein bisschen Braun (sie leidet unter Selbstzweifeln). Sie werden erkennen, dass Ihre Freundin die Last von anderen auf ihren Schultern trägt, dass sie sich für andere aufopfert und wahrscheinlich glaubt, nicht gut genug zu sein.

Sobald Sie die Fähigkeiten, die Sie in diesem Buch erworben haben, wirklich beherrschen, werden Sie wissen, was Sie tun können, um sich selbst und anderen zu helfen. Sie können durch die Anwendung Ihrer visionären Fähigkeiten sogar ein erfahrener

Diagnostiker werden. Dennoch wird die Interpretation dessen, was Sie sehen, und zu wissen, wie es zu behandeln ist, noch zusätzliches Wissen und eine große Dosis Mitgefühl erfordern. In diesem einfachen Beispiel würden Sie Ihrer Freundin vielleicht den Namen und die Nummer eines guten Orthopäden oder eines Heilpraktikers geben, aber Sie würden sie auch zum Mittagessen einladen und ihr eine Pediküre spendieren. Sie würden ihren Selbstwert stärken und sie fragen, warum sie so darauf beharrt, sich für andere aufzuopfern. Ihre Antwort würde Ihnen zeigen, was Sie als Nächstes tun müssen. Vielleicht waren ihre Eltern ja emotional sehr distanziert zu ihr, als sie noch ein kleines Mädchen war, und sie hatte lernen müssen, ihre ursprünglichen Bedürfnisse zu opfern, um die Aufmerksamkeit zu bekommen, nach der sie sich so verzweifelt sehnte.

Manchmal ist das, was Sie im Energiefeld eines Menschen sehen, und das, was Sie daraufhin *tun* sollten, nicht so eindeutig. Stellen Sie sich vor, Sie lesen das BioEm-Feld eines Menschen. Es ist voll roter Energie, die für extreme Wut steht. Außerdem ist noch viel Gelb in diesem Feld enthalten, ein Zeichen für starke intellektuelle Verteidigungsmechanismen, und eine Menge schimmerndes Grau, die Farbe der Angst. Ist dieser Mensch in Schwierigkeiten? Vielleicht, aber das hängt von mehreren Faktoren ab. Sie müssten mehr über seine Geschichte erfahren. Das starke Rot in seinem Feld könnte auch ein Zeichen dafür sein, dass er gerade viele Gefühle zulässt, dass er die alte Wut loslässt, was für seine Heilung unabdingbar ist. Vielleicht ist das nicht angenehm für seine Umwelt, aber es ist gesund und verständlich. Wenn Sie der Freund eines solchen Menschen wären, würden Sie ihm vielleicht gratulieren und ihn wissen lassen, dass Sie für ihn da sind, falls er das Bedürfnis verspürt, seinen Gefühlen Luft zu machen. Sie wären ein guter Freund und würden ihm geduldig zuhören.

Ein guter Therapeut weiß, wie er die geistigen Wurzeln hinter den verzerrten Gedanken, Gefühlen und Taten der Menschen ausfindig machen kann, und er weiß auch ganz genau, wie er sie befreien kann. Wenn Sie die Arbeit machen, die ich Ihnen in diesem Buch vorgestellt habe, werden Sie ein guter Therapeut für sich selbst und für die, die Sie lieben.

Ihr Zehn-Tages-Plan zur Entwicklung visionärer Fähigkeiten

Dieser Prozess beinhaltet nichts Kompliziertes, aber durch stetes Üben werden Sie bestimmt noch mehr davon profitieren. Schaffen Sie die äußerlichen Bedingungen, über die wir vorher in diesem Kapitel gesprochen haben, und versuchen Sie, zehn Tage lang jeden Tag an Ihren visionären Fähigkeiten zu arbeiten. Wenn Sie das machen, werden Sie immer mehr sehen können.

Nach den ersten zehn Übungstagen unter idealen Bedingungen werden Sie in der Lage sein, BioEm-Energien überall und jederzeit zu sehen. Suchen Sie nach Möglichkeiten zum Üben – in einem Restaurant, auf der Straße, im Büro. Aber bitte starren Sie keine Fremden an!

Schließlich werden Sie BioEm-Energien so leicht sehen können und so viel Informationen über Menschen sammeln, dass Sie lernen werden, diese Fähigkeit auszuschalten, um nicht unhöflich zu wirken.

Jetzt sind Sie bereit für ein Leben ohne Grenzen

In über 30 Jahren medizinischer Arbeit habe ich demonstriert, dass die Macht des menschlichen Geistes unendlich ist. Jeder von uns hat unglaubliche Größe, und das Leben ist eine Reihe von Lektionen, die dafür bestimmt sind, uns die direkte Erfahrung dieser Wahrheiten zu ermöglichen. Wenn Sie Ihre Fähigkeit, zusammen mit den anderen Werkzeugen in diesem Buch, einsetzen, um bioelektromagnetische Energien zu sehen, werden Sie diese Realität erfahren und Ihre Zukunft auf abenteuerliche Art und Weise leben – ohne Grenzen – und zwar in der Form, die die größte Bedeutung für Sie hat.

Begriffsverzeichnis

Archetypen – Grundlegende Persönlichkeitsmuster, die individuell ausgelebt werden und tief aus der kollektiven Kultur stammen. Der Gebrauch des Worts Archetyp bezieht sich normalerweise auf einen Persönlichkeitstypus, wie zum Beispiel den Krieger, den Ernährer oder den Lehrer. In der Persönlichkeitsanalyse wird das Wort Archetyp oft in einem weiteren Sinn gebraucht, um einen Stereotyp zu bezeichnen. Oft handelt es sich dabei um eine Vereinfachung oder den Inbegriff eines Typus, wie den „größten" Krieger, Ernährer oder Lehrer. Diese archetypischen Muster haben eine tiefgehende Wirkung und können durch hypnotische Arbeit, Meditation oder Psychotherapie angezapft werden, um die Heilung und das Verständnis des eigenen Selbst zu fördern.

Autoritäre Hypnose – Hypnose, die die Betonung auf Methoden zur Kontrolle des Geistes legt und bei der der Hypnotiseur als jemand gesehen wird, der spezielle Fähigkeiten besitzt, welche den Effekt haben, dass das Objekt (also die Person, die hypnotisiert wird) sich für die Vorschläge des Hypnotiseurs öffnet. Ein bekanntes Beispiel für die autoritäre Hypnose ist die Hypnose auf der Bühne. Methoden zur Kontrolle des Geistes berücksichtigen den freien Willen des Objekts nicht und werden in der modernen Medizin kaum eingesetzt.

Bell, John Stewart – Geboren am 28. Juni 1928 in Belfast, Irland. Bell war ein Physiker, der als Erfinder des Bell'schen Theorems weltbekannt wurde. Für einen Teil der Anhänger der Quantenmechanik ist dies eins der wichtigsten Theoreme des 20. Jahrhunderts. Dadurch wurde der wissenschaftliche Beweis erbracht, dass, damit das Prinzip von Ursache und Wirkung in Kraft treten kann, alle Teile des

Universums auf einer subatomaren Ebene unverzüglich miteinander verbunden sein müssen – und zwar schneller als Lichtgeschwindigkeit, ohne dass überhaupt Zeit verstreicht (Physiker nennen das Überlichtgeschwindigkeit).

Bewusstsein – Das gewöhnliche, alltägliche Bewusstsein, mit dem ein Individuum sich und das Leben im Allgemeinen auf einer „bewussten" Basis erlebt – die Gedanken und Gefühle, denen ein Mensch sich normalerweise bewusst ist.

Bioelektromagnetische Energien (BioEm-Energien) – Feld(er) von elektromagnetischer Energie, die vom Körper generiert werden und deren Charakteristika dem Licht ähneln. BioEm-Energien werden als eine Funktion subtiler Energien verstanden, die vom menschlichen Geist in Form von Gedanken und Emotionen entwickelt werden. Außerdem betrachtet man sie als eine Funktion von Aktivität in speziellen Zentren, die auf der Wirbelsäule und in den Extremitäten gelagert sind sowie in speziellen Organen wie dem Herz und Gehirn.

Biophysik – Ein Feld wissenschaftlicher Erforschung, das den Körper und die biologischen Prozesse durch die Theorien und Werkzeuge der Physik zu begreifen versucht. Es bezeichnet besonders das Verständnis, dass die Chemikalien, die den Körper und seine Prozesse steuern, aus atomarer und subatomarer Energie bestehen. Willem Einthoven hat vor einem Jahrhundert das Energiefeld des Herzens dokumentiert. Seine Forschungen mündeten in der Erfindung des Elektrokardiogramms, wofür er 1924 den Nobelpreis bekam. Ein Vierteljahrhundert später maß Hans Berger die elektrischen Felder des Gehirns, was zur Elektroenzephalographie führte. Die Biophysik liefert uns die wissenschaftliche Grundlage für die energetische Medizin.

Biofeld-Therapien – Dieser Terminus bezieht sich auf eine Klasse von Energietherapien, zu denen die Stärkung, die Klärung und das Ausbalancieren der bioelektromagnetischen Felder (BioEm-Felder) des Körpers gehören, als ein Mittel zur Heilung körperlicher, psychologischer und spiritueller Probleme.

Bohr, Niels – Geboren am 7. Oktober 1885. Bohr war ein dänischer Physiker, der einen fundamentalen Beitrag zu unserem Verständnis der atomaren Strukturen und der Quantenmechanik geleistet hat, wofür er 1922 den Nobelpreis erhielt. Bohr wird in weiten Kreisen als einer der größten Physiker des 20. Jahrhunderts betrachtet. Er war der Erste, der bewiesen hat, dass Elektronen in separaten Umlaufbahnen um den Kern eines Atoms kreisen und dass die chemischen Eigenschaften jedes Elements vor allem durch die Zahl der Elektronen in jeder dieser Umlaufbahnen bestimmt werden. Seine ausführlichen Arbeiten an der Kopenhagener Interpretation der Quantenmechanik führten ihn zum Prinzip der Komplementarität: dass das Quantenenergiephänomen (subatomare Energiephänomen) einzeln analysiert werden kann und dass es verschiedene sich widersprechende Eigenschaften besitzt, die alle innerhalb eines einzelnen intelligenten Rahmensystems operieren. Seine Forschungen ließen ihn zu dem Schluss kommen, dass die Energie auf der Quantenebene offensichtlich von einem einzigen gewaltigen Gedanken beherrscht wird, der sich als Quantenenergie ausdrückt, die sich dann wiederum als ein komplexes physikalisches Universum manifestiert (siehe auch Theorie des vereinigten Felds).

Chakra – Chakra kommt aus dem Sanskrit und bedeutet „Rad". In der hinduistischen und buddhistischen Medizin bezieht sich Chakra jeweils auf ein Energiesystem im Körper. In beiden Systemen sind die größeren Chakren in einer aufsteigenden Säule vom unteren Teil der Wirbelsäule bis zum Scheitel aufgereiht, wobei es auch noch kleinere Chakren gibt, die sich in anderen Teilen des Körpers und in den Extremitäten befinden. Jedes Chakra wird mit speziellen physiologischen, mentalen oder spirituellen Funktionen assoziiert. Beim hinduistischen Modell gibt es sieben Hauptchakren. Das erste Chakra befindet sich am unteren Teil der Wirbelsäule und hat die Funktion, grundsätzliche biologische Energie zu speichern. Das zweite Chakra befindet sich in den Genitalien und ist für die Fortpflanzung verantwortlich. Das dritte Chakra liegt am Brustbein, es sorgt für die Gesundheit der Organe und dient als Speicherplatz für starke Emotionen. Das vierte Chakra befindet sich im Herzen, es versorgt das Herz und die Lungen mit Energie und dient als Speicherplatz für Emotionen, die mit der Liebe, Beziehungen und menschlichen Tugenden zu tun haben. Das fünfte Chakra befindet sich in der Kehle, es versorgt die Schilddrüse mit Energie und wird mit dem persönlichen Ausdruck assoziiert. Das sechste Chakra liegt zwischen den Augenbrauen. Es unterstützt die neurologische Gesundheit und speichert das Verständnis der tieferen Bedeutung und des Lebenszwecks. Das siebte Chakra liegt am Scheitel, unterstützt die anspruchsvolleren Hirnfunktionen und wird mit der allgemeinen spirituellen Entwicklung eines Menschen assoziiert.

Elektromagnetische Felder (EMF) – Unsichtbare Linien elektromagnetischer Kraft, die alles durchdringen und umgeben, wodurch Energie fließt. Die Erde produziert EMFs, genau wie ein Gewitter und andere elektrisch aufgeladene Objekte. Der menschliche Körper besteht ebenfalls aus Energie: von der Quantenenergie, die die Basis für Elektronen, Neutronen und Protonen bildet – den Bausteinen von allem, was chemisch zusammengesetzt ist, der Zellstruktur und ihren Funktionen – bis zu den elektrischen Nervenimpulsen, die den menschlichen Herzschlag bestimmen. EMFs in und um den Körper und alle organischen Lebensformen werden bioelektromagnetische Energiefelder genannt (BioEm-Energien). Selbst menschliche Gedanken und Gefühle sind aus Energie zusammengesetzt. Wenn ein Patient mit einem Elektroenzephalogramm (EEG) verbunden ist, wird seine oder ihre Gehirnaktivität in Form von Energiewellen gemessen, deren Amplitude und Frequenz mit verschiedenen Bewusstseinszuständen zusammenhängt (z. B. Wach- oder Schlafzustand, Besorgnis oder Ruhe). Auf dieselbe Weise erschafft Energie, die durch den Körper fließt, BioEm-Felder, deren Zusammensetzung, Größe und Fluktuation verschiedenen Zuständen körperlicher, mentaler und spiritueller Gesundheit entsprechen. Wenn die BioEm-Energien eines Menschen stark, klar und ausgeglichen sind, ist seine oder ihre körperliche und psychologische Gesundheit höchstwahrscheinlich sehr gut. Dies gilt auch im umgekehrten Fall.

Ermächtigung – Der Prozess der Verstärkung spiritueller, mentaler, politischer, sozialer oder wirtschaftlicher Kraft von Individuen und Gemeinschaften.

Energiemedizin – Eine der vier Bereiche der Komplementär- und Alternativmedizin (CAM), gemäß der Definition des National Center for Complementary and Alternative Medicine (NCCAM) der National Institutes of Health, die auf dem Verständnis basiert, dass eine Krankheit eine Störung der bioelektromagnetischen Energien (BioEm- Energien) darstellt und dass diese Störungen durch elektrische oder elektromagnetische Stimulation behandelt werden können. Viele der elektrischen Systeme und elektromagnetischen Felder im Körper sind inzwischen bekannt und gut dokumentiert. Auf ihnen liegt auch der Fokus der Interventionsmethoden durch die konventionelle Medizin. Die Anwendung von Laserstrahlen und magnetischer Pulsation in speziellen messbaren Wellenlängen und Frequenzen hilft bewiesenermaßen bei der Heilung von beschädigten Sehnen, der Behandlung von Aneurysmen, der Zerstörung von Krebszellen und dem Aufbrechen von Narbengewebe im Knochen.

Expressive Techniken – Auch als „Expressive Therapien" bezeichnet, steht dieser Begriff für den gezielten Einsatz der kreativen Künste als Therapieform, basierend auf der bewiesenen Hypothese, dass kreativer Ausdruck, Bewegung und Einsatz der Vorstellungskraft den Körper, den Geist und die Seele heilen. Für die meisten Formen kreativen Ausdrucks gibt es eine entsprechende therapeutische Disziplin: Kunsttherapie, Tanztherapie, Musiktherapie, Dramatherapie (Psychodrama) und kreatives Schreiben.

Freud, Sigmund – Geboren am 6. Mai 1856. Sigmund Freud war ein österreichischer Neurologe und Psychiater, der vor allem für seine Theorien über das Unterbewusstsein bekannt ist sowie für seine bahnbrechende Arbeit im Bereich der Psychoanalyse. Sein Modell des menschlichen Bewusstseins sah aus wie ein Eisberg: Das Bewusstsein ist die Spitze, der Teil oberhalb des Wassers, während das Unterbewusstsein der Teil ist, der unter der Oberfläche verborgen bleibt und viel größer und mächtiger als das Bewusstsein ist. Freud hat als Erster die Theorie aufgestellt, dass der Schlüssel zu geistiger Gesundheit in der Fähigkeit liegt, unterdrückte Erinnerungen und verzerrte Gedanken aufzudecken, die im Unterbewusstsein gespeichert sind. Er wird oft auch der „Vater der Psychoanalyse" genannt – für seine Pionierarbeit bei der Entwicklung psychoanalytischer Methoden als einem Mittel, Menschen dabei zu helfen, Einsicht in ihre unterbewussten Erinnerungen, Gefühle und Motivationen zu gewinnen. Er machte Begriffe wie den „Abwehrmechanismus", die „Freud'sche Fehlleistung" und die „Traumdeutung" populär.

Glaubenssystem – Der philosophische Bezugsrahmen eines Menschen zur Erlangung, Erzeugung und Erhaltung von Wissen. Das Glaubenssystem eines Individuums ist sehr subjektiv und hängt von der Erziehung, den Erfahrungen, dem generellen Bewusstseinsniveau und der individuellen Neurologie ab. Ein mental aktives, neurologisch gesundes Individuum wird im Laufe seines oder ihres Lebens verschiedene Glaubenssysteme entwickeln. Für die Rekonstruktion des eigenen Glaubenssystems offenzubleiben, ist essenziell wichtig für das Wohlbefinden des Einzelnen und für eine bessere Sozialfürsorge.

Hypnagogischer Zustand – Ein tiefer hypnotischer Zustand, der sich ganz natürlich kurz vor dem Einschlafen einstellt.

Hypnopomper Zustand – Ein tiefer hypnotischer Zustand, der sich ganz natürlich kurz vor dem Aufwachen einstellt.

Hypnose – Ein Zustand veränderter mentaler Aufmerksamkeit, der selbstinduziert ist oder durch eine andere Person (zum Beispiel einen Hypnotherapeuten) herbeigeführt wird. Während der Hypnose ist die Person in der Lage, ihre gesamte Aufmerksamkeit zu fokussieren, sich intensiv auf ein bestimmtes Thema zu konzentrieren und mehr über das Thema zu erfahren, einschließlich des Wissens, das in ihrem Unterbewusstsein oder Überbewusstsein enthalten ist. Hypnose ist ein natürlicher Bewusstseinszustand, wie ihn alle Menschen kennen. Die Trance, oder der fokussierte mentale Zustand unter Hypnose, kann von einem leichten bis zu einem schweren oder „tiefen" Zustand variieren. Ein leichter Hypnosezustand wird dann erlebt, wenn sich jemand so intensiv auf etwas konzentriert, dass er sich seiner Umgebung nicht mehr bewusst ist. Es ist so, als wenn Sie in ein Internetcafé gehen, dort einen Kaffee trinken, und – während Sie über Ihr Laptop gebeugt sind – so versunken in das sind, was Sie tun, dass der Lärm des Cafés im Hintergrund verschwindet. Ein Beispiel für eine mittlere Hypnose wäre ein Außendienstler, der während der Heimfahrt die ganze Zeit über ein neues Angebot nachdenkt und sich der Einzelheiten der Reise kaum bewusst sein wird. Vielleicht kann er sich nicht einmal daran erinnern, überhaupt Auto gefahren und zu Hause in seine Einfahrt eingebogen zu sein (das nennt man dann Autobahnhypnose). Ein Beispiel für eine tiefe Hypnose existiert in dem Fall, wo jemand ohne Medikamente voll betäubt ist. Dabei wird die Kraft des Geistes dafür benutzt, das zu blockieren, was in einem normalen Bewusstseinszustand unerträgliche Schmerzen gewesen wären. Die moderne Hypnose gebraucht die natürliche Fähigkeit des fokussierten Geistes und seine Bereitschaft, positive Suggestionen zu nutzen, um die Gesundheit und das Wohlbefinden zu verbessern. Die medizinische Forschung entdeckt langsam eine wachsende Zahl von Krankheiten, die positiv von der Hypnose beeinflusst werden, wenn sie von medizinischem Fachpersonal ordnungsgemäß eingesetzt werden. Diese Zwecke sind 1) angstbedingte Störungen zu reduzieren oder zu eliminieren, besonders Phobien, 2) viele Erkrankungen zu lindern, besonders diejenigen mit einer psychogenen Komponente, wie Geschwüre, Dickdarmentzündung, Asthma, Arthritis, Dysmenorrhö, Fibromyalgie und Bluthochdruck, 3) automatische Reaktionen auf alte Traumata durch die „Befreiung" der unterbewussten Erfahrung zu lösen sowie die Restrukturierung der unterbewussten Reaktion auf weitere „Auslöser" des Traumas, 4) ungesunde Angewohnheiten zu beseitigen, wie Rauchen oder übermäßiges Essen, 5) chronische Schmerzen zu lindern und vollständige Betäubung, wie bei schmerzfreien Geburten, zu erzielen, 6) klinische Ergebnisse zu verbessern, die mit medizinischen und zahnärztlichen Verfahren zusammenhängen und 7) Erhöhung des Lernpotenzials, von einem verbesserten Gedächtnis bis hin zum Empfangen und Verstehen komplexer Einblicke in Bezug auf körperliche, psychologische und spirituelle Themen.

Hypnotisch geführte Visualisierungen – Der Einsatz von Bildern (Visualisierung), um ein Individuum in einen hypnotischen Zustand zu führen, den hypnotischen Trancezustand zu vertiefen und dabei behilflich zu sein, bestimmte Ziele für die Heilung unter Hypnose zu erreichen. Der Einsatz von geführten Visualisierungen während einer hypnotischen Induktion hilft dem Objekt (der Person, die hypnotisiert wird) dabei, die Aufmerksamkeit weg von der Außenwelt und hin zu einer entspannten, fokussierten inneren Bewusstheit zu lenken. Sie können dafür benutzt werden, den Trancezustand einer Person zu vertiefen und das körperliche Gewahrsein unter Hypnose zu erhöhen. Daher sind sie ein integraler Bestandteil der hypnotischen Prozesse, die darauf fokussiert sind, mentalen und körperlichen Stress zu reduzieren, Krankheiten oder Verletzungen zu heilen, Schmerzlinderung (Analgesie) oder vollständige körperliche Betäubung zu erzielen. Geführte Visualisierungen werden auch effektiv genutzt, um unter Hypnose spezielle Ziele zu erreichen – wie etwa Gewichtsverlust, Raucherentwöhnung und Verhaltensänderungen.

Hypnotische Induktion – Eine formalisierte Gruppe von Wörtern, Sätzen und Bildern, die die Aufmerksamkeit eines Subjekts weg von der Außenwelt und hin zu einem entspannten, fokussierten inneren Gewahrsein (einem hypnotischen Zustand) führen. Es gibt viele verschiedene Arten der Induktion. Manche funktionieren besser bei bestimmten Persönlichkeitstypen. Induktionen variieren je nach der gewünschten Tiefe des Trancezustands und der Art von Arbeit, die gemacht werden soll, während das Subjekt unter Hypnose steht. Eine einfache Induktion setzt sich aus drei Teilen zusammen. Der erste Teil besteht aus einer grundsätzlichen Methode zur Fokussierung und Entspannung. Oft wird von zehn bis eins zurückgezählt, dabei wird eine Vielzahl von Stimmmodulationen und Anweisungen eingesetzt. Der zweite Teil ist eine Methode zur körperlichen Entspannung, oft eine progressive Entspannungsmethode gekoppelt mit direkten Anweisungen. Im dritten Teil geht es um die Vertiefung des Trancezustands, oft durch Verwendung hypnotisch geführter Visualisierungen.

Integrative Medizin – Dieser Terminus beschreibt die Kombination von konventioneller Medizin sowie der Komplementär- und Alternativmedizin (CAM), deren Sicherheit und Effektivität nachweislich belegt ist. Ein Beispiel dafür ist der Einsatz von Meditation nach einer Herzoperation, um den Schmerz zu reduzieren, die Genesung nach der OP zu beschleunigen, Stress in den Griff zu bekommen und dabei zu helfen, das Herz auch weiterhin gesund zu halten.

Intuition – Eine Form direkter, genauer Einsicht, die unabhängig von den vorherigen Erfahrungen einer Person oder des empirischen Wissens existiert.

Jung, C. G. – Geboren am 26. Juli 1875. Carl Gustav Jung war ein Schweizer Psychiater, ein Kollege von Sigmund Freud und der Gründer der analytischen Psychologie. Seine umfassende, einzigartige Arbeit schloss zwar die Anwendung strikt wissenschaftlicher Methoden ein, legte aber auch Wert darauf, den Geist mit Hilfe der Religion, der Philosophie, der Mythologie und der Symbolik zu verstehen. Jungs Arbeit konzentrierte sich besonders auf das „Unbewusste", welches das Unterbewusstsein, wie Freud es definiert hat, einschloss und um das erweiterte, was Jung das „kollektive Unterbewusstsein" genannt hat: ein Speicher latenter Erinnerungsspuren, die aus der Vorgeschichte der Menschheit stammen. Dies schließt nicht nur die Geschichte des Menschen als separate Spezies ein, sondern auch unsere vormenschliche Herkunft, die gesamte Geschichte der menschlichen Evolution. Jung hat entdeckt, dass dieses kollektive Unbewusstsein von allen Menschen geteilt wird und daher universell ist. Er verstand es als die Grundlage, auf der das individuelle Unterbewusstsein und das Ego basieren. Laut Jung sind im kollektiven Unterbewusstsein auch die „Archetypen" eingeschlossen; grundsätzliche menschliche Persönlichkeitsmuster, die wir aus unserem tiefsten Innern und aus der kollektiven Kultur ausleben.

Kabat-Zinn, Jon – Außerordentlicher Professor für Medizin an der University of Massachusetts Medical School. Dr. Kabat-Zinn hat zahlreiche Studien durchgeführt und mehrere Bücher über Körper-Geist-Interventionen veröffentlicht, die die Heilung fördern.

Sein Programm zur Mindfulness-Based Stress Reduction (MBSR), ein 18-wöchiger Kurs, der Meditation und Hatha-Yoga miteinander kombiniert, hat bewiesen, dass positive Veränderungen in der Gehirnaktivität Stress reduzieren. Außerdem erleichtern sie emotionale Prozesse, verbessern das Immunsystem und lindern Symptome bei Menschen, die unter chronischen Schmerzen, stressbedingten oder chronischen Krankheiten leiden, einschließlich Brustkrebs. Über 200 medizinische Zentren und Kliniken in den USA und im Ausland benutzen inzwischen das MBSR-Modell. Dr. Kabat-Zinn erhielt 1971 seinen Doktortitel in Molekularbiologie vom MIT.

Kathartische Befreiung – In der Psychologie bezieht sich die kathartische Befreiung auf die Befreiung von gespeicherten oder unterdrückten Emotionen.

Klinische Psychologie – Die Anwendung der Prinzipien und Methoden verschiedener Zweige der Psychologie als ein Mittel, mentale, verhaltensmäßige und emotionale Probleme zu studieren, zu messen, einzuschätzen und zu behandeln. Die psychologische wissenschaftliche Basis ist sehr umfassend, zu ihr gehören Modelle und Theorien, die das menschliche Empfinden beschreiben, die Wahrnehmung und das Erkennen, die neurobiologische Basis des Verhaltens, Gedanken und Gefühle, die Prozesse menschlicher Entwicklung, die Struktur der Persönlichkeit, die Struktur des menschlichen Bewusstseins, die Lernprozesse, die Prozesse der Konditionierung durch die Umwelt, die Prozesse der Konditionierung durch die Gesellschaft, die Dynamik innerhalb der Familie, Störungen im Verhalten und in der Persönlichkeit und noch vieles mehr. Die individuelle Psychotherapie, die auf der simultanen verbalen Kommunikation zwischen dem Psychologen und dem Klienten basiert, ist die primäre Form der Behandlung, die in der Praxis der Klinischen Psychologie angewendet wird. Interventionsmethoden können allerdings auch die Umerziehung des Verhaltens, Manipulation der Umwelt, Gruppentherapie, Paartherapie oder Familientherapie einschließen.

Kognition – Der mentale Prozess, durch den ein Mensch seine Erfahrungen wahrnimmt, sie interpretiert und ihnen Bedeutung zumisst.

Kognitive Verhaltenstherapie – Eine Form der Psychotherapie, die zuerst von dem Psychiater Aaron T. Beck in den 1960er-Jahren entwickelt wurde. Beck kam zu dem Schluss, dass die Art, in der seine Klienten ihre Erfahrungen wahrnahmen, interpretierten und ihnen Bedeutung zumaßen – ein Prozess, den man wissenschaftlich als Kognition bezeichnet –, ein Schlüssel zur Therapie ist. Beck zeigte auf, dass die Emotionen und das Verhalten einer Person ihren Ursprung in ihren Gedankenprozessen haben. Er entwickelte eine Liste von „Fehlern" im Denken, die problematische Gefühle und Verhaltensweisen verursachen und aufrechterhalten können, einschließlich unbegründeter Schlussfolgerungen, selektiver Abstraktion, Verallgemeinerungen, Verstärkung des Negativen und Minimierung des Positiven. Die größten Fortschritte in der Psychologie wurden in den letzten 30 Jahren im Bereich der kognitiven Verhaltenstherapie gemacht. Das Ziel der modernen kognitiven Verhaltenstherapie ist es, „verzerrte" oder „unrealistische" Arten des Denkens zu identifizieren und zu verändern und dadurch die Gefühle und das Verhalten zu verändern.

Körper-Geist-Medizin – Techniken, die dazu entwickelt wurden, die Fähigkeit des Geistes, körperliche Funktionen und die Gesundheit zu beeinflussen. Die Körper-Geist-Medizin konzentriert sich auf die Interaktionen zwischen Gehirn, Geist, Körper und Verhalten und darauf, in welcher Form emotionale, mentale, soziale, spirituelle und verhaltensmäßige Faktoren direkten Einfluss auf die körperliche Gesundheit und das Wohlbefinden nehmen. Gesundheitsfördernde Strategien zur Körper-Geist-Intervention schließen die Hypnose, die Meditation, Yoga, kognitive Verhaltenstherapien, Tai-Chi, Gruppentherapie, autogenes Training und Spiritualität ein. Die Wirksamkeit vieler Körper-Geist-Techniken ist allgemein belegt. Viele von ihnen sind inzwischen anerkannte Behandlungsmethoden, wie zum Beispiel die kognitive Therapie, die Hypnose, die Meditation und die expressiven Therapien. Andere Disziplinen in diesem Bereich, wie zum Beispiel das Gebet (von dem man annimmt, dass es wirksam ist) werden noch auf ihre Effektivität hin untersucht.

Komplementär- und Alternativmedizin (CAM) – Eine Gruppe diverser medizinischer und gesundheitlicher Systeme, Praktiken und Produkte, die normalerweise nicht als Teil der konventionellen Medizin betrachtet werden. Dazu gehören Körper-Geist-Therapie, Homöopathie, Naturheilkunde, Traditionelle Chinesische Medizin, pflanzliche Mittel, Nahrungsergänzungsmittel, Chiropraktik und Osteopathie sowie Biofeld-Therapien. Diese Interventionsmethoden werden als komplementäre Medizin bezeichnet, wenn sie zusammen mit der konventionellen Medizin eingesetzt werden (wie Meditation beispielsweise benutzt wird, um den Schmerz eines Patienten nach einer Operation zu reduzieren). Dieselben Interventionen werden dann als alternative Medizin bezeichnet, wenn sie an Stelle der konventionellen Medizin eingesetzt werden (wenn eine Person zum Beispiel eine spezielle Diät bekommt, um Krebs zu behandeln, anstelle einer Operation, Bestrahlung oder Chemotherapie). Die integrative Medizin kombiniert Behandlungsmethoden aus der konventionellen Medizin und CAM, für deren Sicherheit und Effektivität es erstklassige Beweise gibt. Wenn Sie mehr über CAM, erfahren wollen, gehen Sie auf die Website des National Center for Complementary and Alternative Medicine der National Institutes of Health unter http://nccam.nih.gov.

Konventionelle Medizin – Medizin, wie sie von Ärzten praktiziert wird, die einen Doktortitel oder den Titel eines Doktors der Osteopathie innehaben. Dazu gehören auch andere Fachleute im Gesundheitswesen wie Psychologen, Physiotherapeuten und examinierte Krankenschwestern.

Magnetische Anziehung – Ein Prozess, der ganz natürlich während jeder auf wissenschaftlicher Grundlage basierender Meditationstechnik geschieht. Dabei wird die neurologische Energie vom peripheren Nervensystem, das in der Wirbelsäule konzentriert ist, abgezogen und ins Gehirn kanalisiert. Das praktische Ergebnis der magnetischen Anziehung während der Meditation äußert sich in der Form, dass der Meditierende eine Reduzierung der sinnlichen Wahrnehmung von der Außenwelt erlebt (weil es zu diesem Zeitpunkt weniger Energie im peripheren Nervensystem gibt) und daher in der Lage ist, die sinnlichen Ablenkungen zu begrenzen, um einen ruhigen inneren Fokus zu erzielen. Dadurch hat er mehr Energie zur Unterstützung der mentalen und spirituellen Funktionen zur Verfügung.

Meditation – Eine Methode, um den Geist zu beruhigen und zu fokussieren. Meditation ist die mentale „Laborarbeit", durch die Menschen in die Lage versetzt werden, ihre eigenen geistigen und körperlichen Stadien zu beherrschen und ihre bewusste Wahrnehmung zu erweitern. Es gibt viele verweltlichte Formen der Meditation, die zum Zweck der Therapie und Entspannung effektiv in unserer modernen Gesellschaft angewendet werden. Weil sie das Bedürfnis nach meditativer Praxis im Stress und den Anstrengungen des modernen Lebens erkannt hat, hat die Psychologie eine Reihe von Therapien hervorgebracht (zum Beispiel die Gestalttherapie), die säkularisierte Formen der klassischen religiösen meditativen Disziplinen darstellen. So haben zum Beispiel bestimmte Formen der humanistischen und transpersonalen Psychologie die Erweiterung des menschlichen Potenzials durch meditative Techniken wie Biofeedback vertreten. Dr. Jon Kabat-Zinn und andere Forscher der Gesundheitswissenschaften haben die vielen therapeutischen Vorteile der Meditation skizziert, darunter 1) eine schnellere Genesung von vielen Krankheiten, besonders solcher mit einer psychogenen Komponente, wie Geschwüre, Asthma, Arthritis, Fibromyalgie und Bluthochdruck; 2) ein verbesserter Blutkreislauf, Vitalität und Ausdauer; 3) die Handhabung chronischer Schmerzen; 4) bessere klinische Ergebnisse bei zahnärztlichen und ärztlichen Behandlungen; 5) weniger Beklemmungen, Ängste und Depressionen; 6) größere mentale Klarheit und innerer Frieden und 7) das Erleben von Einsichten, die mit dem individuellen, sozialen, psychologischen und körperlichen Wohlbefinden verbunden sind, sowie Antworten auf Fragen bezüglich der Bedeutung und des Zwecks des Lebens.

Es gibt viele Schulen meditativer Praxis, denen die folgenden Methoden gemeinsam sind: 1) die körperliche Vorbereitung durch progressive Muskelentspannung, Yoga, Tai-Chi usw.; 2) spezielle Haltungen; 3) formalisierte Eröffnungssätze oder Gebetsmuster; 4) das Chanten; 5) die Konzentration auf Mantras aus einem Wort, aus Klängen oder wiederholten Sätzen; 6) der Gebrauch des Atems und der Atmung, um den Geist zu beruhigen und die Aufmerksamkeit zu fokussieren; 7) Methoden der Achtsamkeit mit dem Zweck, das „mentale Rauschen" abzustellen, das durch die eindringenden Gedanken und Gefühle erzeugt wird; 8) Mittel, um die Aufmerksamkeit von den Sinnen und allen äußeren Stimuli abzuziehen und 9) Methoden zur Erreichung eingerichteter Konzentration auf das Objekt der Meditation – ob es sich dabei nun um bessere Gesundheit, größere geistige Klarheit und Frieden oder Gott handelt.

Die zeitgenössischen Meditationen haben meist alte religiöse Ursprünge. Hinduismus, Taoismus, Buddhismus, Judaismus, Sufismus, Sikhismus, Christentum und andere spirituelle Traditionen benutzen seit langem Meditation, um das menschliche Bewusstsein zu erweitern und damit die Vereinigung eines individuellen Lebens mit dem letztendlichen Grund, der universellen Wahrheit, zu erreichen. Die spirituelle Meditation bedeutet Meisterschaft und Fokussierung des Geistes, um eine perfekte Ausrichtung auf Gott zu erschaffen – auf Tao, Brahma, Nirwana, Jehova oder Allah, abhängig von der jeweiligen religiösen Perspektive. Die Ergebnisse der spirituellen Meditation hängen von Gottes Gnade ab (die westliche Perspektive) oder von der wesensmäßigen Einheit zwischen der individuellen menschlichen Seele und der universellen Seele Gottes (die östliche Perspektive).

Medulla oblongata – Der Hirnstamm, der sich an der Basis des Gehirns befindet. Dieser Teil des Gehirns kontrolliert direkt den Atem, den Fluss des Blutes, den Herzschlag und viele andere essenzielle Funktionen. In der östlichen Medizin – vor allem in der der Hindus und Buddhisten – entspricht dieser Bereich einem wichtigen Energiezentrum – dem Medullarzentrum –, durch das Energie in den Körper fließt.

Neurowissenschaften – Die wissenschaftlichen Studien, die sich mit der Struktur, der Funktion, der Entwicklung, der Genese, der Biochemie, der Physiologie, der Pharmakologie und der Pathologie des zentralen und peripheren Nervensystems befassen. Die Neurowissenschaft fokussiert sich vor allem auf die Untersuchung des

Gehirns und des zentralen Nervensystems. Der spezielle Fokus liegt dabei darauf, wie Menschen die äußere Welt wahrnehmen und wie sie mit ihr interagieren. Darüber hinaus interessiert sich diese Disziplin dafür, wie die menschliche Erfahrung und die Biologie einander beeinflussen. Der Anwendungsbereich der Neurowissenschaft ist in den letzten 20 Jahren sehr gewachsen. Er steht für die Interessenkonvergenz in den Feldern Psychologie, Computerwissenschaften, Statistik, Physik, Medizin, Soziologie und Ökonomie. Innerhalb der Neurowissenschaften gibt es noch viele untergeordnete Fachgebiete. Die kognitive Neurowissenschaft beschäftigt sich damit, wie psychologische und kognitive Funktionen durch den neuralen Kreislauf geschaffen werden und umgekehrt. Die soziale Neurowissenschaft fokussiert sich auf die Interaktion des Gehirns mit der Umgebung. Die Neurobiologie wird oft mit der Neurowissenschaft verwechselt. Ersteres bezieht sich jedoch auf die Biologie des Nervensystems, während der zweite Terminus die Wissenschaft neuraler Kreisläufe und deren Beziehung zu mentalen und körperlichen Funktionen im menschlichen Körper und seiner Umwelt bezeichnet.

Philosophie – Eine Disziplin, die sich mit der kritischen Untersuchung der rationalen Gründe für unsere fundamentalsten Überzeugungen und der logischen Analyse grundlegender Konzepte beschäftigt, die im Ausdruck solcher Überzeugungen verwendet werden. Die Philosophie ist vielleicht die älteste und am höchsten geachtete aller Wissenschaften. Seit den Tagen der alten griechischen Philosophen ist sie eine anerkannte Disziplin. Sie entwickelt sich seit über 2.500 Jahren, basierend auf den Fragen, die für die Gesellschaft jeweils wichtig waren. Themen, die einst rein philosophisch behandelt wurden, sind inzwischen auch Gegenstand der modernen Fachbereiche von Psychologie, Soziologie, Linguistik und Ökonomie. Philosophische Genauigkeit durchdringt alle modernen Wissenschaften, wie die Medizin, die Mathematik, die Politik und die Linguistik. Es gibt vier grundsätzliche Bereiche der Philosophie. Die Ethik (das moralische Verhalten in Bezug auf Richtigkeit oder Falschheit), die Metaphysik (die wahre Natur von allem), die Erkenntnistheorie (das, was als wahres Wissen betrachtet wird) und die Logik (die korrekten Prinzipien der Vernunft). Jeder Zweig hat noch diverse Unterklassen. So umfasst zum Beispiel die Ontologie innerhalb der Metaphysik die Untersuchung der Bedeutung der Existenz selbst. Die Philosophie des Geistes ist eine Untersuchung des Wesens des Geistes, dem Bewusstsein (Gewahrsein), der mentalen Funktionen und Eigenschaften und deren Beziehung zum physischen Körper. Der große Bereich der Philosophie wird auch in historische Perioden gegliedert und durch spezielle Richtungen des Denkens klassifiziert. Eine komplette Übersicht über die Philosophie überschreitet leider die Grenzen dieses Begriffsverzeichnisses.

Pro re nata (PRN) – Ein lateinischer Terminus, der wörtlich „für die Sache geboren" meint, in der Medizin aber „nach Bedarf" bedeutet. Er wird vor allem bei der Verabreichung von Medikamenten verwendet, wenn ein Patient oder eine Pflegekraft Medikamente einnehmen oder verabreichen dürfen, die nicht mit der verschriebenen Dosierung übereinstimmen, weil der entsprechende Bedarf besteht.

Progressive Muskelentspannung (PME) – In der Hypnose bezieht sich dies auf die progressive Entspannung des Körpers. Man benutzt dabei eine oder mehrere Methoden: ein Herunterzählen von zehn bis eins, direkte Suggestionen, konzentriertes Atmen, geführte Visualisierungen oder eine progressive An- und Entspannung der Muskelgruppen. Die progressiven Entspannungstechniken werden oft als Teil einer hypnotischen Induktion benutzt, können aber auch jederzeit während der Hypnose eingesetzt werden, um die weitere Entspannung zu fördern und den Trancezustand zu vertiefen. Außerhalb der Hypnose können PME-Techniken auch selbst induziert werden oder durch eine andere Person wie zum Beispiel einen Psychologen, einen Sozialarbeiter oder Physiotherapeuten. Sie reduzieren Stress, Verunsicherung und körperliche Spannungen und haben den zusätzlichen Vorteil, den Pulsschlag und den Blutdruck niedrig zu halten.

Psychogen – Bedeutet in medizinischen Begriffen von geistigem oder emotionalem Ursprung. Es bezieht sich vor allem auf den psychologischen Stimulus für Krankheit oder Unwohlsein im Körper. Manche Krankheiten, wie Asthma, Arthritis, Fibromyalgie, Herzkrankheiten, Bluthochdruck und Geschwüre, haben eine starke psychogene (mentale) Komponente. Starker Stress, Depressionen, Angst, Kummer oder Traumata sind bekannte psychogene Faktoren, die zu Ausbruch und Schwere einer körperlichen Krankheit beitragen. Die psychogene Krankheit darf nicht mit der psychosomatischen Erkrankung verwechselt werden, die für die künstliche Erzeugung von Symptomen steht, die durch den mentalen Prozess des Leidenden ohne einen körperlichen Grund ausgelöst wird. Bei der psychogenen Krankheit hat die Krankheit auch eine biologische Basis; sie ist real.

Psychotherapie – Eine interpersonelle Beziehungsintervention, wie sie von ausgebildeten Psychotherapeuten angewendet wird, um dem Klienten dabei zu helfen, mit einem weiten Feld mentaler und emotionaler Probleme umzugehen. Bei normalem Verlauf hat die Therapie den Zweck, das eigene Wohlbefinden zu steigern und die subjektiv negativen Erfahrungen und Gedanken zu reduzieren. Es existiert eine große Palette von Techniken, die in der Psychotherapie eingesetzt werden und die auf die Etablierung von Beziehungen, den Dialog, die Kommunikation und die Verhaltensänderungen abzielen. Diese Techniken haben den Zweck, die mentale Gesundheit eines Klienten oder einer Beziehung zu verbessern, wie zum Beispiel bei einem Paar oder innerhalb einer Familie. Die meisten Formen der Psychotherapie beinhalten die Konversation (Gesprächstherapie) einschließlich spezieller therapeutischer Techniken. Manche Formen benutzen auch andere Kommunikationstechniken wie das geschriebene Wort, das Psychodrama oder andere expressive Techniken. Psychotherapie spielt sich innerhalb eines strukturierten Rahmens zwischen einem ausgebildeten Therapeuten und dem oder den Klienten ab. Generell wird die Therapie dazu eingesetzt, um auf eine Vielzahl spezifischer oder nichtspezifischer Manifestationen von klinisch diagnostizierbaren Problemen oder Krisen antworten zu können. Im Gegensatz dazu wird die Behandlung alltäglicher Probleme oft als „Coaching" oder „Lebensberatung" bezeichnet. Diese Ausdrücke werden oft mit dem Begriff „Psychotherapie" gleichgesetzt.

Quantenmechanik – Der Zweig der Physik, der sich damit beschäftigt, wie die Energie sich auf den atomaren und subatomaren Ebenen verhält. Der Terminus stammt von dem lateinischen Wort quantum, was „wie viel" oder „so groß wie" bedeutet. Quanten sind die einzelnen subatomaren Energiepakete, die Bausteine der Lichtwellen. Anerkannte Theorien über die Quantenmechanik wurden in der ersten Hälfte des 20. Jahrhunderts entwickelt, und zwar von Max Planck, Werner Heisenberg, Niels Bohr, Erwin Schrödinger und anderen, die das Verhalten und die Charakteristika von Quantenenergie (Licht auf den atomaren und subatomaren Ebenen) erklären. Diese verhält sich auf eine Weise, die weder durch die klassische Newton'sche Physik noch durch die klassischen Theorien des Elektromagnetismus oder Albert Einsteins allgemeine Relativitätstheorie erklärt werden kann. Die Quantenmechanik führte zu einer Reihe etablierter, bedeutender Theorien: Plancks Quantenhypothese erklärte, wie die Energie, die von einem atomaren System ausgestrahlt wird, proportional zu der Strahlungsenergie ist, die von jedem einzelnen Element im Systems erzeugt wird. Werner Heisenbergs Unschärferelation löste das Dilemma in Bezug auf die Unfähigkeit, die Elektronen in einer atomaren Einheit genau zu lokalisieren. Einstein baute auf Plancks Arbeit auf, um zu zeigen, dass eine elektromagnetische Welle, wie das Licht, ebenfalls aus winzigen Energiepartikeln, Photonen genannt, besteht. Das führte zur Theorie des Wellen-Teilchen-Dualismus, bei der Teilchen und Wellen weder das eine noch das andere sind, sondern bestimmte Eigenschaften von beiden haben. Während die Quantenmechanik die Welt des Mikroskopischen beschreibt, hilft sie auch dabei, zu erklären, wie sich bestimmte „makroskopische" Quantensysteme verhalten, wie zum Beispiel die Supraleiter. Physiker bezeichnen die Quantenmechanik als den wichtigsten Bezugsrahmen, den wir für das Verständnis und die Beschreibung der Natur haben.

Reines Gewahrsein – Ein geistiger Zustand, der durch ein reduziertes Bewusstsein der Außenwelt und ein erweitertes inneres Gewahrsein charakterisiert wird, das oft durch eindringliche intuitive Einsichten begleitet wird sowie durch emotionale (manchmal auch körperliche)

Euphorie und Visionen. Obwohl das Erlebnis normalerweise nur von kurzer Dauer ist, können sich solche Erfahrungen über mehrere Tage oder länger hinziehen. Spirituell fortgeschrittene Menschen verweilen konstant in diesem Zustand. Die subjektive Wahrnehmung der Zeit, des Raums und/oder des Selbst können sich während dieses Bewusstseinszustands stark verändern. Die Euphorie, die man in diesem geistigen Zustand erfährt, wird manchmal auch als ewig-frische Freude, als „Segen" (in der östlichen Religion) oder „Ekstase" (in der westlichen Religion) beschrieben.

Religion – Religion hat so viele Bedeutungen, dass man ihre Essenz kaum in einer einzigen Definition fassen kann. Die folgende Beschreibung stammt zum Teil aus *The Encyclopedia of Religion*: ein Vorstoß in Richtung der höchsten, tiefsten Wahrheit und eine Transzendenz, die Normen und Kraft für das Leben liefert. Wenn spezielle Verhaltensmuster, eine gemeinsame Geschichte, kodifizierte Lehren, Rituale und Sakramente um eine solche Tiefendimension herum errichtet werden, konstituiert die sich daraus ergebende Struktur „Religion" in einer wiedererkennbaren Form. Die organisierte Religion bezieht sich generell auf eine Organisation von Menschen, die eine vorgeschriebene Reihe von Überzeugungen, ethischen Standards und Ritualen hat und die normalerweise die Form eines Rechtsträgers einnimmt. Der Begriff Religion wird manchmal synonym mit Glauben oder Spiritualität verwandt, aber diese beiden Termini werden mehr mit persönlicher Überzeugung oder einem persönlichen Glauben an das Heilige oder Sakrale verbunden, nicht unbedingt mit der organisierten Religion.

Repression – Der psychologische Akt, Gefühle, Gedanken, Fantasien oder Wünsche aus dem Bewusstsein auszuschließen und zu versuchen, sie im Unterbewusstsein zu speichern oder zu verdrängen. Repression ist normalerweise ein unbewusster Mechanismus (wir machen es, ohne uns dessen bewusst zu sein), der sich negativ auf unsere mentale und körperliche Gesundheit auswirken kann. Menschen tendieren dazu, eine Erfahrung, die sie als schmerzhaft, erschreckend, schwierig, beschämend oder als herausfordernd empfinden, zu unterdrücken. Wir lehnen schmerzhafte Gefühle oft ab oder verleugnen sie, um psychologisch stabil zu bleiben. Vielleicht haben wir angesichts all unserer Verpflichtungen auch einfach nicht die Zeit, uns mit ihnen zu beschäftigen. Leider bleiben einflussreiche Gefühle, Gedanken und Wünsche, die auf diese Weise unterdrückt werden, im Unterbewusstsein, wo sie unser psychologisches, spirituelles und körperliches Wohlbefinden sabotieren (siehe auch psychogene Krankheiten). Unterdrückte Gefühle können in einem sicheren Rahmen durch Psychotherapie, Hypnose, expressive Techniken und andere Mitteln der zeitgenössischen Psychologie freigelassen werden. Repression ist nicht dasselbe wie die Unterdrückung der Gedanken, die total bewusst ist und daher auch viel leichter behandelt werden kann.

Stress – Eine Reaktion des sympathischen Nervensystems, die dann erscheint, wenn es eine nichtakzeptable Diskrepanz zwischen Ihren Erwartungen/Bedürfnissen und dem, was Sie tatsächlich erleben, gibt. Stress aktiviert den sympathischen Teil des Nervensystems und die Freisetzung von Stresshormonen, die die Produktion von Adrenalin hochfahren und den Fluss des Bluts zu den größeren Muskeln intensivieren. Der Körper braucht diese Kraft, weil er „glaubt", dass er von etwas weglaufen oder etwas bekämpfen muss. Das ist die sogenannte „Kampf-oder-Flucht-Reaktion". Wenn Sie in diesem Reaktionsmodus sind, fließt mehr Blut zum Herzen und zu den größeren Muskeln und weniger zum Verdauungssystem und anderen lebenswichtigen Organen, die nicht für Kampf oder Flucht gebraucht werden. Man bekommt dann sofort einen trockenen Mund, der Körper reagiert mit motorischer Erregung, Schwitzen, Herzrasen, erhöhtem Blutdruck, erweiterten Pupillen, Schlaflosigkeit und mentaler Angst.

Es gibt auch so etwas wie positiven Stress. Die Herausforderungen in unserem Leben haben das Potenzial, unsere körperlichen und mentalen Funktionen zu erhöhen. Wenn der Stress jedoch chronisch und exzessiv ist, wird er schädlich. Chronischer Stress kann Wut oder Zorn, Angst oder Terror, fragmentiertes oder verzerrtes Denken, Ungeduld, emotionale Labilität (launische emotionale Zustände), Amnesie, Angst und Depressionen auslösen. Stress steht auch in enger Verbindung mit Bluthochdruck, Herzkrankheiten, Schlaganfällen, Arthritis, Störungen des Verdauungssystems und anderen gesundheitlichen Problemen. Laut Aussagen der *American Academy of Family Physicians* suchen zwei Drittel aller Patienten bei Stresssymptomen einen Arzt auf.

Superpositionsprinzip – Ein etabliertes Charakteristikum von elektromagnetischen Energiefeldern auf der Quantenebene. Jeder Organismus, jeder Ort und jedes Ding im Universum besitzt sein eigenes elektromagnetisches Energiefeld. Auf einer Quantenebene (subatomaren Ebene) erzeugen diese Felder Energiewellen mit dem Potenzial für eine große Palette von Tendenzen oder Möglichkeiten. Der Welle-Teilchen-Dualismus der Quantenmechanik zeigt, dass bei der Interaktion von zwei Feldern Energiepartikel gebildet werden, die Bewegung und Energie zwischen beiden Feldern übertragen. Einfach gesagt, die Energiefelder zwischen zwei Objekten senden Teilchen aus und absorbieren sie. Sie spielen bei ihrer Begegnung tatsächlich subatomares „Fangen". Wenn das passiert, werden die undifferenzierten Wellen von Energie, die in beiden Feldern enthalten sind, verändert. Einzelne Energiepartikel werden erzeugt, und daraus ergibt sich ein spezielles Ergebnis – eine der vielen möglichen Tendenzen, die in den ursprünglichen Energiewellen beider Objekte existieren.

Täuschung – Wird für gewöhnlich als starrer falscher Glaube definiert und beschreibt einen Glauben, der falsch, eingebildet ist oder auf einer Täuschung beruht.

Unterbewusstsein – Ein Aspekt des Geistes, der außerhalb des normalen Bewusstseins agiert, aber einen unglaublichen Einfluss darauf hat, wie wir fühlen, denken, wahrnehmen und uns verhalten. Das Unterbewusstsein ist ein verborgener Speicher aus Erinnerungen, tiefen Gefühlen, Wünschen, Motiven, Gedanken und anderen Aspekten des Geistes, deren sich die meisten Menschen nicht bewusst sind. Es enthält ein Verzeichnis der jeweiligen Lebenserfahrungen, zusammen mit Gedanken und Gefühlen, die mit wichtigen Ereignissen aus der Vergangenheit assoziiert sind. All das ist in Form von subtilen Eindrücken im Unterbewusstsein gespeichert. Wenn im Verlauf der alltäglichen Erfahrungen bestimmte Bedingungen auftauchen, die den Inhalt des Unterbewusstseins „triggern", können diese subtilen Eindrücke an die Oberfläche des Bewusstseins kommen. Das Unterbewusstsein ist auch immer dann am Werk, wenn man etwas aus Routine tut, wie zum Beispiel Zähneputzen oder Autofahren – Dinge, die Menschen machen, „ohne darüber nachzudenken". In diesem Fall erledigt das Unterbewusstsein das Denken für sie. In der Psychologie werden bestimmte Formen der Psychotherapie (besonders die Psychoanalyse) und die Hypnose dafür benutzt, den Inhalt des Unterbewusstseins anzuzapfen – oft zu dem Zweck, unterdrückte emotionale Schmerzen und verzerrte Gedankenmuster zu befreien. Innerhalb der Psychologie waren Sigmund Freud und Carl Jung frühe Pioniere, die Modelle für das Verständnis des Unterbewusstseins entwickelt haben (das in der Literatur auch das Unbewusste genannt wird, obwohl das Unbewusste und das Unterbewusstsein nicht dasselbe sind).

Überbewusstsein – Ebene des Geistes, die in jedem Menschen existiert und in ihrer Kraft und ihrer Möglichkeit unendlich ist. Es gibt zwei Ebenen des Überbewusstseins: individuelles Überbewusstsein und universelles Überbewusstsein. Das Überbewusstsein ist eine Ebene von „Gedanken", die in der Lage ist, elektromagnetische Energiefelder zu spüren und zu beeinflussen. Wenn wir diese Gedankenebene benutzen, haben wir die Kraft, unsere persönlichen elektromagnetischen Energiefelder (BioEm-Energien) zu kontrollieren – genau wie elektromagnetische Energiefelder, die mit anderen Menschen, Orten und Dingen verbunden sind. Gläubige Menschen beziehen sich auf diese Ebene des Geistes als „Seele" oder „Geist". Die Gedankenform, die gebraucht wird, um das individuelle Überbewusstsein anzuzapfen, ist die Intuition. Intuition ist ein tiefes, unmittelbares, präzises Gefühl des Wissens von etwas, was nicht notwendigerweise durch simple Logik erfassbar ist. Die Intuition des individuellen Überbewusstseins ist ein Wächter zu einem noch größeren Feld intelligenter Energie, dem universellen Überbewusstsein – einem einzigen gigantischen Energiefeld, das hinter der fast unendlichen Anzahl individueller elektromagnetischer Energiefelder existiert, die das gesamte Universum ausmachen. Diese Realität wird manchmal in der Physik auch als das vereinheitlichte Feld bezeichnet – ein einziges Quantenfeld (oder subatomares Feld), das sich auf vorhersehbare, elegante, intelligente Weise verhält, um die Struktur des Universums zu erschaffen, zu erhalten und zu erklären. Innerhalb dieses Felds ist alles im Universum unverzüglich mit allem verbunden und reagiert auch auf alles. Gläubige beziehen sich auf das universelle Überbewusstsein als Gott, Jehova, Adonai, Tao, Nirwana, Sat, Brahma oder andere Begriffe, je nach religiöser Perspektive. Sowohl wissenschaftliche Humanisten als auch tiefgläubige Menschen können durch Meditation Zugang zum universellen Überbewusstsein bekommen.

Vereinheitlichtes Feld – Wird in der Physik als ein einziges Energiefeld bezeichnet, dessen Charakteristika alle vier existierenden (unten erläuterten) physikalischen Kräfte erklären und vereinen können, die im Moment noch nicht nach denselben Prinzipien zu funktionieren scheinen. Die Theorie des vereinheitlichten Felds, die weiterhin sehr beliebt bei Physikern ist, zielt darauf ab, die vier fundamentalen Kräfte (Energiefelder) in der Natur miteinander zu versöhnen: 1) die starke nukleare Kraft, die verantwortlich dafür ist, Quarks zusammenzuhalten, um Neutronen und Protonen zu bilden, und Neutronen und Protonen zusammenzuhalten, um Atomkerne zu bilden; 2) die elektromagnetische Kraft, die bekannte Kraft, die auf elektrisch geladene Teilchen einwirkt; 3) die schwache nukleare Kraft, die für die Radioaktivität verantwortlich ist, und 4) die Schwerkraft: eine weitreichende Anziehungskraft, die auf alle massebehafteten Teilchen einwirkt. Angesehene Physiker haben seit den frühen Jahren des 18. Jahrhunderts die Theorie des vereinheitlichten Felds verfolgt, und viele wichtige Entdeckungen entstammen ihren Bemühungen. Trotzdem muss immer noch eine zusammenhängende Theorie formuliert werden, die die generelle Relativität und die Quantenmechanik miteinander vereint. In den letzten Jahren hat sich die Suche nach dem vereinheitlichten Feld vor allem auf die Stringtheorie und ihre Weiterentwicklungen fokussiert, zum Beispiel auf die M-Theorie. Die Theorie des vereinheitlichten Feldes wird manchmal mit der Theorie von Allem verwechselt, die versucht, alle vier fundamentalen Kräfte in der Natur zu erklären – gemeinsam mit der Theorie allgemeiner Relativität und der Natur der Elementarteilchen, die die Materie bilden.

Wächter – Steht in der Psychologie für eine Barriere, die den Fluss des Wissens, der Erinnerungen oder anderer Informationen von einer Ebene des Geistes zu einer anderen blockiert. Es gibt im Geist zwei Wächter: Einer der beiden filtert Inhalte, die zwischen dem Bewusstsein und dem Unterbewusstsein hin und her fließen, und der andere filtert Inhalte, die zwischen dem Unterbewusstsein und dem Überbewusstsein hin- und herfließen. Die Hypnose umgeht beide Wächter, indem sie den Geist beruhigt. In diesem Moment entspannen sie sich einfach und geben den Weg frei. Dadurch gewähren sie uns gleichzeitig einen Zugang zu den Inhalten des Bewusstseins, des Unterbewusstseins und des Überbewusstseins.

Wiederholungszwang – Ein sich wiederholendes Muster fehlerhafter Gedanken, Gefühle und/oder eines Verhaltens, das negative Konsequenzen für die Gesundheit und das Wohlbefinden hat. Ungelöste schwierige Erfahrungen oder Emotionen schaffen Eindrücke im Unterbewusstsein, die zu wiederkehrenden negativen Gedanken, Gefühlen und Verhaltensweisen führen. Menschen, die unter dem Phänomen des Wiederholungszwangs leiden, sind geneigt, auf eine besondere Situation oder einen Stimulus in einer ganz speziellen Form zu reagieren, selbst wenn ihre Reaktion für sie schädlich ist. Ein Beispiel dafür ist eine Frau, die von einem emotional distanzierten Vater erzogen wurde und als Erwachsene immer wieder intime Beziehungen zu Männern sucht, die emotional genauso unerreichbar sind wie ihr Vater.

Yoga – Sanskrit für „Vereinigung", bezieht sich auf eine der sechs Schulen der Hindu-Philosophie, die den Pfad zur Erleuchtung (oder das Wissen von Gott) beschreibt. Die Hindu-Texte, die die Basis für das Yoga bilden, sind die Upanishaden, die Bhagavadgita, die Yoga-Sutras von Patanjali, das Hatha-Yoga Pradipika und viele andere. In

Indien wird Yoga als ein Mittel zu körperlicher und spiritueller Meisterschaft angesehen. Seit der Bhagavadgita werden die Hauptzweige des Yogas klassifiziert als Hatha-Yoga, bei dem man Erleuchtung durch Asanas (Positionen) und Atemkontrolle erzielt, Karma-Yoga, bei dem man Erleuchtung durch gute Werke erreicht, Jnana-Yoga, bei dem Erleuchtung durch Weisheit erzielt wird, Bhakti-Yoga, bei dem Erleuchtung durch Hingabe erreicht wird, und Raja-Yoga, bei dem Erleuchtung das Ergebnis eines ausgeglichenen spirituellen Lebens ist, in dessen Mittelpunkt die Meditation steht. Außerhalb Indiens wurde Yoga im Westen vor allem durch Paramahansa Yogananda bekannt gemacht.

Über die Autoren:

Dr. Rick Levy, Ph.D. arbeitet als Mediziner, Doktor der Psychologie und Forscher, seit 1976 an vorderster Front der Körper-Geist-Medizin. Seine Patienten kommen aus allen Teilen der Welt in seine Praxis. Dr. Levy hat seine Techniken auf allen fünf Kontinenten vorgestellt, er hat sie Menschen jeder Kultur, jeder Klasse und jeden Alters nahegebracht, von der internationalen Machtelite bis hin zu den Eingeborenenvölkern des Amazonas und Afrikas. Zweck seiner Arbeit ist es, den Heilungsprozess von Menschen in Gang zu setzen, die unter einer Vielzahl von Beschwerden leiden – von Rückenschmerzen bis hin zu lebensbedrohlichen Krankheiten. Levys Methoden wurden auf *Prime Time Live,* in den FOX-News, PBS und dem ABC Radio vorgestellt. Artikel über ihn erschienen im *Washingtonian* und der *Washington Post.* Er lebt in Gaithersburg, Maryland, und leitet dort auch seine Klinik – *The Levy Center for the Healing Arts.*

www.powertohealit.com

Lou Aronica hat mehrere Bücher verfasst – von Belletristik bis Sachliteratur. Er war Ko-Autor mehrerer Bücher, darunter der Bestseller *The Culture Code.* Davor arbeitete er 20 Jahre lang in leitender Funktion im Verlagswesen. Er lebt mit seiner Familie im Süden von Connecticut.

www.fictionstudio.com

Deborah King

Der Körper lügt nicht

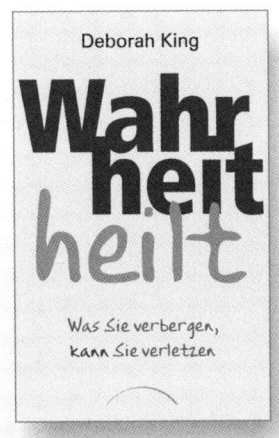

Ob Herz- oder Lungenkrankheiten, Diabetes, Krebs, Ess- und Immunstörungen oder Suchtverhalten, viele Krankheiten und Symptome sind Ausdruck des Körpers dafür, dass wir unsere innere Wahrheit verleugnen: aus Schutz, aus Schuld und aus Scham. Diese Wahrheit muss ans Licht, damit Heilung geschehen kann.

> „Die Wahrheit zu sagen, wer wir sind und was wir wirklich wollen, ist der Schlüssel zu Frieden und einem gesunden Leben. Ja sogar das gesamte Universum atmet ein wenig leichter, wenn ein Mensch die Wahrheit ausspricht oder anerkennt und dadurch alte Lügen aufdeckt."
>
> Deborah King

www.truthheals.com

Deborah King: Wahrheit heilt | 190 Seiten | ISBN 978-3-89901-325-2

jkamphausen   www.weltinnenraum.de

... hier geht's weiter!

Verehrte Leserin, verehrter Leser,

wir laden Sie herzlich ein, mit uns neue, inspirierende und multimediale Wege zu gehen.

ONLINE

informieren – austauschen – mitwirken – begegnen

Nutzen Sie die vielen Möglichkeiten unserer Website.

- Info-Pakete & Online-Kurse
- Mitschnitte & Tageslosungen
- Aktionen, Foren & Newsletter
- Communities in „mein.weltinnenraum.de"
- Blogs und Vlogs u. Ä.

Wir freuen uns auf Sie
Ihr

Joachim Kamphausen, Verleger

weltinnenraum.de
J. Kamphausen | Mediengruppe